그래서 환자들이
시골 병원으로 오십니다

# 그래서 환자들이
# 시골 병원으로 오십니다

〈내과의사 사이먼〉의 기능의학 처방전

오기창 지음

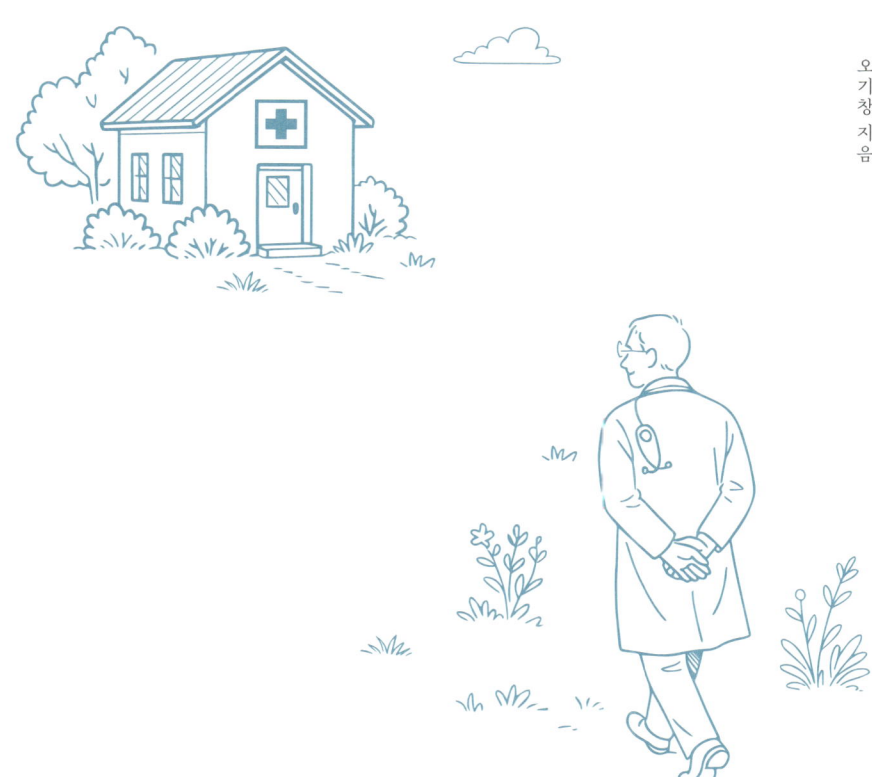

매일경제신문사

## 추천사

병원에 방문하는 모든 환자분들에게 제가 드리는 말이 있습니다. "치료는 환자분 스스로 하는 것입니다. 저는 환자분께서 스스로 치료 할 수 있게 도와주는 역할만 합니다." 기능의학으로 환자를 10년 이상 치료하다 보면 깨닫게 되는 혜안이 있는데 그것이 바로 '자가치유'의 진정한 의미입니다. 여러분들이 이 책을 읽게 되신다면 스스로 치료할 수 있는 능력을 얻게 되실 것입니다.

_**김덕수** 포항 닥터웰의원 원장, 《닥터덕의 세포 리셋》 저자

'인생 건강 가이드'로 읽는 재미가 있고 전혀 어렵지 않습니다. 환자 사례도 많아 지루한 줄 모르고 읽습니다. 저는 심장내과의사이고 관상동맥 협착증 환자에게 스텐트 시술을 하는 의사입니다. 그런데 오원장님 책은 혈관질환을 비중 있게 다루고 있고 혈관 건강을 위한 실천 사항도 꼼꼼히 기록하고 있습니다. 그리고 병의 치료보단 예방을 중시한다는 점, 생활습관 교정을 위한 실제적 방법들을 제시한 점 등은 매우 유익하다고 생각합니다. 각 단원마다 당장 적용할 수 있는 핵심 팁을 한두 가지씩 발견할 수 있는데 이 책을 읽는 충분한 보상이 되리라 생각합니다.

_**이승욱** 심장내과 전문의, 광주기독병원 원장

엄청난 양의 의학정보와 검증되지 않은 건강 상식이 공유되는 정보 홍수 시대이다. 이 책은 데이터에 기반한 전문 의학서적이면서, 다양한 환자 사례를 들어 설명하기에 읽는 재미가 있으며 이해하는 데 어려움이 없다. 또한 생활 속에서 바로 실천 가능한 건강지침의 당위성은 독자 스스로의 건강상태를 돌아보고 생활습관을 바꿀 동기부여하기에 부족함이 없다.

전문 데이터를 활용한 탁월한 역량과 진료실에서 경험한 산지식이 한데 모인 저자의 강의는 확실한 차별화가 돋보이며 국민건강을 염려하는 진심이 담겨 있다. 다른 건강 서적에서 볼 수 없는 편안한 설명과 기능의학 전문가의 오랜 경륜이 녹아든 생활 속 실천서로 한달음에 숙독하였다. 질병으로 고통당하는 분이나 오래도록 건강을 유지하고픈 분에게 이보다 더 좋은 선물이 있을까? 저자의 귀한 수고에 감사드린다.

_**최창남**, 국제기아대책기구 회장_


일반인에게는 어려울 수 있는 의학 전문지식을 쉽게 이해할 수 있도록 풀어서 서술하고, 사례를 곁들어 정리한 부분은 의사로서 저자의 세심한 배려를 짐작하게 한다. 일상에서 꼭 필요로 하는 음식 섭취부터 당뇨, 고혈압, 뇌건강, 혈관건강, 면역 등을 두루 담고 있어 매우 유익하다. 그동안 여러 경로를 통해 잘못 알고 있던 의학 상식을 바로 잡고 의학적 소양을 넓히는 계기가 되었다. 특히 각종 유해물질로 만성질환에 시달리고 있는 현대인들에게 질병의 원인과 경로를 밝혀 질병 예방에 중점을 두는 기능의학을 이해하는데 많은 도움이 되었다. 모든 분들이 생활의 백서로 활용한다면 건강생활의 길잡이 역할을 할 것으로 기대한다.

_**박홍기** 변호사, 참사랑내과 환자_

우리는 지금 모든 것이 풍족한 시대다. 그러나 풍족함 속에 참된 것들을 잊은 채 혼돈 속에 살고 있는지도 모른다. 작은 시골 경남 하동에서 참사랑을 실천하시며 환자를 귀하게 여기시는 오기창 원장님. 지금까지 배우고 익히며 연구했던 소중한 모든 것이 한 권의 책을 통해 세상의 빛을 보게 되었다. 이 소중한 책이 많은 이들에게 유익함이 되길 소망한다.

_**이순옥** 참좋은보리밥집 대표, 참사랑내과 환자

'자신을 가장 사랑하세요. 작은 일에도 감사하세요. 건강은 덤으로 옵니다.' 참사랑내과에 들어서면 대기실 벽에 쓰여 있는 글입니다만 저는 제 몸을 돌보지 못한 것 같습니다. 결국 7년 동안 투석을 한 후 신장이식 수술을 받았습니다. 사형선고를 받은 것 같은 나에게 오기창 원장님의 기능의학적 진료는 실제적 도움이 컸습니다. 오래 전에 신종 플루에 걸린 저를 응급조치하여 살려낸 적도 있습니다. 건강 지킴이 소중한 책을 발간해 주신 원장님께 응원과 감사를 전합니다. 기능의학적 관점에서의 의학정보와 여러 환자와의 경험들이 파노라마처럼 펼쳐져 있는 이 책을 읽고 실천한다면 건강한 삶을 사는 축복을 받을 것입니다.

_**이영호** 순천 참사랑교회 담임목사, 참사랑내과 환자

나는 중병에서 살아난 사람으로, 오기창 원장께 일정 부분 내 생명의 빚을 지고 있다. 코로나 팬데믹 시절, 후유증으로 국내외에서 몰려오는 환자들을 그만의 탁월한 치료법으로 수없이 회복시키는 것을 옆에서 보았다. 유튜브에서 그를 따르고 응원하는 구독자는 거의 20만에 가깝다. 그가 이 책에서 다루는 주제는 광범위하고 치밀하며, 제시하는 처방은 친절하고 실천적이다. 이 시대의 국민 건강에 대한 진지한 책임감과, 이 책을 읽는 독자들에 대한 깊은 배려에서 나온 결과일 것이다. 그래서 전문 의료인과 건강관리에 관심 있는 일반인 모두에게 유익하다. 나는 오 원장의 이 책이 나오기를 손꼽아 기다렸다. 이 책을 평생의 건강을 염려하는 모든 이들에게 일종의 행동지침서로 강력하게 추천하는 바이다.

_**정창균** 박사, 합동신학대학원대학교 전 총장

40년 가까이 함께해온 저자는 지극히 성실하고 헌신적인 내과 전문의입니다. 그는 오랜 세월 동안 연구와 관찰, 임상을 통해 축적한 치료 원리와 실제 사례를 이 책에 담아냈습니다. 이 책은 8가지 건강혁명 실천을 통해 우리 몸이 스스로를 치유할 수 있도록 안내합니다. 이는 단순한 건강서가 아니라, 오랜 시간 성실하게 쌓아온 의학적 통찰과 인간에 대한 깊은 이해가 녹아든 결정체입니다. 우리 모두가 지닌 치유의 가능성을 일깨워주는 이 책을 진심으로 추천합니다.

_**최진석** 하동 참사랑연합의원 원장, 유튜브 '닥터 까막눈' 운영자

## 머리말

저는 내과 전문의이고 기능의학 의사입니다. 내과질환도 시대에 따라 달라졌습니다. 30년 전에는 암과 간경화 환자가 많았습니다. 지금은 간경화는 줄고 여러 가지 암과 대사질환이 흔합니다. 대표적인 대사질환은 당뇨병, 고혈압, 심장병, 뇌졸중입니다. 그 외에 다양한 자가면역질환과 알레르기질환이 증가했습니다.

사람들에게는 납득되지 않는 궁금증이 있습니다. 의학 지식은 눈부시게 발전하고 있는데 혈관질환, 치매, 파킨슨병, 암 등 만성질환은 점점 증가하고 있는 점입니다. 의료비도 계속 증가하고 있습니다. 왜 이런 아이러니가 일어나는 것인가요? 그 이유는 무엇일까요? 잘못된 생활습관과 환경오염이 근본 원인이라 생각합니다. 산업화와 자본주의는 물질적으로 부유해지는 대신에 환경을 오염시키고 건강은 희생시켰습니다.

　암 환자와 합심하여 잘 치료되어가는 것을 바라보는 기쁨은 이루 말할 수 없습니다. 그런데 말기 암 환자의 조금씩 스러져가는 생명의 불꽃을 무력하게 지켜보아야 하는 안타까움도 있습니다. 우리나라는 위암과 대장암 모두 전 세계에서 발병률 1위입니다. 의사로서 안타깝고 부끄럽습니다.

　약 15년 전에 고신대 병원 최종순 교수님께서 암 환자를 제게 부탁하셨습니다. 비타민C 고용량 주사를 대학병원에서 맞는 중에 연고지 관계로 전원한 것입니다. 교수님께 어렵게 통화를 드렸고 당시엔 전혀 몰랐던 비타민C 고용량 주사에 눈뜨게 되었습니다. 그 후로 기능의학 공부를 하면서 많은 난치병 환자들을 치료했고 기쁨과 보람을 맛보게 되었습니다. 5~6년 전만 해도 암 환자에게 비타민C 고용량 주사 치료를 하는 대학병원은 드물었습니다. 지금은 조금씩이나마 시행하는 대학이 늘고 있는 것으로 알고 있습니다.

　국민 건강을 위한 정부의 노력은 한계가 있습니다. 그러므로 의료인의 한 사람으로서 목소리를 내려고 합니다. 건강으로 가는 옳은 길을 알면서도 잘못된 현실을 방관하는 것은 의료인의 직무유기라고 생각합니다. 일개 의사가 세상을 변화시키진 못하겠지만 단 10명의 국민이라도 변화될 수 있다면 제가 할 수 있는 모든 방법으로 세상을 향해 외치겠습니다.

　이 책은 그런 마음으로 연구하고 쓴 작은 결과물입니다. 15년간 기능의학과 내과를 접목해 치료하면서 터득한 의학적 노하우를 최대한 담았습니다. 책을 읽는 동안 지루하지 않도록 다양한 환자 사례를 담았습니다(책에 나온 이름은 모두 가명입니다). 아무리 유익한 책도 읽히지 않으면 좋은 책이라 할 수 없습니다.

 이 책은 '쉽고 재미있고 유익하게'라는 3가지 원칙을 가지고 쓴 책입니다. 하물며 유튜브나 블로그의 단편적 지식도 유익함이 있습니다. 2시간의 영화 속에 인생을 담는 것처럼 이 책을 통해 건강과 질병에 관한 지식과 통찰을 얻을 수 있도록 집필했습니다. 모든 국민의 건강을 내과의사 사이먼이 기원합니다.

늦은 밤 진료실 책상에서<br>
오 기 창

**차례**

추천사 4
머리말 8

**1부  삶의 방식이 내 몸의 기능과 미래를 되살린다**

**기능의학이 사람을 낫게 하는 법** 18
왜 기능의학으로 치료하면 재발이 적을까? 22
젊은 여성이 10년간 침대에 누워서 생활한 이유 24
10년간 먹던 진통제와 수면제를 2달 만에 끊게 된 이유 26
빵순이 오정남씨에게 류머티즘이 찾아왔습니다 29
평생 안 빠지던 단단한 뱃살이 빠졌어요 31
중학교 2학년 아들이 축구부인데 지구력이 부족합니다 35
숨 가쁨 증상만 좋아진 게 아닙니다 37

**건강하기 위해 진짜 먹어야 하는 것은 약이 아니다** 40
지금의 식문화는 고대도시 '소돔과 고모라' 같습니다 41
백미를 모두 현미로 바꾸는 '식탁혁명' 44
아침을 굶을까요? 저녁을 굶을까요? 51

미국 심장협회의 뒤늦은 양심선언? 54

트랜스지방 0g은 진짜 0g이 아니다 59

비만을 일으키는 유일한 호르몬, 인슐린 61

3대 영양소 건강하게 먹는 법! 제대로 알고 있나요? 65

**사고와 사망을 부르는 미세 수면** 76

잠은 처음 3시간이 중요합니다 78

엄청난 건강효과를 부르는 '수면혁명' 80

소변 때문에 자주 깨는데 수면제라도 먹고 싶어요 85

퇴직 후 수면무호흡증이 생긴 이유 88

수면 장애를 극복하는 최고의 방법 90

카페인에 민감한데 커피를 사랑한다면 97

발암물질 아크릴아미드 없는 신맛 커피가 건강에는 최고 101

# 2부 100세 장수를 향한 건강혁명

**위장혁명: 약수터 물속에 위암을 일으키는 세균이 살고 있다고?** 108

항생제로 치료하는 위암, 완치율이 무려 80% 112

소화성 궤양 발병률이 여전히 줄지 않는 이유는? 118

위를 가장 빨리 망가뜨리는 최악의 식습관 122

역류성 식도염이 있는 의사가 매일 두 번씩 산책하는 이유 **128**

**뼈혁명: 말기암 사망률보다 높은 골다공증 골절 극복하기 131**

골다공증 골절이 심근경색의 원인이 된다고? 132

뼈에 구멍이 많아서 골다공증이 아닙니다 **136**

골다공증이 폭증한 결정적 원인 1가지 **138**

**혈관혁명: 대부분의 성인병 원인 혈관질환 이겨내기 143**

활성산소를 폭증시키는 중금속, 중금속을 배출하는 킬레이션 **144**

혈관병 최고의 치료제, 킬레이션 주사 **148**

숨차고 가슴 아픈 증상이 깨끗이 사라졌어요 **150**

심근경색 가족력이 있으면 이 유전자 검사가 필요합니다 **155**

**뇌혁명: 폭증하는 치매, 파킨슨병의 강력한 치료제 161**

단순 건망증도 안심할 수 없습니다 **162**

뇌 노폐물 배설이 치매 예방의 핵심입니다 **164**

효과는 강력한데 돈 걱정 없는 치매 치료제 3가지 **166**

**면역혁명: 몸에 원래 있던 특공대, 면역세포를 살리자 171**

종이호랑이로 전락한 코로나 바이러스 **172**

바이러스와의 비장한 전투, 선천 면역과 후천 면역 **175**

건강한 청년들의 목숨을 빼앗은 사이토카인 폭풍 **180**

백혈병 환자가 약한 면역을 지키는 두 가지 지혜 **182**

## 3부 몸이 기능을 회복하면 어떤 혁명이 일어날까?

**콜레스테롤은 정말 건강에 나쁠까? 고지혈증 물리치기 188**

복부 비만의 원인은 콜레스테롤이 아닙니다 188

스타틴 음모론, 진실인가 거짓인가 198

콜레스테롤이 내려가지 않을 때 쓰는 5가지 방법 203

콜레스테롤을 40까지 낮추면 위험하지 않을까요? 209

**당뇨약, 기능의학으로 끊을 수 있습니다 213**

당뇨 환자 혈액에선 단맛이 나지 않습니다 214

가방에 초콜릿이 항상 있는 이유, 저혈당 증후군 물리치기 219

27년 된 당뇨로 망가진 눈이 밝아졌어요 221

다음 목표는 당뇨약을 끊는 것! 223

**침묵의 살인자, 고혈압 물리치기 234**

고혈압 약이 없어 사망한 루스벨트 대통령 236

혈압약 먹을 필요가 있을까요? 241

대부분 모르는 혈압약의 치명적 부작용 245

혈압약을 끊는 5가지 효과적인 방법 248

혈압약을 끊은 사람들 251

## 4부　내 몸을 살리는 기적의 3가지 영양소

**모든 약 중 최고의 약, 비타민C 100% 활용하기** 258

젊은 나이 돌연사, 괴혈병이 원인입니다 259

비타민C로 항암 치료한 지는 50년이나 되었습니다 263

백내장은 노인병인데 20대에 생겼다면 271

강력한 소화제이자 위암도 예방하는 비타민C 273

**오케스트라 지휘자와 같은 만능 조절자 비타민D** 278

우리나라 청소년은 약한 구루병 상태입니다 279

매년 걸리는 독감, 이젠 걱정 안 합니다 282

가장 오래된 결핵 치료제, 비타민D 이야기 287

모든 통증 치료는 비타민D 투여로 시작합니다 291

몸에서 만드는 수명연장 항노화약 3가지 295

**비타민C에 버금가는 훌륭한 약물, 요오드 100% 활용하기** 298

요오드 농도는 충분한데 결핍이 나타나는 이유는? 299

반복된 다이어트 실패를 요오드로 해결하다 302

요오드에 대한 진실과 거짓, 궁금증 총 정리! 307

돈 들지 않는 요오드 부족 자가 테스트 317

요오드 부족 시 태아 갑상선에서 벌어지는 일 323

두 선교사 부인이 갑상선암 치료를 다르게 받은 이유 326

주 331

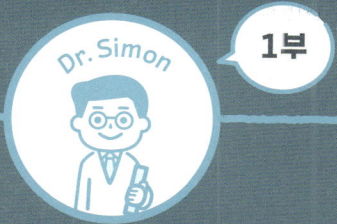

# 1부

## 삶의 방식이

## 내 몸의 기능과 미래를 되살린다

# 기능의학이
# 사람을 낫게 하는 법

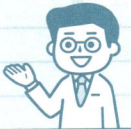

　인체는 약 30조 개의 세포로 이루어져 있습니다. 세포가 모여 조직과 장기를 형성합니다. 개별 세포가 건강하면 조직과 장기가 건강하고, 조직과 장기가 담당하는 고유의 기능을 최대효율로 수행할 수 있습니다. 질병은 조직이나 장기가 심각하게 손상받은 상태라고 볼 수 있습니다.

　건강의 원칙은 유해물질 유입은 최소화하고 노폐물 배출은 최대화하는 것입니다. 그런데 현대인의 특징이 그렇지 못합니다. 유해물질 유입은 점점 더 많아지고 노폐물 배설은 잘되지 않습니다. 그 결과로 만성피로를 호소하는 사람들, 말하자면 질병까진 아니지만 세포 손상 상태에 있는 사람들이 너무 많습니다. 기능의학 병원을 찾는 환자들의 흔한 증상들은 대략 다음과 같습니다.

- 오래 잠을 자도 머리가 맑지 않다.
- 몇 날 며칠 쉬어도 피곤이 사라지지 않는다.
- 얼굴과 손발이 부었다 빠졌다 반복한다.
- 자주 두근거리고 어지러워 쓰러질까 염려가 된다.
- 몸이 너무 무겁고 땅 밑으로 가라앉는 느낌이 든다.

병원에서 검사를 해보면 질병은 아니라고 합니다. 병원에선 이런 증상들을 해소할 뚜렷한 해결책을 제시하지 못합니다. 질병까지 이르진 않았지만 세포가 건강하지 않은 상태인데 이런 사람들이 사실은 훨씬 많은 것입니다.

기능의학은 모든 조직, 모든 장기를 건강하게 만들고 몸 전체의 컨디션을 최고의 상태로 유지하는 것을 목표로 합니다. 마치 땀 흘리는 운동을 한 후에 또는 깊은 잠을 잔 후에 느끼는 날아갈 듯한 상쾌한 그런 건강 상태를 만들고 지속하는 것을 지향하는 학문입니다. 단지 질병 치료에만 그치지 않고 모든 세포를 건강하게 만들려고 노력합니다.

오염된 세상에 살고 있는 현대인에게 기능의학의 중요성은 부각되고 있습니다. 세포는 원래 대사 노폐물로 인한 손상을 늘상 받고 있습니다. 그런데 독소나 오염물질 유입이 폭증하는 이 시대에 세포는 더 많이 손상받고 복구하기를 반복합니다. 복구보다 손상이 많다면 기능이 감소하다가 질병으로 발전할 수 있습니다.

기능의학적 접근 방식은 사실 단순합니다. 체내에 축적된 유해물질을 최대한 배출시키고 염증은 가라앉히며 부족한 영양소는 채워주는 것입니다. 몸 속 최고의 의사인 자가치유작용에 의해 스스로 회복하도록 조건을 만들어 주는 것입니다. 원칙은 단순하지만 환자마다의 상황에 따른 접근방식은 개별적이고 구체적이어야 합니다. 기능의학이 단순하면서도 복잡한 이유입니다.

30여 년간 환자를 진료하다 보니 어느덧 50대 중반이 되었습니다. 중년 나이의 의사로서 깨달은 점은 가장 부러운 사람은 부자이거나 인기나 권력이 있는 사람이 아니고 건강한 사람이라는 것입니다. 반대로 건강을 잃은 사람이 가장 안타까웠습니다. 저에게 암 환우분도 많이 오십니다. 암 진단을 받기 전까지는 마치 영원히 살 것처럼 10가지 욕심 중에 단 하나도 포기하지 않고 삽니다. 암 진단을 받고 건강이 얼마나 중요한 것인지를 깨달은 후에야 10가지 욕심을 모두 내려놓습니다. 그리고 인생에서 진정 소중한 가치가 무엇인지 깨닫게 됩니다. 물질을 잃으면 일부를 잃은 것이지만 건강을 잃으면 가장 큰 것을 잃은 것입니다.

사실 암 걸린 후에 치료하기보다 걸리지 않는 것이 상책이고 그러기 위해선 8가지의 '건강혁명'이 필요합니다. 식탁혁명, 운동혁명, 수면혁명, 위장혁명, 뼈혁명, 혈관혁명, 뇌혁명, 면역혁명입니다. 건강습관에서는 우선 '식탁혁명'이 가장 필요합니다. 음식이 곧 나를 만든다고 합니다. 달고 자극적인 음식은 마약과 같아서 중독성이 있습니다. 쌀밥은 혈당을 올리고 혈관 건강을 해치는 주된 원인입니다만 대부분 가정에서 쌀밥을 먹으니 문제의식을 가지지 못합니다.

잡곡밥을 내놓는 식당은 찾아보기 힘듭니다 또 튀김 요리는 염증을 일으키는 주된 원인입니다만 일상 음식이 된 지 오래입니다. 아빠가 퇴근하면서 과자를 사서 자녀에게 줍니다. 과자는 첨가물을 가득 넣고 식물성 경화유로 튀긴 식품인데 보통은 그걸 잘 모릅니다. 그러므로 먼저 올바른 지식으로 무장해야 합니다. 식품회사가 맛도 좋고 건강에도 좋은 식품을 만들도록 소비자가 유도해가야 합니다. 식품회사들이 나쁜 가공식품을 만들지 못하도록 소비자가 현명해져야 합니다.

'운동혁명'도 필요합니다. 운동은 모든 질병을 예방하고 치료도 하는 만능 치료제입니다. 운동하는 문화가 확산되는 것 같아 기쁜 마음입니다만 아직은 부족합니다. 유치원부터 대학교까지 야외활동과 체육시간을 더 많이 배정해야 합니다. 직장에서도 다양한 운동 클럽이 만들어지고 사회체육 활동이 더 활발해져야 합니다.

우리나라 국민들의 평균 비타민D 농도는 세계적으로 최하위에 해당합니다. 우리나라 청소년들은 약한 구루병 상태라는 연구도 있습니다. 야외활동을 통해 비타민D를 만들면 노인들은 골다공증 골절을 예방하고 성인들은 우울증과 불안증을 해소하며 청소년들은 단단한 골격을 형성할 수 있습니다. 햇볕을 쬐는 것은 뇌호르몬 분비를 촉진해서 우리가 미처 모르는 여러 건강상 유익함이 있습니다. 운동은 건강한 사람은 더욱 건강하게 하고 아픈 사람은 병을 낫게 하는 가장 효과적인 방법입니다.

'수면혁명'도 필요합니다. 우리나라 국민들은 세계에서 수면시간이 가장 짧다고 합니다. 생리 주기상 밤 10시~11시 이전엔 취침

하는 것이 가장 바람직합니다만 올빼미형 수면습관이 만연한 것이 현실입니다. 신체와 뇌 조직의 노폐물은 깊은 잠을 통해 잘 배설됩니다. 수면을 통해 30조 개의 인체 세포들이 휴식을 하고 내일의 삶을 위해 재정비를 합니다. 특히 뇌 노폐물은 깊은 잠 동안에 대부분 배설되므로 양질의 수면은 치매 예방에 필수적입니다. 수면은 운동만큼이나 건강에 효과적입니다.

현대인은 늘 과로와 스트레스에 시달립니다. 유한한 인생을 영원히 살 것처럼 앞만 보고 가는 분이 계실까요? 가끔은 일부러라도 여유를 내시기 바랍니다. 여러분의 인생은 너무나 소중하며 최고로 행복하게 살 권리가 있으니까요. 가족과 이웃을 사랑할 뿐 아니라 열심히 사는 자신을 대견해하고 가장 아껴주시기 바랍니다.

### 왜 기능의학으로 치료하면 재발이 적을까?

기능의학은 근거 기반 의학입니다. 현대의학은 병의 원인이나 과정보다는 결과, 즉 질병 자체를 좀 더 중시하는 경향이 있습니다. 다시 말해 현대의학을 예방의학과 치료의학으로 구분할 수 있는데 예방의학보다는 치료의학에 집중하는 경향이 있습니다. 반면 기능의학은 단지 질병 치료만 하는 것이 아니고 질병으로 가는 과정과 원인 규명에도 관심을 집중합니다. 따라서 치료의학에 비하면 원인을 밝히려는 노력과 예방에 더욱 관심을 가집니다.

예를 들어 보겠습니다. 제가 좋아하는 손흥민 축구 선수가 어느 날 몸이 무겁고 순발력이 떨어졌다면 컨디션이 저하되었다고 표현

합니다. 세포의 기능이 감소됐지만 질병 상태는 아닙니다. 그런데 부상으로 인대가 파열되었다면 세포 손상이 심한 상태, 즉 질병 상태라고 할 수 있습니다. 치료의학에서는 인대파열이라는 질병 상태에 주로 관심을 가집니다. 그런데 기능의학은 컨디션 저하 상태에도 관심을 기울여서 최상의 컨디션을 회복하도록 애씁니다.

가령 폐, 심장, 뇌, 근육, 간, 신장 등은 고유의 기능이 있습니다. 인체의 조직과 장기는 각자의 기능을 하면서도 서로 유기적으로 협조합니다. 기능의학은 각 조직과 장기가 조화롭게 잘 협조하도록 돕는 것을 목표로 합니다. 현대의학과 기능의학은 배타적 관계가 아니며 서로 보완적이고 상보적 관계라 할 수 있습니다.

기능의학은 환자 고유의 면역력과 자가회복능력을 중요하게 여깁니다. 결국 환자가 스스로 치유할 수 있도록 환자 역할을 중요하게 여기며 환자교육에 힘을 쏟습니다. 현대의학이 물고기를 잡아준다면 기능의학은 잡는 방법을 교육하는 것과 같은 이치입니다. 기능의학 의사에게 치료받은 환자가 같은 병이 재발할 가능성이 적은 이유가 이 때문입니다.

현대의학에 비해 기능의학 의사의 수나 병원 규모는 매우 적습니다. 기능의학은 현대의학의 축적된 지식을 기반으로 하면서 현대의학이 간과하거나 소홀한 부분을 좀 더 연구하고 발전시킨 현대의학의 한 분야라고 볼 수 있습니다. 그러므로 전혀 새로운 의학분야도 아니고 유사의학은 더욱 아닙니다. 의학이 발전한 오늘날에도 말기 암이나 류머티즘질환 등을 보면 현대의학의 한계가 너무 많습니다. 최상의 질병 치료 결과를 얻기 위해서 이제부터라도 현대의학과 기능의학이 서로 협력해나가야 할 줄로 압니다.

백문이 불여일견이라 하지요. 지금부터는 원인을 제거해 건강해진 몇몇 분들의 사례를 맛보기로 간단히 소개하면서 기능의학이 어떻게 작동하는지 보여드릴까 합니다.

### 젊은 여성이 10년간 침대에 누워서 생활한 이유

43세 김영란 씨는 작년 여름 어느 날 모친과 함께 저를 찾았습니다. 저희 의원은 2층인데 모친이 부축해서 간신히 올라왔습니다. 진료실에 들어오자마자 의자에 앉는 대신 진찰 침대에 눕습니다. 앉을 기력이 없기 때문입니다. 병력과 검사 등을 통해 여러 건강문제가 있지만 주된 문제는 '콜린성 알레르기'입니다.

콜린성 알레르기는 체온이 올라가면 피부 발진과 따끔거리는 불쾌한 증상이 나타났다가 보통 몇 분 이내에 증상이 사라집니다. 증상이 나타나는 빈도는 1년에 한두 번 또는 많아도 10회 이내입니다. 대개 심각한 병은 아닙니다. 그런데 영란 씨는 심각했습니다. 제가 한 번도 보지 못한 아주아주 심각한 증상입니다.

영란 씨 증상은 1년 내내 매일같이 나타납니다. 어느 정도냐면 체온이 조금만 올라가도 증상이 심해지기 때문에 겨울에도 에어컨을 틀고 자기도 합니다. 몸은 너무너무 쇠약해진 나머지 하루 종일 누워서 지낸다고 합니다. 식사는? 누워서 합니다. 이런 증상이 어려서부터 생겼는데 차츰차츰 심해졌다고 합니다.

지금까지 여러 대학병원과 유명 한의원은 물론 많은 병원을 다넜으나 효과를 보지 못하였다고 합니다. 저도 자신 없다고 이토록 심한 환자를 치료한 경험이 없다고, 그래서 다른 선생님을 찾아가시라는 말이 목구멍까지 올라왔습니다. 영란 씨는 건강을 위해 경치 좋은 하동으로 내려와 모친과 시골생활을 하고 있습니다. 20년 동안 병원 다니며 돈도 다 써버렸다고 합니다. 소문을 듣고 지푸라기 잡는 심정으로 저를 찾아온 모녀를 돌려보내지 못했습니다. 솔직히 자신 없지만 기능의학적인 지식과 경험을 바탕으로 추가적인 공부도 해서 최선을 다해보겠다고 했습니다.

기능의학적인 여러 검사를 하고 링거와 영양수액, 식이조절 등을 한 지 한 달쯤 지났습니다. 영란 씨 얼굴색이 달라졌습니다. 보통 영란 씨는 진료실 침대에 누워서 대화를 나누었는데 그날은 의자에 앉을 수 있었습니다. 목에 감고 있던 얼음주머니도 하지 않았습니다. 여러 증상들이 상당히 좋아졌고 무엇보다 기력이 좋아졌다고 합니다. 날씨가 선선해져서 좋아질 수 있다고 말씀드렸더니 그렇지 않답니다. 가을철이 되어도 이 정도로 호전이 없었다고 합니다.

영란 씨는 한두 번 더 오고 더 좋아졌습니다. 영란 씨가 20년 이상을 고통 속에서 살다가 겨우 2개월 만에 극적으로 호전된 이유는 무엇일까요? 이 질문을 영란 씨에게 했더니 알레르기 음식을 안 먹어서 좋아진 것 같다고 말하더군요. '음식물 알레르기 검사'는 200여 가지 대표 음식물에 대하여 알레르기 여부를 검사합니다. 특정 음식물에 알레르기가 있으면 면역글로불린 $G_{1-G}$ 항체가 증가합니다. 결과는 사람마다 모두 다릅니다. 영란 씨 말이 사실이라면 검사를 통해 콜린성 알레르기를 일으키는 특정 음식을 먹지 않았더니 드라마틱한 호전이 일어난 것입니다. 영란 씨 말이 맞을 수 있다고 봅니다.

영란 씨가 침대에 누워만 지낸 이유는 무엇이었을까요? '부신 기능저하'로 생각하고 있습니다. 실제 영란 씨의 부신호르몬 수치는 매우 낮았습니다. 오래 지속되는 알레르기 반응은 부신호르몬을 소모시킵니다. 부신호르몬이 고갈되면 쉽게 피로하고 나중에는 일어날 힘도 없게 되지요. 영란 씨는 무려 20년 이상을 알레르기로 고생했으니 '부신 기능저하'가 아니고 '부신 고갈'이란 표현이 맞을 겁니다. 누워만 지낸 것이 어쩌면 당연할 수 있습니다.

20년을 괴롭히던 난치병이 겨우 두 달 만에 좋아졌으니 영란 씨와 모친의 기쁨이 얼마나 클지 상상할 수 있을 겁니다. 영란 씨가 한동안 오지 않아서 궁금한 마음에 안부전화를 드렸습니다. 계속 좋아지고 있고 산책하는 시간도 조금씩 늘리고 있다는 답변입니다. 안심이 되었습니다. '그래! 기능의학은 멋진 학문이야.' 기쁘고 보람을 느낀 하루였습니다.

## 10년간 먹던 진통제와 수면제를 2달 만에 끊게 된 이유

65세 여성 김미순 씨는 별명이 '종합병원'입니다. '심방세동'이란 부정맥이 오래됐는데 후유증으로 심장이 커져서 계단을 한 층만 올라가도 숨이 가쁩니다. 심근경색이 와서 시술도 받았습니다. 당뇨병도 있고 9년 전엔 오른쪽 유방암 수술도 받았습니다. 무릎

관절이 심하게 닳아서 계단을 오르내리기 힘들고 하루 종일 통증에 시달립니다. 요추 협착증으로 양쪽 다리가 저리고 아린 증상도 오래됐습니다.

허리와 무릎 통증이 너무 심해 진통제를 두려 10년 동안 복용 중입니다. 진통제는 심장에도 좋지 않습니다. 그런데 미순 씨는 심장부정맥과 심비대, 심근경색 등 심장병이 여러 개나 됩니다. 그 사실을 알고 있지만 통증 때문에 매일같이 진통제를 복용한 지 10년이나 되었답니다. 그리고 1년 전부터 수면제 '졸피뎀'을 복용 중입니다. 잠자다가 통증 때문에 자주 깨고 낮에 일상생활에 지장을 받기 때문에 안 좋은 줄 알지만 수면제를 복용 중입니다.

사진상 무릎은 퇴행성 변화가 심했습니다. 연골주사라 부르는 히알루론산 주사를 1주일마다 총 3번 무릎에 주사했습니다. 이 주사는 부작용이 거의 없고 윤활작용으로 통증 완화효과도 있습니다. 검사를 통해 부족한 영양소를 주사와 보충제로 공급했습니다.

미순 씨는 허리와 무릎에 염증이 심한 상태였습니다. 염증이 있으면 통증이 따라오고 염증이 심할수록 통증도 심합니다. 염증을 유발하는 음식을 제한하고 좋은 음식을 먹도록 교육했습니다. 진통제를 10년 동안 드셔서 위와 장 모두 나빠졌으므로 위와 장 치료도 병행했습니다. 수면제와 진통제를 최대한 절제하고 비타민C, 비타민D, 비타민K2, 멜라토닌 등 몇 가지 보충제를 드시게 했습니다. 진료는 10번도 하지 않았는데 어느 날 깜짝 놀랄 말씀을 하셨습니다. 10년간 드시던 진통제와 1년간 드시던 수면제를 끊었다고요. 듣던 제가 놀랐습니다.

치료 기간이 2달도 안됐는데 미순 씨가 장기 복용하던 진통제와 수면제를 끊게 된 이유는 무엇일까요? 요통과 무릎 통증을 치료한 것이 주된 이유라고 생각합니다. 통증이 좋아지니 당연하게도 진통제를 먹을 필요가 없게 되었고 통증이 없으니 수면제를 먹지 않아도 깊은 잠을 잘 수 있게 된 것입니다.

그렇다면 지금까지 여러 병원에서 통증 치료를 받았는데 그곳에선 통증을 잡지 못한 이유는 무엇일까요? 보통 병원에서 하는 통증 치료는 국소마취제, 진통제 등으로 증상 치료를 하고 원인이 되는 염증 치료는 소홀한 면이 있습니다. 통증은 염증의 결과입니다. 염증을 치료하니 통증이 잡힌 것입니다.

기능의학 의사는 늘 원인과 과정을 고민합니다. 염증을 일으키는 음식을 제한하는 교육은 기본 중에 기본입니다. 알레르기 검사를 통해 알레르기가 있으면 이 역시 치료가 필요합니다. 알레르기 역시 염증 반응이기 때문입니다. 영양소가 부족하면 손상된 조직의 회복 속도가 더딥니다. 부족하기 쉬운 영양소를 공급하고 최소한의 몇 가지 보충제도 권합니다.

사실 기능의학 의사가 많은 수고를 할 것도 없습니다. 환자 몸 안의 '자가치유 반응'이 진짜 의사이며 기능의학 의사는 이를 도울 뿐입니다. 그리고 중요한 건 낫고자 하는 환자의 의지입니다. 기능의학 의사의 권유를 환자가 잘 따르는지 여부가 매우 중요합니다. 미순 씨가 너무 기뻐한 것은 물론이고 저 역시 너무 기쁘고 보람을 느꼈습니다. 인터뷰에 기꺼이 응해주셔서 인터뷰 영상을 유튜브에 올렸습니다.

## 빵순이 오정남 씨에게 류머티즘이 찾아왔습니다

　45세 여성 오정남 씨는 코로나 백신 부작용 때문에 내원했습니다. 직업은 미용사입니다. 치료하고 백신 부작용은 좋아졌습니다. 1년 정도 지났을 때 팔근육 통증과 손가락이 뻣뻣해지고 붓는 증상이 생겼습니다. 검사 결과 류머티즘성 관절염이 진단되었습니다. 코로나 백신이 류머티즘의 원인이었는지는 알 수 없습니다. 류머티즘은 자가면역질환이고 관절과 근육에 염증이 지속되는 병입니다. 정남 씨에게 염증 완화 치료와 부족한 영양소 보충을 하면서 식이와 운동 요령을 설명했습니다. 환자분이 잘 따라주셨습니다. 면역억제제인 메토트렉세이트도 썼지만 수개월 후에 끊을 수 있었습니다.

　정남 씨의 생활습관을 보겠습니다. 기상과 동시에 강아지와 30분 산책합니다. 미용사 일은 예약을 잡아서 쉬엄쉬엄하고 있습니다. 시골 부모님 댁에 자주 가서 농사일을 돕습니다. 밥은 현미, 귀리, 보리를 섞어서 하루 3끼 먹습니다. 고기는 적게 먹는 편이고 주로 국으로 끓여 먹습니다. 굽거나 튀긴 요리는 하지 않습니다. 야채는 보통 정도 먹습니다. 아침 식사 전에 사과당근 주스를 한 컵 마십니다. 당근은 생당근입니다. 착즙이 아니고 섬유질까지 다 먹는 주스입니다. 혹시 시간이 없어 주스를 못 만들면 생으로 씹어서 먹습니다. 밀가루 음식은 철저히 제한합니다.

　코로나 백신을 맞기 전에 정남 씨는 사탕 중독, 빵 중독이었습니다. 미용실 근처에 있는 빵 가게를 가지 않은 날이 없었고 하루에 두 번도 갔습니다. 빵 나오는 시간도 알고 있었습니다. 초콜릿과 막대 사탕을 입에서 떼지 않았습니다. 지금은 빵, 과자, 밀가루 음식을 쳐다도 보지 않습니다. 지인들이 독종이라고 고개를 절레절레 흔들길래 '나처럼 아파 보면 못 할 것이 없다' 말해주었다고 합니다. 모임에서 중국집에 가면 짜장면 대신에 잡채밥을 먹었고, 스파게티 먹으러 가자고 하면 차라리 감자탕 집으로 가자고 이끌었다고 합니다. 이제 정남 씨의 지질 수치는 이상적인 수치입니다.

특히 정남 씨의 중성지방 수치가 55mg/dl로 매우 낮은 것은 밀가루와 단순 탄수화물을 철저히 제한한 결과입니다. 전신염증지표인 'hsCRP' 수치도 정상입니다. 당화혈색소는 5.0%로 단순당을 정말 조심하지 않으면 나올 수 없는 수치입니다. 정남 씨의 손가락은 부드러워졌습니다. 아침마다 뻣뻣해지거나 붓지도 않습니다. 정남 씨는 어느덧 건강 전문가가 되었습니다.

### 오정남 씨의 지질 수치

| | 수치 | 참고치 |
|---|---|---|
| LDL콜레스테롤(mg/dl) | 105 | <130 |
| HDL콜레스테롤(mg/dl) | 50.4 | 40~60 |
| 중성지방(mg/dl) | 55 | <150 |
| 당화혈색소(%) | 5.0 | <5.7 |
| hsCRP | 0.3 | <1 |

### 평생 안 빠지던 단단한 뱃살이 빠졌어요

63세 김재성 씨는 젊어서부터 배가 나왔습니다. 최근 1~2년 사이에 체중이 5kg가 불더니 배가 터질 듯이 단단해졌습니다. 지금은 키 177cm에 92kg입니다. 체질량지수는 29kg/㎡로 중등도 비만입니다. 초음파상 중등도 지방간 소견이고 경동맥 초음파상 오른쪽 경동맥에 플라크(동맥경화가 커져서 혈관 내로 튀어나온 것)가 울퉁불퉁하게 나와 있습니다. 플라크 조각이 떨어져 올라가서 뇌혈관을 막으면 뇌경색이 될 겁니다. 혈압약 2알, 고지혈증약 1알을 복용 중이고 당뇨는 아직 없습니다. 당화혈색소가 보통 5.7~6.4% 사이면 당뇨 전 단계로 보는데, 재성 씨는 6.4%로 당뇨 직전입니다.

아내와 함께 오셨는데 부부 사이가 너무너무 좋습니다. 재성 씨는 아침은 먹지 않고 점심은 12시경, 저녁은 6시경 먹습니다. 취침 시간은 12~1시 정도입니다. 술, 담배는 하지 않습니다. 저는 취침 시간을 꼭 물어봅니다. 저녁 식후 3~4시간이 지나면 배가 고파질 시간인데 늦게 자는 분들은 간식을 찾기 쉽기 때문입니다. 특히 비만한 분들이 늦게 잘 때 야식을 먹는 경우가 많습니다.

야식을 끊지 못하면 어떤 건강 문제도 해결되기 어렵습니다. 건강을 해치는 가장 나쁜 습관이 야식하는 습관입니다. 저녁을 6시에 먹으면 9시쯤이 간식 당길 시간입니다. 아래 그래프를 보면 당지수가 높은 음식을 먹은 후 혈당 그래프가 기준선 아래로 내려갔습니다. 이때 강하게 간식이 당깁니다. 이것이 저혈당 증후군입니다. 하지만 당지수가 낮은 음식을 먹은 후에는 혈당이 기준선 아래로

**음식별 당지수에 따른 혈당 그래프**

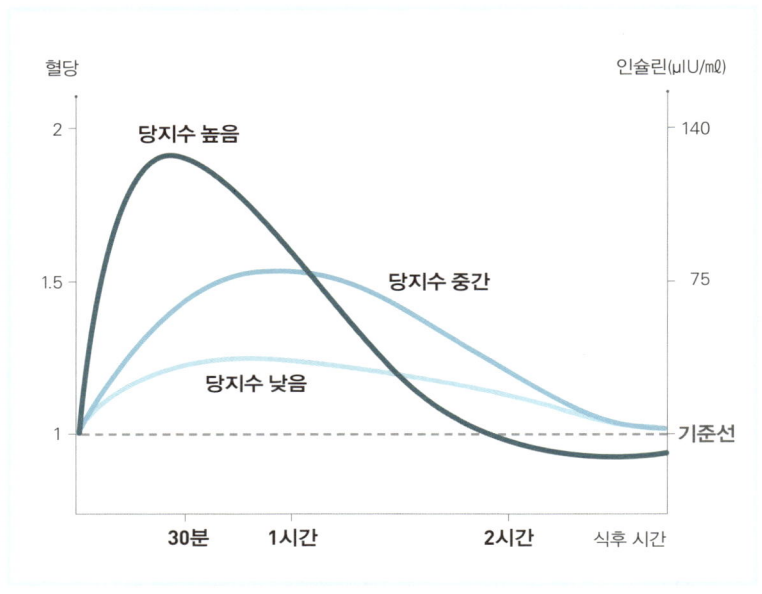

당지수가 높은 음식을 먹으면 식후 2~3시간 후에 기준선 아래로 혈당이 내려가서 간식을 갈망하게 된다. 당지수가 낮은 음식은 혈당이 기준선 아래로 내려가지 않는다.

내려가지 않습니다. 재성 씨 아내는 밤마다 간식을 먹는 남편을 안타깝게 바라볼 수밖에 없었습니다. 말려보기도 했지만 남편의 식욕을 이길 방법이 없었습니다. 재성 씨에게 몇 가지를 조언했습니다.

- 아침에 생당근 주스 한 잔 마시기
- 점심과 저녁 식사를 1시간 늦추기
- 당질제한식 하기
- 취침 시간을 1시간 앞당기기

재성 씨는 원래 아침을 먹지 않았는데, 아침에 생당근 주스를 한 잔 마시도록 권했습니다. 섬유질까지 모두 먹어야 해서 착즙 주스는 안 됩니다. 또는 가벼운 무탄식(무 탄수화물 식이)도 좋습니다. 무탄식은 해도 좋고 안 해도 괜찮습니다. 가령 삶은 계란과 커피 한 잔, 올리브유를 듬뿍 넣은 샐러드, 두부 3분의 1모 등으로 가볍게 먹는 것입니다. 아침에 뭐라도 먹으면 점심 식사와 연이어 저녁 식사 시간을 늦출 수 있고 점심과 저녁에 폭식할 가능성도 적어집니다.

　점심과 저녁은 당질제한식을 합니다. 콩을 많이 넣은 밥 3분의 1공기 정도와 함께 지방과 단백질 요리를 충분한 야채와 함께 먹습니다. 당질제한식은 저혈당 증후군이 오지 않으므로 간식 욕구도 줄어듭니다. 혹시 간식 욕구가 생기면 호두와 코코넛 밀크를 추천했습니다. 그리고 취침 시간을 아무리 늦어도 12시 이전으로 당길 것을 조언했습니다. 늦은 밤까지 깨어 있으면 식욕을 당기는 그렐린$_{ghrelin}$이라는 호르몬의 분비도 증가합니다. 간식을 참기 어려울 수 있습니다.

　식후 혈당을 내리기 위해 식후 운동도 필수입니다. 당질제한식과 적당한 운동으로 늦은 밤 간식을 참을 수 있게 된 재성 씨는 한 달 만에 체중이 4kg가 줄었습니다. 체중이 줄어들기는 평생 처음입니다. 무엇보다 건강이 몰라보게 좋아졌습니다. 몸이 가벼워지고 피로감도 사라졌습니다.

　체중이 줄 때 주의점이 있습니다. 비만한 사람이 체중을 줄이면서 겪는 증상들은 지방세포 내에 가둬두었던 지용성 독소들 때문에 생깁니다. 복부 지방이 빠지는 동안 지방 조직 안에 있던 중금속과 환경 독소 등이 혈액으로 나옵니다. 이런 독소 때문에 두통이나 어지럼증, 피로감, 부종, 근육통, 피부 발진 등 부작용을 호소하는 경우가 많습니다. 혈액에 나온 독소는 간으로 가서 처리되고 담낭에 저장되었다가 섬유질과 함께 대변으로 배설됩니다.

그런데 재성 씨는 매일 아침 생당근 주스를 마셨습니다. 이 주스는 담낭에 저장되어 있던 독소를 흡착해서 대변으로 배출하는 역할을 잘 수행합니다. 또한 야채를 충분히 섭취해서 독소 배출을 효과적으로 할 수 있었습니다. 독소를 효과적으로 배출하지 못한다면 다양한 부작용을 겪게 되고 이 때문에 병이 날까 무서워 다이어트를 중단하는 경우가 흔합니다. 어떤 다이어트를 하더라도 꼭 지용성 독소 배출에 신경 써야 할 것입니다.

재성 씨는 5개월 후에 11kg가 빠졌습니다. 그동안 뒤에서 자세히 소개할 킬레이션 치료도 병행했습니다. 킬레이션 치료로 중금속이 많이 배출됐습니다. 재성 씨의 체질량지수가 정상이 되진 않았지만 배도 꽤 들어갔고 무엇보다 건강한 생활습관이 정착됐으며 이 습관을 지속할 수 있는 자신도 생겼습니다. 혈압약은 두 알에서 한 알로 줄였고 고지혈약은 끊었습니다. 지방간도 조금 좋아졌습니다. 플라크는 아직 그대로지만 시간이 지나면 좋아질 것이라 예상합니다. 금슬 좋은 아내는 배도 들어가고 건강해진 남편을 바라보며 누구보다 기뻐했습니다. 인체는 하나가 나빠지면 전체가 나빠집니다. 반대로 중요한 하나가 좋아지면 나머지도 따라서 좋아집니다.

## 중학교 2학년 아들이 축구부인데 지구력이 부족합니다

얼마 전 섬진강 마라톤 대회에 참가했습니다. 풀코스, 하프코스, 10㎞, 5㎞로 나누는데 저는 10㎞를 뛰었습니다. 10㎞ 참가자만 2,000명쯤 되었습니다. 참가자들은 조금 긴장하는 모습이었지만 완주에 대한 의지가 보였고 표정은 밝았습니다. 대회장은 축제 분위기였습니다. 운동하는 사람은 건강을 선물로 받습니다. 어떤 종류의 운동이라도 시작 1~2시간 전에 비타민C를 먹는다면 운동능력도 좋아지고 피로감도 덜합니다. 운동 후 회복도 빠릅니다.

어느 날 중학교 2학년 아들이 축구부인데 지구력이 부족하다며 찾아온 한 어머니가 있었습니다.

"아이에게 무엇이 문제인가요?"

"후반전에 체력이 달립니다. 지구력이 좀 더 필요합니다."

이런 경우에는 종합비타민과 비타민C를 먹이세요. 비타민C는 식사 때마다 식후 3g씩 먹고 운동 1~2시간 전에 6g을 먹으면 됩니다. 그리고 500㏄ 생수에 6g을 넣고 운동 도중에 수시로 마시게 하세요. 비타민C는 수용성이므로 혈액에 잘 녹습니다. 축구는 격한 운동이고 피로물질과 활성산소가 폭발적으로 발생합니다. 비타민C는 활성산소를 중화시키고 근육의 피로물질 배출도 도와줍니다. 따라서 지구력이 증가합니다.

비타민C의 반감기는 6시간 정도인데 사람마다 차이가 있습니다. 10시간이 넘는 경우도 있는데, 보통 복용 후 2~6시간까지 약 4시간 동안은 높은 농도를 유지합니다. 그러므로 운동 1~2시간 전에 먹고 4시간 동안 마음껏 운동하면 됩니다. 종합비타민은 정해진 기준대로 먹되 운동 직후에 1알을 추가로 먹으면 좋습니다. 누구라도 운동 전에 비타민C를 먹고 뛰면 지구력이 강해짐을 느낄 수 있습니다.

아래의 그래프는 비타민C 복용 후 시간대별 혈중 농도입니다. A~E까지는 1회 복용 후 농도입니다. 최고 농도에 도달하는 시간은 대략 4시간이 걸리고 약 2~6시간 사이는 높은 농도를 유지합니다. 200㎎ 먹은 경우 혈중 농도 상승이 거의 없습니다. 최소한 1회 1g 이상 복용하는 것이 좋고 다른 여러 효과를 보기 위해서 1회

### 비타민C 복용 방법에 따른 시간대별 혈중 농도

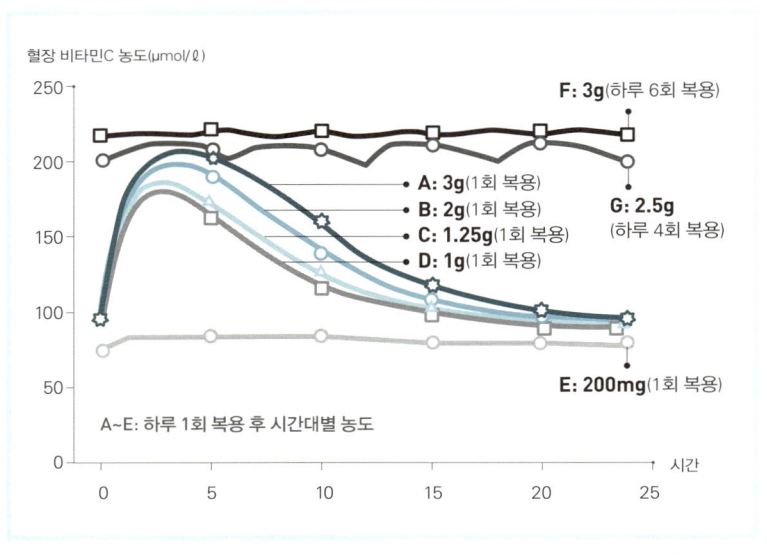

출처: Padayatty, S. J. 외(2004), "Vitamin C pharmacokinetics: Implications for oral and intravenous use", *Annals of Internal Medicine*, Vol. 140, No. 7, pp. 533–537. https://doi.org/10.7326/0003-4819-140-7-200404060-00010

2g 이상을 추천합니다. 위쪽에 있는 두 개의 그래프 F와 G는 하루 4~6번 복용했을 때 혈중 농도가 지속적으로 높게 유지되는 모양을 보여줍니다. 그러므로 최소한 하루 3번 정도 먹는다면 계속 높은 농도 유지가 가능합니다. 운동 전 비타민C 복용! 지구력 증대의 최고의 꿀팁입니다.

### 숨 가쁨 증상만 좋아진 게 아닙니다

76세 이정자 씨는 20년 된 당뇨병과 10년 된 고혈압이 있습니다. 3년 전부터 협심증 약까지 투약 중입니다. 몇 달 전부터 걸을 때 숨이 가빴고 이 증상은 점점 심해졌습니다. 주치의 선생님은 별다른 방법이 없다고 말씀하셨답니다. 길을 가다 숨이 가빠오면 어지럼을 느끼고 쓰러질까 두렵다고 했습니다. 아침에 일어나면 얼굴과 손발도 자주 붓습니다. 이정자 씨의 숨 가쁨 원인은 무엇일까요? 치료는 어떻게 하면 될까요? 과연 치료가 될 수는 있을까요?

성인병의 대부분은 혈관병입니다. 혈관을 손상시키는 원인들은 고혈당, 트랜스지방, 중금속, 환경오염물질, 자가면역질환 등이 있는데 압도적 1등은 고혈당입니다. 당뇨, 혈압, 협심증은 모두 혈관병입니다. 혈관 합병증은 크게 미세혈관병증과 대혈관병증으로 나뉩니다. 사실 크기와 무관하게 모든 혈관이 손상됩니다.

미세혈관병증은 망막혈관 손상에 의한 시력 저하, 신장혈관 손상에 의한 신기능 저하, 신경혈관 손상에 의한 신경병증 등이 있습니다. 대혈관병증으로는 관상동맥 협착에 의한 협심증과 심근경색, 뇌혈관 폐색에 의한 뇌경색, 사지나 몸통을 흐르는 혈관의 협착인 말초동맥병증 등이 있습니다. 관상동맥이 막히면 심한 통증으로 가슴을 부여잡고 쓰러지는 심근경색이 발생합니다. 심근경색은 돌연사의 가장 많은 원인입니다.

그런데 사람들이 간과하는 혈관병이 있습니다. 심장의 미세동맥이 지속적으로 막히면서 발생하는 심장기능 감소입니다. 이는 소리 없이 서서히 진행되기 때문에 인지하지 못하는 것입니다. 협심증 또는 심근경색 환자의 큰 관상동맥은 여전히 뚫려 있지만 결국 심부전증이 되는 이유 중 한 가지가 미세혈관병증입니다. 심부전증이란 신체가 필요로 하는 혈액량(산소 요구량)을 심장이 펌프질하지 못한 것입니다. 숨참이 주 증상인데 점점 심해집니다. 한편 뇌혈관이 막히거나 터지는 병이 뇌경색과 뇌출혈이고 갑작스럽게 사망 또는 반신 마비가 되는 무서운 병입니다.

뇌의 미세 동맥이 지속적으로 손상되면 인지기능 장애와 치매, 파킨슨 등이 발생합니다. 치매와 파킨슨을 뇌에서 발생하는 당뇨병이라고 말합니다. 즉, 은밀하게 오랜 시간 동안 미세 혈관들이 손상되면 심장은 심부전증이, 뇌는 치매나 파킨슨병이 나타나는 것입니다. 가장 큰 원인이 고혈당입니다. 이는 비가역적이고 치료가 어렵습니다. 그러므로 예방이 무엇보다 중요하고 큰 혈관과 작은 혈관을 가리지 않고 손상시키는 고혈당 관리는 아무리 강조해도 지나치지 않을 만큼 중요합니다.

정자 씨는 당질제한식과 신체 상황에 맞는 가벼운 운동 프로그램 등을 실천하고 한 달쯤 되었습니다. 보충제로 오메가-3, 코엔자임큐10, 비타민C와 종합비타민, 미네랄 제재 등을 섭취했습니다. 평지를 걸을 때 숨이 가쁜 증상은 사라졌고 계단을 오를 때 숨이 조금 차긴 하지만 이전보다 훨씬 덜합니다. 2개월쯤 후에 어지럼과 붓는 증상도 절반 이상 호전되었습니다.

저를 만나기 전까지는 병을 의사에게 온전히 맡기고 자신은 '나 몰라라' 했었는데 생각이 바뀌었다고 합니다. 기능의학적 접근방식의 효과를 체감했고 최고의 의사는 자신 안에 있다는 사실을 확실히 깨달았다고 합니다. 자신의 병에 관해 주인의식을 가지고 최선을 다하겠다고 다짐하셨습니다. 그렇습니다. 의사는 조력자일 뿐이고 조금만 도와줘도 인체는 스스로를 치유합니다. 모든 것이 협력해서 건강을 만드는 것입니다.

# 건강하기 위해
# 진짜 먹어야 하는 것은
# 약이 아니다

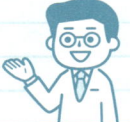

　음식이 곧 그 사람을 만든다는 말이 있습니다. 음식이 건강에 미치는 절대적 영향을 의미하는 말입니다. 산업화되고 오염된 현 시대입니다. 영양소는 부족하고 독소는 가득한 식재료와 가공식품이 건강을 위협하고 있습니다. 면역은 건강을 좌우합니다. 음식과 면역은 불가분 관계라 할 수 있습니다. 건강한 음식은 건강한 면역을 만듭니다. 해로운 음식은 면역 교란을 일으켜 다양한 면역질환을 야기합니다.

　대부분의 나라는 마약을 금지합니다. 마약이 건강에 심각한 해를 끼치고 범죄 충동을 유발하기 때문입니다. 마약 확산을 도저히 막지 못하는 상황에서 어쩔 수 없이 허용하는 도시가 증가하고 있습니다. 음주와 흡연은 성인이라면 합법입니다. 경마장과 카지노도 제한적이긴 하지만 허용됩니다. 술과 담배는 건강을 해치고 도박은 가정 경제를 파멸시키는데 말입니다.

마트에 가면 과자나 음료수, 아이스크림 등 가공식품을 살 수 있습니다. 이들은 밀가루를 주원료로 설탕, 경화유, 색소와 각종 첨가물이 가득합니다. 가공식품 역시 정도의 차이는 있지만 건강에 해롭습니다. 어찌 보면 국가가 국민 건강보다 경제 성장을 우선시할 때가 있어 보입니다. 그러므로 공부하고 노력해서 자신과 가족 건강을 스스로 지켜야 합니다.

## 지금의 식문화는 고대도시 '소돔과 고모라' 같습니다

오늘날의 음식은 너무 맛있고 자극적이지만 건강은 뒷전입니다. 요새 청소년들은 돈가스나 햄을 좋아하고 채소는 싫어합니다. 염증을 일으키는 가공식품은 많이 먹고 염증을 가라앉히는 채소는 적게 먹으니 아토피와 알레르기질환이 많습니다. 성인들의 생활습관병도 심각합니다. 당뇨와 당뇨 전 단계를 합하면 전 국민의 50%나 됩니다. 무려 2,000만 명이 여기에 해당합니다. 60대 이상 연령층에서 고혈압과 당뇨병 모두 없는 사람은 보기 드뭅니다.

비만과 지방간, 이상지질혈증은 모든 성인들의 고민거리가 되었습니다. 인구의 80%가 비만인 미국처럼 건강에 관한 한 비정상이 정상을 압도하는 상황이 지금 한국의 슬픈 현실입니다. 건강에 관련된 이런 비정상 상태는 겨우 100년 전에는 상상도 하지 못했습니다. 건강에 관한 분별력을 키우지 않으면 비정상의 큰 파도에 휩

쓸리게 될 것입니다.

오늘날의 일상은 건강의 지뢰밭과 같습니다. 오염된 공기를 마시고 오염된 물을 마십니다. 음식, 의복, 자동차, 가전제품 등 모든 생활환경이 알게 모르게 건강을 위협하고 있습니다. 조금 특별한 경우도 있습니다. 봄철에 밭두렁에 자란 자연산 나물을 먹고 급성 간염으로 입원하는 환자가 종종 있습니다. 원인은 농약입니다.

언젠가 도로가에 사는 할머니께서 어지럽다고 오셨는데 빈혈이 심했습니다. 어지럼은 빈혈 때문인데 빈혈의 원인은 무엇이었을까요? 도로가 쑥에 포함된 '납'이었습니다. 도로가 토양은 과거 유연휘발유로부터 떨어진 납 때문에 흙 속 납 농도가 높은데 이 쑥으로 쑥국이나 쑥떡을 해먹은 것입니다. 납의 대부분은 뼈에 축적되고 조혈작용을 방해할 수 있습니다. 한편 두통과 불면증 등으로 치료 중인 중년 부인이 있었습니다. 좋아지던 증상이 갑자기 심해졌습니다. 자세히 문진해보니 '톳환'을 드셨다고 합니다. 중금속 검사상 이전에 비해 '비소' 수치가 100배가 넘게 증가했습니다. 치료 후에 증상은 사라졌습니다.

POPs persistent organic pollutants라 불리는 잔류성 유기 오염물질, 환경호르몬, 중금속, 과불화화합물, 미세플라스틱 등 환경오염 물질은 인체 내 지방조직에 주로 저장됩니다. 오염물질의 상당수는 지용성이기 때문입니다. 콜레스테롤과 지용성 유해물질은 채소를 꾸준히 먹으면 잘 배출됩니다. 채소가 장에서 점액과 섞이면 끈끈한 죽처럼 되는데 여기에 지용성 유해물질과 콜레스테롤이 흡착된 후 대변으로 배출되는 것입니다. 채소는 누구나 먹어야 하고 가능한 한 많이 먹어야 되는데 대부분 사람들은 조금만 먹습니다. 그러니 독소들이 배출되지 않아서 얼굴에 뾰루지가 만발하고 만성염증질환이 증가하는 것입니다.

겨우 수십 년 전부터 농축수산업의 산업화가 시작되었습니다. 농약과 화학비료 사용으로 농작물 대량생산이 가능해졌고 배합사료, 성장호르몬, 항생제 사용으로 가축과 양식어류 생산량이 급증했습니다. 이전 방식은 재래식이라 하여 폐기되었습니다. 이런 상황은 세계에서 가장 가난한 나라를 가더라도 비슷합니다. 후진국에선 규제가 덜한 탓에 독한 농약이나 항생제 사용이 오히려 많을 수 있습니다.

이렇게 생산된 농수축산물은 과거의 것과 질적으로 다릅니다. 각종 비타민과 미네랄 등 미량 영양소는 무척 감소했습니다. 현대인들은 이마저 원재료보다는 가공식품을 더 먹습니다. 밀가루가 주재료이고 식물성 경화유와 각종 첨가물, 유화제, 착색제, 방부재, 설탕 등을 넣어 가공한 식품입니다.

하나의 가공식품 속에 많게는 50가지가 넘는 첨가물이 들어가기도 합니다. 수십 가지 첨가물을 넣은 이유는 오직 '맛'의 즐거움을 위한 것이고 건강은 뒷전입니다. 편의점, 마트에 있는 먹거리를 한번 보십시오. 건강을 생각한다면 살 물건이 별로 없을 것입니다. 거대 식품산업의 광고에 속아서 맛의 쾌락만 좇는 음식문화가 보편화되었습니다.

오늘날의 음식문화를 한마디로 표현하자면 고대도시 '소돔과 고모라'와 같습니다. 소돔과 고모라는 성경에 나오는 극도로 타락

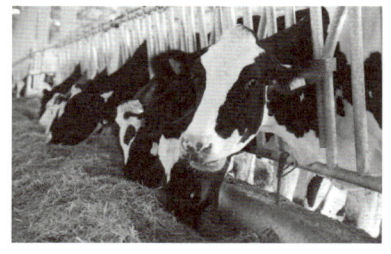 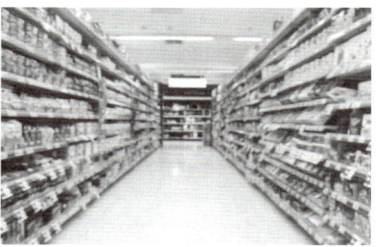

공장식 축산과 면역을 교란시키는 가공식품들

한 도시입니다. 게다가 모든 생활환경이 오염됐습니다. 사실상 암, 대사질환, 알레르기질환, 항생제 내성, 중금속 중독 등 현대에 폭증하는 많은 건강 문제에서 완벽한 도피처는 없습니다. 그런데 음식은 건강에 가장 큰 영향을 미칩니다. 정부 규제는 큰 폭탄만 막을 뿐입니다. 쉴 새 없이 날아오는 총알을 피하는 것은 각자의 몫입니다. 오염되고 왜곡된 식문화 가운데 끊임없이 공부하고 자신과 가족의 건강을 지키는 노력이 필요하리라 생각합니다.

### 백미를 모두 현미로 바꾸는 '식탁혁명'

최근 공영방송에서 현미의 유익함에 관한 다큐멘터리 프로그램을 방영했습니다. 현미밥은 백미에 비해 거칠고 식감이 안 좋습니다. 또 소화가 상대적으로 잘 안되므로 소화력이 약한 노인, 어린이, 병약자 등에서는 통상 권하지 않습니다.

그런데 방송에서 3~5세의 유치원 아이들이 100% 현미밥을 맛있게 먹는 장면을 보고 놀랐습니다. 그 유치원에서 치과 검진을 했었는데 충치를 가진 아이가 너무 많았습니다. 치과 선생님은 부드러운 음식을 몇 번 씹지 않고 먹는 식습관을 큰 원인으로 지적했습니다. 유치원 원장님은 백미에 현미를 섞어서 밥을 짓고 현미 양을 점차 늘려서 결국 100% 현미밥으로 바꾸는 데 성공하였습니다. 나중에는 해당 유치원에서 충치 비율이 놀라울 정도로 감소했습니다. 섬유질이 풍부한 현미를 오래 씹으면서 치아 표면을 건강케 했던 것입니다.

혁명이란 오래 지속된 공동체의 문화나 제도를 단시간에 급격한 변화를 추구하는 것을 의미합니다. 저는 백미보다는 현미를 주로 먹는 문화로 바꾸는 식탁혁명이 필요하다고 생각합니다. 그리고 '5분 식사'로 불리는 빨리 먹는 습관도 바뀌어야 한다는 생각입니다. 우선 가정에서 현미밥이나 현미잡곡밥을 먹어야 합니다. 그리고 전국의 식당에서 현미밥이나 현미잡곡밥을 먹을 수 있기를 바랍니다. 현미밥을 내놓는 식당은 찾아보기 힙듭니다. 하물며 현미잡곡밥을 제공하는 식당은 거의 없습니다. 우선은 점심밥은 도시락을 추천합니다.

현미보다 백미를 먹는 이유는 몇 가지가 있는데 가장 큰 이유는 식감입니다. 백미는 부드러워 식감이 좋고 대충 씹고 삼킬 수 있습니다. 5분 식사에 적합합니다. 그런데 밥맛은 실제로 현미가 훨씬 맛있습니다. 현미밥은 씹을수록 고소하고 은근한 단맛이 나지만 백미는 심심하고 맛이 적습니다. 현미밥을 즐기는 사람들은 백미는 밋밋한 녹말 먹는 느낌이 들어서 먹지 못한다고 말합니다.

현미가 억울해하는 3가지가 있습니다. '현미를 함부로 먹으면 독이 된다', '현미가 건강에 치명적인 이유', '현미의 실체, 3가지 무서운 독' 등등 공포심을 조장하는 문구로 현미밥을 괴물로 만드는 3가지 오해입니다. 바로 피틴산, 비소, 렉틴에서 온 것이지요.

우선 피틴산의 미네랄 흡수 방해 논란입니다. 피틴산은 음식의 칼슘, 철분 등 유익한 미네랄과 결합하여 대변으로 배설시킵니다. 따라서 칼슘 흡수가 감소하면 뼈가 약해질 수 있고 철분 흡수가 감소하면 빈혈을 유발할 수 있습니다. 관련된 논문이 있습니다. 피틴산이 미네랄 흡수를 방해하는 효과는 무시해도 될 만큼 적다는 결과입니다. 현미에 있는 피틴산의 부정적인 효과는 미미한 반면 미네랄 함량은 훨씬 많습니다. 결국 미네랄 흡수량은 현미가 많습니다. 공부하지 않고 막연하게 공포심을 조장하는 일은 없어야 하겠습니다.

둘째, 비소입니다. 비소는 1군 발암물질이며 특히 무기비소가 인체에 해롭습니다. 세계보건기구와 세계식량기구가 공동으로 무기비소 기준치를 정했습니다. 현미는 0.35mg/kg 이하, 백미는 0.2mg/kg 이하입니다. 국내 여러 지역의 100군데 논에서 생산된 쌀의 무기비소 평균치는 현미가 0.11mg/kg, 백미가 0.07mg/kg로 나와서 국제기준보다 낮게 나왔고 100군데 시료 중에서 가장 높게 나온 수치도 국제기준보다 낮았습니다.

따라서 우리나라 쌀은 비소 함량 자체가 낮기 때문에 현미를 먹지 못할 이유가 되지 않습니다. 오히려 주의할 쌀은 수입쌀입니다. 가령 미국의 남부 지역, 즉 루이지애나주나 텍사스주에서 생산된 쌀의 비소 함량은 국제기준을 초과한 경우가 많습니다. 그 이유는 오래전 그 지역에서 목화를 재배할 때에 비소를 포함한 농약을 다량 살포했기 때문입니다. 토양에 비소가 남아서 쌀에 포함된 것입니다. 동남아시아 지역 중에 비소가 높게 검출되는 쌀이 있기도 합니다.

국산 쌀은 안전합니다만 비소가 조금이라도 적게 포함된 백미를 드시겠다는 분들이 있을 겁니다. 그래서 2015년 발표된 연세대학교 이한슬 연구자의 논문을 소개합니다. 제목은 '식품별 비소 함유형태에 따른 체내 흡수율 및 위해성 평가'입니다. 논문에 따르면 장에서 무기비소 흡수율은 백미가 51%이고 현미는 24%입니다. 실제 흡수량은 백미가 1.9㎍/100g이고 현미는 0.9㎍/100g으로 현미가 백미보다 훨씬 적습니다. 그 이유는 현미의 섬유질이 비소를 흡착하여 배설하기 때문입니다. 중요한 것은 흡수량이죠. 그러므로 조금이라도 비소 섭취를 줄이고 싶다면 정답은 현미입니다.

마지막으로 렉틴입니다. 렉틴은 장염과 장누수 증후군을 유발하는 독소로 알려졌습니다. 하지만 렉틴에 관한 유해성 연구는 자료가 충분치 않습니다. 그리고 다른 먹거리에 비해 현미의 렉틴 함유량은 적은 편입니다. 따라서 렉틴이 무서워 현미를 못 먹을 정도는 아니라고 생각합니다.

모든 식품에는 독소로 알려진 성분들이 다소간 함유되어 있습니다. 중요한 것은 양입니다. 있다는 사실만으로 유해하다고 할 수는 없는 것입니다. 식품이 건강에 미치는 영향은 지대하기 때문에 활발한 연구와 토론은 자유로워야 합니다. 하지만 조회 수를 목적으로 자극적인 언어로 공포심을 조장하는 일은 무책임하고 다수에

#### 백미와 현미의 무기비소 함량과 흡수율 비교

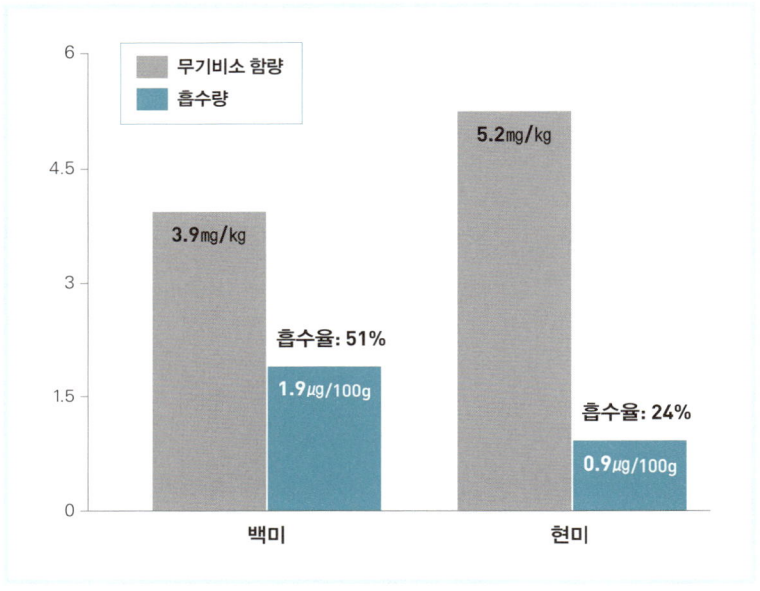

무기비소 함량은 현미가 더 많지만 실제 흡수량은 오히려 적다.

출처: 이한슬(2015), 〈식품별 비소 함유형태에 따른 체내흡수율 및 위해성 평가〉, 석사학위논문, 연세대학교 보건대학원, 서울. https://www.riss.kr/link?id=T13873711

게 피해를 주는 행위입니다.

현미의 유해성 논란에 관한 궁금증이 어느 정도 해소되었을 것입니다. 이제는 현미의 건강상 유익성을 살펴보겠습니다. 아시다시피 현미의 쌀겨(미강층 또는 호분층)와 쌀눈(배아)을 제거한 것이 백미(배유)입니다. 미량 영양소 기준으로 쌀눈에 66%, 쌀겨에 29%, 백미(배유)에 5%가 있습니다. 결국 백미는 현미에 비해서 겨우 5%의 영양소만 남은 셈입니다. 백미는 영양소를 홀랑 제거하고 껍데

### 현미의 구조와 각 부위에 들어있는 미량 영양소의 비율

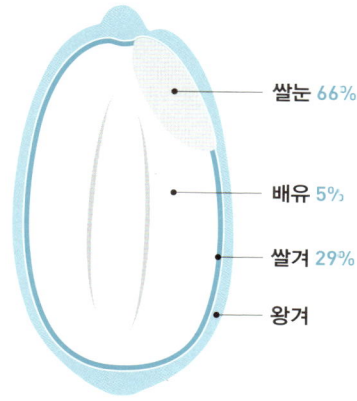

- 쌀눈 66%
- 배유 5%
- 쌀겨 29%
- 왕겨

기만 남긴 것과 다를 바 없습니다. 현미의 장점은 다음과 같습니다.

첫째로, 현미의 섬유질은 젤 형태로 변하여 영양소 흡수 속도를 늦춥니다. 따라서 당지수가 백미보다 훨씬 낮습니다. 대체로 당지수는 백미 80%, 현미 60% 정도입니다. 하버드 의대 연구에 따르면 현미는 백미에 비해 당뇨병 위험을 20% 정도 감소시킵니다. 참고로 잡곡밥은 35% 감소시킵니다. 그러므로 현미잡곡밥이 가장 유익할 것입니다. 비슷한 맥락에서 현미는 비만 위험을 낮추고 체중을 조절하는 데에 좋습니다.

둘째로, 모든 종류의 콜레스테롤 수치를 유익하게 변화시킵니다. 총콜레스테롤과 LDL콜레스테롤 수치는 낮추고 HDL콜레스테롤 수치는 올립니다. 중성지방도 낮추는 효과가 있습니다.

셋째로, 혈압을 떨어뜨립니다. 폴리코사놀, 가바, 비타민E, 비타민B군 등은 혈액 응고를 억제하고 혈관 손상을 감소시킵니다. 결국 심혈관질환 위험을 낮춥니다.

넷째로, 현미는 수분을 흡수하여 대변 부피를 증가시키므로 장 통과시간이 빠릅니다. 즉, 변비를 개선합니다. 변비는 만병의 근원입니다. 같은 기전으로 대장암 발병위험도 낮춥니다.

다섯째로, 현미의 섬유질은 중금속과 담즙 속의 노폐물을 흡착하여 배설시킵니다. 특히 수은과 비소, 카드뮴 등 중금속 배출 효과가 우수합니다. 저는 거의 모든 환자분께 중금속 검사를 하는데 대부분 중금속이 다소간 있습니다. 오염된 환경과 음식물 때문입니다. 그런데 현미밥은 돈 들지 않고도 상시로 오염물질을 배출해 주니 이처럼 고마운 약이 어디 있을까요? 이 외에도 현미는 정말 매우 많은 면에서 건강상 유익함이 있습니다. 먹는 보약입니다. 전국의 모든 가정에서 현미잡곡밥을 먹기를 기대합니다. 또한 전국의 모든 식당에서 현미밥을 제공하기를 간절히 바랍니다.

그래도 급만성장염을 앓고 있어서 흡수장애가 있는 분들은 주의가 필요하겠습니다. 현미를 백미처럼 급히 먹으면 소화장애가 생길 수 있고 위산 분비를 증가시켜 속 쓰림이 생길 수 있습니다. 또 소화가 덜된 음식물이 장으로 내려가서 장염을 유발할 수도 있습니다. 그러므로 오래 씹고 천천히 드셔야 합니다. 기본적으로 여러 시간 물에 불리고 뜸을 오래 들이면 백미처럼 부드러우면서도 고소한 밥이 됩니다. 따라서 백미를 먹을 수 있다면 현미를 드시는 것은 문제되지 않을 것입니다. 국민 건강을 위해 현미밥 먹기 운동을 벌이면 좋겠습니다. 지금 식탁혁명을 일으킵시다.

### 아침을 굶을까요? 저녁을 굶을까요?

식사가 끝나자마자 위 점막은 복구를 시작합니다. 위산과 소화액을 보충하고 상처 난 점막을 수리하여 다음 식사를 대비하기 위해서입니다. 위 점막 건강을 위해서는 충분한 공복시간 확보가 반드시 필요합니다. 하루 두 끼 먹는 사람이 매우 많습니다. 그렇다면 하루 3회 식사와 2회 식사 중 어떤 경우가 건강에 더 유익할까요? 여러분의 생각은 어떠신가요?

일반적으로 2회 식사가 좀 더 유익하다고 저는 생각합니다. 하지만 평소 3끼를 드신다면 굳이 두 끼로 바꿀 필요는 없습니다. 대신 1주에 1~2회 정도 아침이나 저녁을 굶는 것은 건강에 매우 유익합니다. 이것이 간헐적 단식인데 일이 힘들지 않은 주말에 하는 것을 추천합니다. 한 끼 단식하는 동안 전신의 세포들은 휴식하고 재정비합니다.

세포 안에 있던 노폐물을 에너지원으로 사용하기도 하고 고장 난 세포를 분해해서 재활용하기도 합니다. 이것을 자가포식이라고 말합니다. 음식이 들어오지 않으니 세포 안에 묵혔던 못 쓰는 단백질 찌꺼기나 세포 소기관들을 녹여서 사용하는 것입니다. 자가포식은 간헐적 단식을 하는 가장 큰 이유이기도 합니다. 자가포식은 세포 안에 쌓여 있던 찌꺼기 같은 물질을 제거하므로 전신 건강에 아주 유익합니다. 찌꺼기는 염증을 일으키고 세포효율을 떨어뜨리니까요. 마치 숙변을 배변한다거나 오래 쌓인 '엔진 때'를 청소하는 것과 비슷한 개념입니다.

그런데 하루 3회 식사가 유익한 경우도 있습니다. 육체적, 정신적으로 힘든 일을 하는 직업일 경우, 소화력이 약하여 1회 식사량이 충분치 못한 경우, 암·결핵·자가면역질환 등 만성소모성 질병을 치료 중인 경우(칼로리 소모량이 너무 많은 경우), 평소 3회 식사하는 경우 등입니다. 아무튼 필요량보다 너무 적게 먹으면 인체는 근육을 녹여 사용할 것이므로 바람직하지 않습니다. 식사 횟수에 대한 결론은 이것입니다.

- 건강하다면 평소 식습관을 유지하는 것이 바람직하다.
- 2회 식사하던 사람이 3회로 늘릴 필요는 없고 3회 식사하던 사람이 2회 식사를 시도해 보는 것은 나쁘지 않다.
- 최소 주 1~2회 정도 간헐적 단식은 매우 유익하다.

다음 질문은 2회 식사하는 사람 중에서 비교입니다. 아침을 안 먹고 점심과 저녁을 먹는 경우를 점심-저녁형, 저녁을 안 먹고 아침과 점심을 먹는 경우를 아침-점심형이라 하겠습니다. 어떤 유형이 건강에 더 유익할까요? 연구 결과 아침-점심형이 건강에 더 유익했습니다. 똑같은 식사를 하더라도 아침-점심형이 혈당 상승이나 인슐린 분비가 훨씬 적었습니다. 밤에는 기초대사율이 감소하므로 저녁식사의 일부는 대사되지 못하고 저장될 가능성도 있습니다. 그러므로 기왕이면 아침-점심형을 추천합니다.

문제는 이것입니다. 아침을 굶는 사람은 아주 많은데 저녁을 굶는 사람은 소수입니다. 아침엔 잠도 덜 깬 상태에서 식욕도 별로 없습니다. 일단 너무 바쁩니다. 조금이라도 더 자야 하고 씻고 나갈 준비하느라 시간이 부족합니다. 반대로 저녁은 여유도 있고 편안한 마음으로 식사를 즐길 수 있습니다. 일하고 와서 배도 고픕니다. 이런저런 이유로 저녁을 굶는 사람은 별로 없는 듯합니다.

그렇다면 건강상 더 유익하기 때문에 점심-저녁형을 아침-점심형으로 바꿔야 할까요? 제 의견은 반대입니다. 가장 큰 이유는 현실적으로 실천하기 어렵기 때문입니다. 저녁을 굶을 자신이 있는 사람이 얼마나 될지 생각해보십시오. 저녁을 안 먹는다면 아마 밤에 간식 욕구를 참기 어려울 것입니다.

현재 아침-점심형이라면 그대로 하면 될 것이고 점심-저녁형이라면 굳이 바꿀 필요는 없습니다. 대신 취침 시각보다 최소 3시간 전에 저녁 식사를 끝내면 좋습니다. 점심을 가급적 푸짐하게 먹고 저녁은 가볍게 먹는 것이 좋습니다. 이 정도면 충분히 건강한 식사 방식이며 위장도 휴식하는 데 무리가 없다고 생각합니다.

다음은 하루 2끼보다 3끼 먹는 것이 유익한 경우입니다. 바로 만성피로 또는 부신피로가 있는 분들입니다. 이런 분들은 코르티솔cortisol 농도가 낮습니다. 코르티솔은 아침에 최고 농도를 찍고 서서히 감소하여 잠자기 전에 최저로 내려갑니다. 코르티솔은 혈당을 올리고 교감신경을 항진시켜 낮 시간동안 활동적인 생활을 가능케 합니다.

그런데 코르티솔 농도가 낮은 경우 혈당도 낮고 기운도 없습니다. 이런 사람이 아침을 먹지 않으면 근육을 녹여서 혈당을 만들고 근육 자리를 지방으로 채웁니다. 근육이 빠질수록 피로는 더욱 심해지게 됩니다. 이런 경우는 아침을 먹으면 해결됩니다. 대체로 마른 체격, 혈압이 낮은 경우, 쉽게 피로를 느끼는 경우라면 아침 식사를 하는 것이 유리할 수 있습니다. 가볍게라도 아침을 먹는다면 활력도 되찾고 근육량도 보존할 수 있으니 일거양득이 될 것입니다.

### 미국 심장협회의 뒤늦은 양심선언?

오랫동안 미국 심장협회와 유럽 심장협회의 지침은 전 세계 사람들과 의사들의 표준 역할을 했습니다. 최근 미국 심장협회는 놀라운 발표를 했습니다. 2019년 영국 정부에서 '포화지방과 건강'이라는 제목으로 지침을 발표한 바 있는데 2020년 미국 심장협회에서도 같은 제목으로 발표한 것입니다[1]. 내용은 비슷합니다. 수십 년 동안 미국과 유럽 심장협회는 포화지방 섭취를 줄이라고 권장했는데 이번 발표는 완전히 상반된 내용입니다. 핵심을 그대로 옮깁니다.

첫째로, 포화지방 섭취를 제한하라는 권고는 반대 증거가 증가하고 있음에도 불구하고 여전히 지속되어 왔습니다. 최근 무작위 임상시험 및 관찰 연구를 종합 분석한 결과 포화지방 섭취 감소가 심혈관질환 발생 및 총사망률에 미치는 유익한 효과는 없고 오히려 포화지방 섭취는 뇌졸중 예방효과가 있는 것으로 나타났습니다.

수십 년 동안의 관련 연구를 분석한 결과 포화지방 섭취를 제한

하더라도 심혈관질환 발생이 감소하지 않았으며 총사망률 또한 감소하지 않음이 밝혀졌습니다. 전 세계인이 대처로 이 지침을 따랐음에도 실제로는 심혈관질환이 폭발적으로 증가했습니다. 또한 포화지방 섭취량이 많은 그룹에서 뇌졸중 발생률은 오히려 감소했습니다.

둘째로, LDL콜레스테롤은 크기가 크고 위험성이 덜한 것과 크기가 작고 위험성이 큰 것으로 구분됩니다. 포화지방이 LDL콜레스테롤을 증가시키는 경우는 흔하지만, 포화지방이 올리는 LDL콜레스테롤은 크기가 작은 것으로 심혈관질환 위험성이 낮습니다. 포화지방 섭취가 증가하면 총콜레스테롤과 LDL콜레스테롤은 대체로 증가합니다. 하지만 증가된 콜레스테롤은 심혈관질환과 관련이 적은 큰 콜레스테롤이 주로 증가합니다.

셋째로, 식품의 건강 영향은 전체적인 영양소 분포를 고려해야 하며, 특정 영양소군의 함량만으로 예측할 수 없다는 점도 분명합니다. 포화지방은 해롭고 불포화지방은 유익하다는 단순한 논리는 맞지 않습니다.

추가적인 내용은 이렇습니다. 미국 식이지침은 심혈관질환을 줄이기 위해 포화지방 섭취를 칼로리의 10% 미만으로 제한할 것을 권장합니다. 하지만 섭취 제한이 심혈관질환을 예방하거나 사망률을 감소시킬 것이라는 확실한 증거는 없습니다. 또 가공되지 않은 육류(정육점에서 파는 신선육) 등 포화지방이 풍부한 몇몇 식품은 심혈관질환이나 당뇨병 위험 증가와 관련이 없습니다.

미국 심장협회 발표 내용을 평가하면 이렇습니다. 수십 년간 포화지방을 심장병 원인으로 판결했던 판사들(미국과 유럽 심장학회)이 판결을 번복하고 무죄 판결을 내렸습니다. 포화지방 무죄를 증명하는 다수의 연구 앞에 권위를 자랑하던 미국 심장협회도 오판을 인정할 수밖에 없었다고 생각됩니다.

무려 50년 동안 포화지방은 죄인 취급을 받았습니다. 포화지방에 관한 나쁜 이미지를 한순간에 바꿀 수는 없을 겁니다. 공부를 많이 한 분들조차 비계나 마블링은 해롭다고 알고 있는 경우가 많습니다. 미국과 유럽 심장협회는 포화지방 무죄 사실을 적극적으로 알려야 할 것입니다. 그것만이 오랫동안 인류에게 건강상 엄청난 피해를 준 과오를 조금이나마 반성하는 모습이라 생각합니다.

앞서 2019년 영국 정부가 '포화지방과 건강'이라는 지방 섭취지침을 발표했다고 말씀드렸지요. 모든 전문가들이 그동안의 연구를 종합해서 합의한 총의이며 무려 443페이지 분량입니다[2]. 1960년대부터 대부분 나라에서는 총칼로리에서 포화지방 비율을 10% 이내로 섭취할 것을 권장했습니다. 그 이유는 포화지방 섭취가 심혈관질환 증가 원인이라는 판단 때문입니다. 최근 영국 성인 평균 포화지방 섭취율은 약 13%로 10%를 조금 넘습니다. 하지만 수십 년간 포화지방 제한지침을 따른 것으로 과거보다 대폭 줄어든 수치입니다. 포화지방 섭취량은 줄었는데 심혈관질환 발생률은 폭증했습니다. 포화지방 섭취율이 1960년대 이전엔 지금보다 훨씬 높았지만 심혈관질환 발생률은 낮았습니다.

1970년대 이후 포화지방 섭취율은 점점 감소했으나 심혈관질환 발생율은 폭발적으로 증가했습니다. 포화지방 섭취 제한이 심혈관질환 폭증을 막지 못한다는 사실에 당황한 영국 정부도 대대적인 재평가를 한 것이지요. 연구의 결론은 '포화지방 섭취량은 심혈관질환 발생 증가와 대부분 무관하다. 또한 심혈관질환 사망률과 무관하다.'

그런데 뒤이은 영국 정부의 발표는 충격적입니다. 포화지방 섭취율을 10% 이내로 줄일 것. 즉, 이전 지침을 수정하지 않았습니다. 근거는 포화지방 섭취 증가가 심혈관질환 발생률을 약간 증가시켰다는 소수의 연구 때문으로 보입니다. 하지만 대다수 연구 결론과 상반된 권장 사항은 납득하기 어려울 듯합니다.

포화지방 섭취량은 세계적 제한 추세를 따라 감소했습니다. 가령 핀란드에서 1인당 연간 버터 소비량은 1955년에 16kg이었는데 2005년에 3kg으로 무려 13kg이나 감소했습니다. 포화지방 섭취 비율은 1982년 20%에서 2007년 12%로 8%나 줄었습니다. 그러나 심혈관질환 발생률은 반대로 갔습니다. 즉, 1960년대 이전엔 드물었지만 1970년대부터 현재까지 지속적으로 증가 추세입니다. 이유는 무엇일까요? 여러분은 아실 겁니다.

두 가지 큰 이유가 있습니다. 첫째는 정제 탄수화물 섭취 증가입니다. 둘째는 가공 기름과 그 기름으로 만든 가공식품 섭취 증가입니다. 이 두 원인 음식을 제한한다면 심혈관질환은 정말 대폭 감소할 것이라고 생각합니다.

포화지방에 관한 오해는 세부적인 곳에 있습니다. 유해성 관점에서 볼 때 포화, 불포화는 문제가 되지 않습니다. 가령 포화지방 가운데 가공된 포화지방인 베이컨, 햄, 소시지 등은 해로울 수 있지만 신선육은 그렇지 않습니다. 신선육을 건강한 방식으로 요리해서 먹는 것은 유익하며 꼭 필요합니다.

불포화지방의 대표는 식물성 기름입니다. 식물성 기름 중에서 소위 '씨앗 기름'은 대체로 유해합니다. 씨앗 기름 추출은 핵산 용매를 사용합니다. 핵산은 석유를 정제한 휘발유 성분이며 유해합니다. 또한 가열, 표백, 탈취, 유리지방산 제거 등 가공 과정을 거치는데 이 과정에서 산폐된 지방과 트랜스지방이 생성됩니다. 산폐지방은 활성산소와 같고 트랜스지방은 건강에 가장 해로운 성분입니다.

반면에 엑스트라버진 올리브유나 냉압착 들기름과 같은 식물성 기름은 건강에 유익하며 충분히 섭취해야 합니다. 요리 방법도 중요합니다. 신선육을 불에 굽거나 튀기는 것보다 국이나 수육, 볶음 요리를 추천합니다. 올리브유도 가벼운 볶음, 후라이 등은 괜찮지만 튀김 요리는 비추천합니다.

언젠가 저녁 식사 초대를 받았는데 지인이 초등학생 딸에게 과자 3봉지 묶음을 선물하는 것을 보았습니다. 가공식품의 원료는 밀가루, 설탕, 가공기름, 첨가물 4가지입니다. 건강에 해로운 것들만 한꺼번에 모아놓은 것입니다. 아빠는 가공식품의 유해성을 잘 몰랐기 때문에 사랑하는 딸에게 사준 것입니다.

가공식품은 중독성이 있습니다. 딸이 가공식품을 먹는 습관을 길러준 셈이고 언젠가는 건강 문제가 발생할 수 있습니다. 유해 가공식품이 범람하는 이 시대에 자신과 가족 건강을 지키기 위해서는 지혜가 필요하리라 생각합니다.

## 트랜스지방 0g은 진짜 0g이 아니다

이제 건강에 지극히 해로운 지방을 소개하려고 합니다. 트랜스지방입니다. 혈관 건강에 가장 나쁜 식품을 고르라면 저는 트랜스지방을 지목하겠습니다. 식품산업에서 기름(지방)의 사용량은 천문학적입니다. 거의 모든 가공식품에는 트랜스지방이 들어 있습니다. 가장 저렴한 기름은 식물성 기름인데 콩기름, 옥수수기름, 팜유, 카놀라유 등입니다. 식물성 기름은 불포화지방이 많아서 액체이고 동물성 지방은 포화지방이 많아서 고체입니다.

식물성 기름이라 할지라도 포화지방이 일부 들어있고 동물성 지방에도 불포화지방이 들어있습니다. 식물성 기름은 가격이 저렴한 장점과 산폐가 잘되는 단점이 있습니다. 불포화 부위에 산소가 결합하는 것이 산폐입니다. 산폐된 기름은 냄새가 고약하고 활성산소와 같아서 건강을 해칩니다. 산폐를 줄이는 방법이 있습니다. 식물성 기름에 수소를 첨가하고 열을 가하면 불포화 부위에 수소가 결합하여 포화지방이 됩니다. 포화시키는 정도에 따라서 반고체가 되기도 하고 고체가 되기도 합니다. 이것을 경화유 또는 가공유지라고 부릅니다. 식품 포장지에 가공유지라고 쓰여 있다면 경화유를 사용했다는 뜻입니다.

순수 식물성 기름을 사용한 가공식품은 거의 없습니다. 경화유를 쓰는 이유가 있습니다. 첫째로, 가공유지는 끓는점이 높아서 튀김이 가능합니다. 스낵, 감자칩, 페스츄리 등은 튀긴 요리이고 바삭바삭한 식감을 낼 수 있습니다. 둘째로, 산폐가 덜되어 보존기간이 깁니다. 셋째로, 경화되는 정도를 달리하면 다양한 식감의 식품을 만들 수 있습니다. 스펀지처럼 부드러운 케이크도 파삭파삭한 크래커도 가능합니다. 그래서 가공유지를 쓰는 것입니다. 가공유지의 최대 장점은 가격이 저렴하다는 점입니다. 가공유지의 대표는 쇼트닝과 마가린입니다. 튀김 가게에 쇼트닝 양철통을 보신 적 있으실 거예요.

문제는 경화유 생성 과정에서 만들어지는 트랜스지방입니다. 트랜스지방은 자연계에 존재하지 않는 지방으로 체내에 들어오면 빠져나가지 않고 쌓입니다. 염증을 일으키고 동맥경화를 악화시키므로 인체에 많이 해롭습니다. 또한 LDL콜레스테롤 수치를 올리고 HDL콜레스테롤 수치는 내립니다. 트랜스지방은 소량만 있어도 암, 치매, 당뇨병, 뇌졸중 등 각종 질병을 일으킬 수 있습니다. 그리고 오랫동안 몸 안에 누적됩니다. 우리나라 식약처는 2005년부터 트랜스지방 저감 정책을 시행했으며 하루 섭취량을 2g 이내로 권고했습니다.

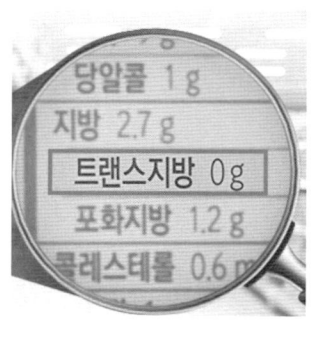

과자 봉지에 트랜스지방 0g이라고 쓰인 의미를 아시나요? 진정한 0g이 아닙니다. 1일 분량당 200㎎ 이내이면 0g으로 표시할 수 있습니다. 하루에 라면, 짜장면, 스낵, 치킨, 햄버거, 피자, 빵 등 가공유지로 만든 식품을 매일 섭취합니다. 트랜스지방 섭취량이 하루 2g은 쉽게 넘습니다. 저는 심혈관질환과 뇌졸중 발병을 증가시키는 가장 큰 원인이 트랜스지방이라고 생각합니다. 시간이 흐를수록 트랜스지방은 체내에 축적되어 심각한 건강 문제를 일으킬 것입니다. 마트에 가면 온통 트랜스지방이 들어간 식품으로 가득합니다. 가공식품과 튀긴 음식 섭취를 줄이는 것이 최선의 방법입니다.

### 비만을 일으키는 유일한 호르몬, 인슐린

건강을 위해서 그럼 어떻게 음식을 먹어야 할까요? 우선 평범한 주부가 다이어트에 실패한 이유를 살펴보겠습니다. 41세 여성 양수진 씨는 두 아들의 엄마입니다. 첫째를 임신하고 몇 달 안 되어 조산 기운이 생겼고 출산할 때까지 무려 6개월가량을 누워 지내야 했습니다. 출산 후 체중은 늘고 허리는 나빠졌습니다. 둘째를 임신한 후에도 몇 개월 만에 조산 기운이 있어서 다시금 반 년 정도를 침대에 누워 지내야 했습니다. 두 번이나 길고도 고통스런 임신 기간을 보내고 낳은 두 아이는 건강합니다. 하지만 체중이 더 늘어 67kg이고 키는 157cm, 체질량지수$_{BMI}$는 27kg/m²이니 비만입니다.

가게에서 일하면서 지인들에게 얼굴이 달덩이 같다느니 알사탕을 두 개씩 물고 다닌다느니 하는 말을 들을 때마다 부끄럽고 자존심이 상했습니다. 오기가 생긴 수진 씨는 저칼로리 다이어트를 시작했습니다. 배고픔을 참는 데는 자신이 있었습니다. 두 아들을 낳으면서 무려 1년간을 침대에서 누워 지낸 의지의 한국인입니다. 인

내심과 끈기는 타의 추종을 불허합니다.

아침, 점심엔 샐러드나 삶은 계란, 커피 등을 마시고 저녁 한 끼만 먹었습니다. 배가 고플 때마다 오이를 먹고 물을 마셨습니다. 2달 만에 8kg을 감량하고 다이어트를 중단했습니다. 과거의 얼굴을 되찾았고 더 이상 놀림을 받지 않게 되었습니다. 그리고 조금 지나자 체중이 야금야금 증가했습니다. '어어' 하는 사이에 9kg이 늘었고 수진 씨는 낙심에 빠졌습니다.

굶는 데에는 자신이 있었기에 다시 다이어트를 시작했습니다. 3달 쯤 지나서 10kg을 빼고 다이어트를 중단했습니다. 하지만 요요 현상은 어김없이 다시 찾아왔고 12kg이 불었습니다. 부드러운 달덩이 같던 얼굴이 단단한 달덩이가 되었습니다. 골다공증 검사상 골감소증까지 생겼습니다. 처음 다이어트를 시작할 때와 비교하면 체지방은 늘고 근육량은 감소했습니다. 몸은 무겁고 금방 피로감을 느꼈습니다. 근육이 감소했기 때문입니다.

돌덩이 같은 의지로 시작한 다이어트는 실패로 끝났습니다. 수진 씨가 깨달은 값비싼 교훈은 굶는 다이어트는 요요 현상을 절대로 극복할 수 없다는 사실입니다. 수천 권의 다이어트 책과 수만 가지 다이어트법의 홍수 속에서 혼란스러워하는 독자들을 시원케 할 건강한 다이어트 방법은 없는 것일까요?

다이어트를 성공했다고 할 수 있으려면 세 가지 조건이 충족되어야 합니다. 첫째, 체중과 지방은 줄이고 근육량은 보존해야 합니다. 둘째, 요요가 없어야 합니다. 셋째, 다이어트 이전보다 전신 건강이 좋아져야 합니다. 다이어트는 결국 더 건강해지기 위해 하는 것이기 때문입니다.

    우선 굶는 다이어트(칼로리 제한 다이어트)는 많이 먹으면 찌고 적게 먹으면 빠진다는 전통적인 칼로리 이론을 바탕으로 합니다. 결론을 말하자면 이 방법은 99% 실패합니다. 또한 전신 건강도 나빠질 가능성이 매우 높습니다. 식사량을 제한하면 기초대사율이 감소하기 때문에 열 발생이 감소해서 춥고, 배고프고, 피로를 느낍니다.

    기운이 없는데 운동 프로그램까지 실천해야 하므로 매우 고통스러운 일입니다. 따라서 이 방법은 오래 지속할 수가 없습니다. 뇌의 시상하부에 설정된 체중 값이 변하지 않으므로 다이어트를 중단하면 모두가 예전의 체중으로 돌아갑니다. 칼로리를 제한하는 어떤 변형된 방식도 성공 확률은 희박하고 오히려 건강을 해치게 되므로 차라리 하지 않는 것이 유익합니다.

    에너지를 만드는 영양소는 탄수화물, 지방, 단백질입니다. 이 3가지 영양소의 건강한 비율에 관해서도 이야기하려고 합니다. 우리나라 성인 평균 탄수화물:지방:단백질 섭취 비율이 50% : 30% : 20% 정도입니다. 저는 30% : 40% : 30% 비율을 추천합니다. 탄수화물은 줄이고 지방과 단백질은 늘려야 합니다. 대체로 고기도 충분히 드시고 엑스트라버진 올리브유도 하루 50cc 정도 드시기를 권합니다. 50cc는 소주 한 잔 분량입니다. 요리에도 충분히 넣고 식사 때마다 식후에 1~3수저 드시면 좋습니다. 밥숟가락 1수저는 약 5cc입니다. 아무튼 지금보다 단백질과 지방을 더 먹어야 합니다.

지방은 포화지방과 불포화지방을 골고루 먹어야 합니다. 탄수화물은 총량을 줄이고 단순 탄수화물은 복합 탄수화물로 교체해야 합니다. 가령 콩, 보리, 기타 잡곡을 90%, 쌀은 10% 비율로 밥을 지으면 혈당에 미치는 영향이 최소화됩니다. 밥 짓는 모든 원료는 충분히 불려야 합니다. 최소 24시간 이상 불린다면 소화도 잘되고 식감도 좋은 밥이 됩니다.

단백질 섭취량은 두부, 콩, 된장, 생선 등을 골고루 섭취한다는 가정하에 신선육은 성인 기준으로 하루 100~300g 정도가 적당하리라 생각됩니다. 대략 하루에 1인분 내외입니다. 신선육은 단백질과 지방이 모두 포함되어 있습니다. 탄수화물은 지금보다 줄이고 단백질과 지방은 만족스럽게 먹는다는 마음으로 섭취한다면 각자의 요구량에 맞게 섭취량이 맞춰질 것입니다.

탄수화물, 지방, 단백질 중에서 인슐린 분비를 자극하는 것은 탄수화물뿐입니다. 단백질은 인슐린 분비를 조금 자극하지만 양이 미량이며 지방은 인슐린 분비를 자극하지 않습니다. 칼로리를 저장하고 비만을 일으키는 호르몬은 오직 인슐린뿐입니다. 반대로 저장된 음식을 꺼내어 사용하는 호르몬은 글루카곤, 코르티솔, 갑상선호르몬, 아드레날린 등이 있습니다. 이들은 비만을 억제하는 효과가 있습니다. 포도당 저장 형태는 글리코겐이고 지방 저장 형태는 중성지방입니다. 보통 체격의 성인이라면 에너지 저장량을 칼로리로 환산할 때 글리코겐은 길어야 12시간 사용할 분량이며 중성지방은 두 달 정도 사용할 수 있습니다. 즉, 지방 저장량은 탄수화물에 비해 100배 이상 많습니다.

인슐린은 유일한 '비만' 호르몬입니다. 인슐린은 혈당을 내려서 당뇨를 막아주는 대신 체중을 증가시킵니다. 그러므로 인슐린 분비를 자극하는 탄수화물을 줄이고 단백질과 지방 섭취를 늘리는 것이 바람직합니다. 이런 다이어트 방식의 예로 당질제한, 저탄고지, 케토제닉 등이 있습니다. 이런 방법들은 탄수화물을 극도로 제한하고 지방을 주식으로 먹는 방법으로 체중 감량에는 효과적입니다. 인슐린 분비량이 낮게 유지된 결과 음식이 저장되지 않으면서 오히려 저장 지방은 분해되기 때문입니다. 저는 저탄고지(저탄수화물 고지방 식이) 방식보다는 저당식을 권합니다. 밀가루를 원료로 한 모든 음식, 쌀밥, 떡, 꿀이나 설탕, 단 과일 등 단순 탄수화물은 확실히 제한해야 합니다. 국민 간식인 고구마, 감자, 옥수수도 당지수가 쌀밥만큼 높습니다. 절제가 필요합니다.

## 3대 영양소 건강하게 먹는 법! 제대로 알고 있나요?

바람직한 식사법은 잠시 하다가 중단하는 것이 아니라 평생 지속할 수 있어야 합니다. 그러기 위해선 힘들지 않아야 합니다. 식사는 즐거워야 하고 식후 만족감을 느껴야 합니다. 탄수화물을 극도로 제한하는 방식은 대다수에게 힘들고 고통스럽습니다. 따라서 오래 지속하기 어렵습니다. 조금씩 감량되더라도 실천하기 쉽고 부담 없이 평생 지속할 수 있어야 합니다. 무엇보다도 몸이 건강해져야 좋은 식사법입니다. 건강한 다이어트는 당뇨, 비만을 예방할 뿐 아니라 모든 건강에 유익합니다. 그러기 위해서는 3대 영양소의 영양학적 특징을 이해하는 것이 필요합니다.

**탄수화물**

대체로 탄수화물에 관해서는 올바르게 이해하고 있다고 생각합니다. 다만 과일과 채소를 동일시하는 것은 옳지 않습니다. 채소는 익힌 채소와 생채소를 골고루 가리지 않고 반드시 많이 먹어야 합니다. 과일은 절제가 필요합니다. 딸기를 제외한 베리류, 아보카도, 토마토, 레몬 등 대체로 단맛이 적은 과일은 적당히 먹어도 되지만 대부분의 과일은 단순당이 많아서 제한해야 합니다. 꿀, 과당시럽, 설탕이 들어간 건강음료, 매실청, 유자차, 생강청 등도 제한이 필요합니다. 단맛 나는 음식, 밀가루 음식, 흰 밥 등 정제 탄수화물은 정말 절제가 필요합니다.

조리할 때 고열을 가하면 당과 단백질이 결합해서 최종당화산물(AGEs, Advanced Glycation End products)이 만들어집니다. 고열에 의해 색이 갈색으로 변하므로 '갈변화'라고도 불리고 더 어둡게 변하면 '캐러멜화'라고도 부릅니다. 최종당화산물은 당 독소인데 염증을 일으킵니다. 포도당과 아미노산이 엉겨붙은 것이므로 분해가 잘되지 않고 영양소로 이용되지 못합니다. 배출도 잘되지 않습니다.

토스트기에 식빵을 구우면 갈색으로 표면이 변하는 걸 볼 수 있는데 당 독소가 생성된 것입니다. 당 독소는 냄새도 구수하고 식감이 달콤해서 맛이 좋습니다. 그래서 자꾸 먹게 됩니다. 고기나 생선을 불에 직접 굽거나 후라이팬에 튀기는 방식은 추천하지 않습니다. 당 독소와 발암물질 생성량이 많기 때문입니다. 대신 물에 넣고 끓이거나 찌는 방식을 추천합니다. 수육, 찜, 국의 형태가 건강한 요리 방식입니다.

이런 방식으로 요리하면 당 독소나 발암물질 생성이 최소화됩니다. 양파, 당근, 채소 등과 함께 얇게 썬 고기를 후라이팬에 볶는 방식은 당 독소 생성이 적은 편이므로 비교적 괜찮다고 생각합니다. 가공 육류나 가공 식품은 당연히 권하지 않습니다. 요리는 만 가지 방법이 있고 각자의 기호 또한 다양합니다. 건강하면서 맛있는 요리법을 각자 개발하여 즐거운 식사가 되기 바랍니다. 재료도 좋아야 하지만 건강한 요리 방식도 매우 중요합니다.

### 단백질(아미노산)

우리나라 성인 대부분은 단백질 섭취량 부족이라는 연구가 있습니다. 단백질은 '적당히'와 '꾸준하게' 섭취가 정답입니다. 즉, 단백질은 너무 적게 먹지도 많이 먹지도 말라는 얘긴데 영양학적으로 '적당히'는 체중 1kg당 단백질 1g을 섭취하는 정도 입니다. 하지만 이걸 맞추기가 어렵고 또 모든 사람에게 적장한지도 의문입니다. 닭 가슴살 위주로 식사한다든지, 계란 흰자를 매일 10개 이상 먹는다든지, 단백질 가루를 지나치게 먹는 것은 '적당히' 개념을 확실히 초과하는 것입니다.

우선 단백질의 특성을 이해해야 합니다. 탄수화물과 지방의 주된 용도는 에너지원입니다. 단백질의 주 용도는 에너지원이 아니고 호르몬, 효소 등 물질 합성입니다. 특별한 경우, 가령 기아 상태에 단백질 일부가 에너지원으로 사용되기도 하지만 단백질 고유의 용도는 물질 합성입니다. 아미노산이 분해되면서 질소화합물인 암모니아가 생성됩니다. 암모니아는 독성이 강하므로 간에서 요소 또는 요산으로 형태를 바꾼 후 소변으로 배설됩니다. 질소 원자는 탄수화물이나 지방에 없으며 오직 단백질에 많습니다. 콩에 단백질 함량이 많은 이유는 콩과 식물의 뿌리에 존재하는 '뿌리혹 박테리아'라는 미생물이 공기 속의 질소를 붙잡고 이를 뿌리가 흡수하기 때문입니다.

암모니아($NH_3$)는 질소 원자 1개, 수소 원자 3개가 모인 분자입니다. 삭힌 홍어에서 나는 코가 시큰해지는 냄새의 원인이 암모니아 때문입니다. 과하게 삭힌 홍어를 먹는 도중에 입안이 헤어지는 경험을 해보셨나요? 암모니아의 독성 때문에 구강 점막이 즉시 손상되어 떨어져 나간 것입니다. 결국 아미노산에 포함된 독한 질소가 요소나 요산 형태로 소변으로 배설되는데 요소나 요산 역시 독성이 없는 것은 아니며 덜 해로운 형태일 뿐입니다. 요산이 많아지면 통풍이나 신장 결석이 발생할 수 있습니다. 독한 암모니아도 미량이지만 소변으로 배출됩니다. 여름철 화장실의 독한 소변 냄새가 암모니아 냄새입니다.

고기 위주의 식사는 혈액 산도를 산성화시킬 수 있으므로 이를 중화하기 위해 뼈의 칼슘과 미네랄이 소모될 수 있습니다. 여분의 아미노산은 포도당 재합성 과정을 거쳐 혈당을 올리기도 합니다. 그러므로 단백질을 지나치게 많이 먹는 것은 해로울 수 있습니다. 저탄고지나 당질제한식에서도 단백질은 총칼로리의 20% 내외로 권장하며 저도 동의합니다.

단백질은 탄수화물이나 지방처럼 저장되지 않기 때문에 하루만 섭취하지 않더라도 근육을 녹여 사용할 수 있습니다. 그런데 나이를 먹을수록 소화력이 감소하므로 소화가 힘든 고기를 적게 먹고 소화가 쉬운 탄수화물은 많이 먹으려는 경향이 있습니다. 소화가 잘되면서도 건강한 고기 요리 방식을 터득해야 합니다. 단백질은 며칠에 한 번 배부르게 먹는 것보다 적당량을 식사 때마다 꾸준히 섭취해야 합니다.

단백질은 식물성과 동물성으로 나눌 수 있으며 식물성은 두부, 콩, 된장, 청국장 등이 있습니다. 동물성은 주로 육류와 생선이 있습니다. 식물성 단백질을 충분히 먹고 동물성 단백질은 적당히 먹는 것이 바람직합니다. 지금의 바닷물은 중금속, 미세 플라스틱, 공장 폐수에 포함된 유해물질 등으로 오염되어 있으므로 생선을 많이 먹는 것은 권장하지 않습니다. 전 세계의 바다가 심하게 오염되어 있습니다. 우리나라는 공업 국가이고 공장 폐수는 수십 년 전부터 배출되고 있으며 현재도 미래에도 배출될 것입니다.

물론 법정 기준치가 있지만 기준치를 충족한 폐수라도 오랜 세월 배출되다 보니 갯벌과 바닷물이 오염이 많이 된 상태입니다. 육류 역시 오메가-6가 많은 사료를 먹이고 항생제와 성장 촉진제를 사용하면서 좁은 사육 환경에서 키우는 등 부정적인 면이 있습니다. 하지만 상대적으로 덜 해롭다고 여겨지는 것은 육류입니다. 구하기 쉽지 않지만 풀 먹인 소고기나 양고기는 오메가-3와 비타민 K2 등 여러 영양소가 많은 좋은 단백질원입니다.

단백질원으로 우유, 치즈, 요구르트 등 유제품을 권하기도 합니다. 유아기를 제외하면 대부분 사람들은 유당 소화 효소가 부족합니다. 서양인에 비해 동양인은 더욱 부족합니다. 소화되지 않은 유당을 대장의 세균이 먹고 독한 가스를 만들고 설사를 일으킵니다. 우유를 먹고 변비를 해결하려는 사람을 가끔 보는데 만성장염이 될 수 있으므로 매우 안 좋은 방법입니다. 우유 단백질은 물에 녹지 않는 카세인과 녹는 유청단백질로 나눕니다. 카세인은 소화가 어려운 단백질이며 장염과 알레르기의 원인이 될 수 있습니다.

| 치즈와 요거트 | 치즈는 유당을 일부 발효시키고 카세인을 응고시켜 만든 식품입니다. 유당 함유량이 적으므로 우유에 비해서는 장 문제를 덜 일으킵니다. 하지만 카세인 단백질과 일부 유당은 건강문제를 일으킬 수 있습니다. 치즈의 종류도 다양한데 흔히 사 먹는 슬라이스 치즈는 순수 치즈가 아니고 가공 치즈인 경우가 있습니다. 요구르트는 유산균이 유당을 분해시킨 발효 식품으로 유당불내증이 덜합니다. 하지만 유당이 일부 남아 있으며 카세인도 있으므로 추천하지는 않습니다. 그래도 고르라면 우유보단 치즈나 요구르트를 권합니다.

| 유청단백질 | 유청단백질은 치즈를 만들고 난 부산물인데, 과거에는 쓸모가 없어서 버렸습니다. 언제부터인지 유청단백질은 귀한 단백질원으로 대접받고 있습니다. 유청단백질은 청소년의 성장을 촉진하고 성인은 근 감소를 방지합니다. 또한 단백질 소화력이 감소한 노인이나 환자에게 좋은 단백질원입니다. 수용성으로 흡수

속도도 빠릅니다. 가장 좋은 제품은 풀을 먹인 소의 초유에서 나온 유청단백질입니다. 일반 우유로 만든 유청단백질에 비해 초유 유청단백질은 비타민 등 여러 유익한 성분들이 많게는 100배나 더 함유되어 있습니다. 초유가 우유에 비해 면역글로불린(IgG1)은 100배, 락토페린은 75배, 라이소자임은 2배 많습니다. 참고로 초유는 소가 새끼를 난 직후 1~2일 이내에 짠 우유를 의미합니다.

이외에도 유청단백질의 몇 가지 장점이 있습니다. 글루타치온 원료인 아미노산이 풍부합니다. 또 락토페린, 라이소자임 등 항균 물질이 풍부하므로 면역 증가효과가 있습니다. 게다가 장내 유익균 증식을 촉진하고 장의 상피세포 회복을 촉진합니다. 따라서 소아나 성인 장염에 효과가 있습니다. 이런 장점들 덕분에 유청단백질은 특별히 호흡기 건강에 유익합니다. 만성폐질환 환자에서 폐기능 호전에 도움을 줍니다. 독감, 코로나 등 호흡기질환 감염 예방효과가 있고 감염되더라도 중증 진행을 억제하는 효과도 있습니다.

유청단백질은 크게 농축 유청단백질WPC, whey protein concentrate, 분리 유청단백질WPI, whey protein isolate, 가수분해 유청단백질 3종류로 나눕니다. 가수분해 유청단백질은 WPHwhey protein hydrolysate와 WPIHwhey protein isolate hydrolysate로 나뉩니다. 농축 유청단백질은 기본 공정을 통해 나오는데 유청단백질 함량이 80% 정도이고 유당과 지방 성분 등이 20%를 차지합니다. 유당에 민감할 경우 장 문제가 발생할 수 있습니다. 반면 분리 유청단백질은 유청단백질 함량을 90% 이상으로 높인 것입니다. 유당 함량이 더 적으므로 장 문제가 상대적으로 덜 일어납니다. 우유에 민감하다면 분리 유청단백질이 더 낫습니다. 한편 가수분해 유청단백질은 유청단백 결합을 적당히 잘라서 소화흡수를 더 쉽게 한 제품입니다.

가격은 농축형이 가장 저렴합니다. 다음이 분리형이고 가수분해형이 가장 비쌉니다. 농축형을 먼저 먹어보고 장 문제가 있다면 분리형을 권합니다. 가수분해형은 가격도 비싸고 복잡한 가공공정을 거쳤기 때문에 일반적으로 권하지 않습니다. 운동선수가 아니라면 성인 추천용량은 1일 20~30g 정도입니다. 200cc 미지근한 물에 타서 흔들어마시면 됩니다. 운동 직전 또는 직후에 마시는 걸 추천합니다.

**지방**

지방은 가장 중요한 에너지원입니다. 우선 지방에 대한 오해와 나쁜 인식부터 바꿔야 합니다. 식물성 불포화지방은 좋고 동물성 포화지방은 나쁘다는 뿌리 깊은 인식은 분명히 잘못된 오해입니다. 지방 자체도 나쁘고 그 중 포화지방은 가장 나쁘다는 굳건한 믿음은 앞서 봤듯이 많은 연구를 통해 사실이 아님이 밝혀졌습니다. 과학은 새로운 사실이 드러날 때마다 기존 개념의 수정과 개선이 이루어집니다.

가령 계란이 콜레스테롤을 올리기 때문에 1주에 2~3개 이상 또는 하루 1개 이상은 먹지 않도록 수십 년 동안 권장되었습니다. 그러다 콜레스테롤 수치를 올리지 않는다는 것이 밝혀지자 2015년에 미국과 일본에서 먼저 섭취 제한을 풀었습니다(물론 고지혈증 환자라면 아직도 섭취 제한이 적용됩니다). 과거에 옳다고 여겨지던 수많은 지식들이 수정되듯이 현재 옳다고 여겨지는 지식도 미래에 얼마든지 바뀔 수 있습니다.

지방에 관한 지식이 대표적인 예입니다. 객관적 방식으로 행해진 수많은 연구 자료가 이미 있고 이것만으로도 지방의 누명은 충분히 벗겨질 수 있다는 의견이지만 논란은 끝나지 않았습니다. 긍정적인 현상은 포화지방은 나쁘고 지방 섭취를 늘리면 심뇌혈관 질환이 증가하므로 지방 섭취량을 제한해야 한다는 주장이 힘을 잃어가고 있다는 점입니다. 특히 포화지방은 먹지 말고 불포화지방을 먹어야 한다며 콩기름, 옥수수기름 등 식물성 기름을 권장하는 것은 잘못된 주장입니다. 가까운 장래에 지방에 관한 억울한 누명은 벗겨질 것이라고 생각합니다.

사실 저 자신도 지방에 대한 고정관념에서 완전히 벗어나지 못했습니다. 아무튼 지방을 바라보는 시각이 완전히 다른 양측이 상대방을 비방하거나 서로를 음모론으로 몰아가는 일은 없어야 합니다. 과학자이건 의사이건 국민 건강이라는 공동 목표를 위해 협력해야 합니다. 그러므로 과학적 근거를 기반으로 한 치열한 논쟁은 유익하고도 필요합니다. 하지만 감정싸움은 안 되며 객관적 진실 앞에 겸손한 자세로 임하면 될 것입니다.

계란은 단백질과 지방의 좋은 섭취원입니다. 계란 표면에 숫자가 표시되어 있는데 끝자리 숫자가 1이라고 적혀 있는 것이 유기농 방사 계란입니다. 알레르기가 없다면 하루 두 개 정도 먹는 것을 추천합니다. 탄수화물 하면 밥, 빵, 면, 떡, 고구마, 감자 등이 떠오르고 단백질은 고기, 생선이 떠오르지만 지방은 얼른 생각나지 않지요. 그래서 돼지비계나 등심에 붙은 마블링 또는 식물성 기름이나 버터 등을 생각할 수 있습니다. 비계나 등심의 마블링은 동물성 지방입니다.

동물성 지방은 건강한 지방일까요? 유감스럽게도 그렇지 않습니다. 중금속, 미세 플라스틱, 잔류성 유기 오염물질 등 많은 유해물질은 동물의 지방 조직에 주로 저장됩니다. 내장이나 장기에도 많이 저장됩니다. 그러므로 가축이나 생선의 지방, 내장, 뇌, 눈, 알 등을 자주 먹는 것은 바람직하지 않습니다. 저탄고지 하는 분들 중에 지방이 많은 고기나 내장, 알 등을 드시기도 합니다. 심지어 베이컨이나 햄, 소시지 등 가공육을 권하기도 합니다. 동물성 지방에 유해성분이 가득 있음을 간과하고 있습니다.

단백질 섭취를 위해 육고기는 꼭 먹어야 하지만 가급적 삼겹살이나 등심보다는 살코기가 많은 부위가 바람직합니다. 살코기에도 지방이 꽤 있으니까요. 사실 주요 지방은 좋은 식물성 기름에서 섭취하는 것이 바람직합니다. 엑스트라버진 올리브유와 코코넛유, 아보카도유, 참기름, 들기름, 아마씨유 정도를 추천합니다. 옥수수기름, 콩기름, 카놀라유 등은 권하지 않습니다. 그 이유는 이런 식물성 기름은 오메가-6 비중이 높습니다. 또한 가공 공정도 복잡하고 가공 과정에서 변성 또는 산폐하기 쉽습니다. 원재료도 유전자조작 식품인 경우도 많습니다.

우유에서 유당과 단백질을 제거하고 유지방만 남긴 것이 버터입니다. 풀 먹인 소의 우유로 만든 버터는 양질의 지방 공급원입니다. 녹색 풀 먹은 우유로 만든 버터는 베타카로틴이 풍부해서 노란

색을 띱니다. 뉴질랜드 앵커버터<sub>anchor butter</sub>는 밝은 노란색을 띠며 맛도 좋고 가격도 저렴해서 추천합니다. 기버터<sub>ghee butter</sub>도 풀 먹인 우유로 만들었으며 순도 100%에 가까운 지방으로 만든 양질의 버터입니다.

# 사고와 사망을 부르는 미세 수면

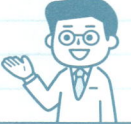

54세 김예원 씨는 10년째 불면증으로 고생 중입니다. 밤새 뒤척이다가 잠이 들 때까지 3시간 넘게 걸릴 때도 많습니다. 잠든 후에도 자주 깨곤 합니다. 처음엔 잠들기만 힘들고 잠은 깊이 잤었는데 언제부턴가 깊은 잠도 못 자게 되었습니다. 그럼에도 불구하고 수면제 복용은 극도로 자제했습니다. 너무 힘들 때는 수면효과가 있는 항불안제를 복용하긴 했습니다.

예원 씨의 눈은 늘 퀭한 눈동자에 핏발이 서 있었습니다. 얼굴 피부는 푸석푸석하고 기름이 배어나와 있습니다. 한눈에도 불면증 환자임을 알아볼 수 있습니다. 잠을 자려고 애쓰다 보니 소리에 매우 민감합니다. 침실엔 벽시계도 없앴고 핸드폰은 당연히 무음입니다. 침실 문은 이중창을 단 후 두터운 검은 커튼까지 내립니다. 체온이 오르면 깊은 잠을 못 잔다고 해서 방안 온도도 올리지 않습니다. 이불은 부드럽고 가벼운 것으로, 베개는 높이가 낮은 메모리폼입니다. 눕기만 하면 '꿀잠' 잘 수 있는 최적의 침상 환경입니다. 그런데 하루 평균 수면 시간은 3시간이라고 합니다. 어쩌다 1시간 더 자는 날은 하루 종일 행복한 기분이 든다고 합니다.

어느 날 예원 씨의 얼굴에 퀭한 모습이 사라졌습니다. 대략 1시간을 더 잘 수 있게 되었고 깨는 횟수도 줄었다고 합니다. 비결은 '이사'입니다. 도심 아파트에서 거주하다가 외각에 새 아파트를 분양받았습니다. 그곳은 산 밑에 위치하고 차 소리가 거의 없는 조용한 곳입니다. 예원 씨 수면을 방해한 결정적 이유는 소음이었던 것입니다. 불면증의 원인은 다양하고 개별적 차이가 많습니다. 우리나라 성인 30%에서 한 번 이상 불면증을 경험했으며 10%는 만성 불면증으로 고생하고 있습니다. 불면을 야기하는 원인은 다양하고 복합적입니다. 하지만 핵심적인 원인을 찾아서 해결하면 효과를 볼 수 있습니다.

불면증 피해는 생각보다 심각합니다. 직접적인 피해로 졸음운전이 대표적입니다. 잠을 잘 못 자는 날은 수 초 동안 순간적으로 자다 깨는 일이 반복되는데 이것이 '미세 수면' 또는 '초단시간 수면'입니다. 운전 중 50~100m를 자면서 운전하는 셈인데 만취 상태로 운전한 것보다 더 위험할 수 있습니다. 임시 저장장치인 해마 기능이 떨어지므로 학습능력이나 업무효율도 떨어질 뿐 아니라 섬세한 작업 도중 다칠 확률도 증가합니다. 머리가 무겁고 사고력이 저하됩니다.

우울증, 불안장애, 자율신경계 이상도 초래됩니다. 특히 치매 발병률을 최대 3배까지 높이는 것으로 밝혀졌습니다. 우울증, 불안장애, 자율신경계 이상, 치매, 파킨슨 등은 모두 뇌세포의 기능장애가 다양한 증상으로 나타난 것입니다. 왜 이런 일이 일어날까요? 깊은 잠을 자는 동안 뇌 속 노폐물은 빠르게 배출됩니다. 잠을 자지 못하면 노폐물이 배출되지 못하고 뇌 조직에 쌓이는데 노폐물은 염증을 유발하고 뇌세포 손상을 일으키기 때문입니다.

불면증 환자의 치매는 일찍 찾아옵니다. 치매 호발 연령은 불면증이 없는 경우 보통 80세 이상인 데 반해 불면증 치매는 60대부터 올 수 있습니다. 또한 당뇨병, 고혈압, 뇌졸중 등 대사질환 발병률도 높이고 암 발병률까지 높인다는 연구가 있습니다. 마치 당뇨병처럼 불면증은 만병의 근원입니다.

## 잠은 처음 3시간이 중요합니다

우리나라는 세계적으로 늦게 자고 적게 자는 것으로 유명합니다. 열심히 일하고 저녁 식사를 마치면 밤이 늦습니다. 인생의 즐거움을 밤 시간에서 찾습니다. 자정이 넘어도 잠들지 않는 사람도 많습니다. 야식 배달하는 오토바이들이 새벽까지 달립니다. 야식은 대부분 달고 기름지고 염증을 일으키는 음식입니다. 음식을 소화시키고 대사시키느라 세포는 자는 동안에도 쉬지 않고 일합니다. 아침엔 몸은 무거운데 잠도 부족해서 몽롱한 정신으로 나갑니다. 잠이 부족한 생활이 반복되니 멜라토닌 자연 분비량도 점점 감소합니다. 불면증이 생길 수밖에 없습니다.

한편 가정집 조명은 너무 밝습니다. 이렇게나 밝은 불빛 아래서는 잠이 오기 어렵습니다. 북미나 유럽, 호주, 뉴질랜드 등 여러 나라의 호텔과 가정집 조명을 보신 적 있나요? 저는 전등이 너무 어두워서 놀랐습니다. 'LED등' 또는 형광등은 청색광이 많이 나오고 청색광은 멜라토닌 분비를 억제합니다. 이런 전등을 낮은 조도의 붉은 빛이 도는 전등으로 교체해야 합니다. 전등만 바꿔도 불면증 해결에 큰 효과가 있다고 생각합니다.

수면 시간을 반으로 나누면 전반부의 대부분은 깊은 수면(느린 뇌파)이고 후반부의 대부분은 얕은 수면(빠른 뇌파)입니다. 깊은 수면 시기에 뇌척수액 통로가 열려 노폐물을 빠르게 배출합니다. 얕은 수면 동안엔 통로가 조금만 열리므로 노폐물 배설이 잘되지 않습니다. 얕은 수면 시기에 비해 깊은 수면 시기는 무려 20배 정도 많은 노폐물을 배설합니다. 따라서 잠은 전반부에 잘 자는 것이 중요합니다.

단위 무게당 뇌의 에너지 사용량은 다른 조직에 비해 10배나 많습니다. 그만큼 노폐물도 많이 생성되며 노폐물 배설은 뇌 건강에 필수적입니다. 깊은 잠을 자지 못하면 노폐물이 쌓이고 뇌에 염증이 유발됩니다. 만성염증으로 뇌세포는 파괴되고 불면증, 치매, 파킨슨병이 유발됩니다. 이들은 증상이 다르지만 원인은 동일하다고 생각됩니다.

치매를 앓던 사람이 파킨슨병이 오는 경우 또는 파킨슨병을 앓던 사람이 치매가 오는 경우는 아주 흔합니다. 던저 손상받는 부위가 어디인지에 따라 치매나 파킨슨병의 발병 순서가 결정되는 것입니다. 뇌 조직에 염증 상태가 되면 평소에 뇌세포를 도와주던 면역세포들이 폭도로 변해 뇌세포를 공격하고 파괴합니다. 이른바 아교세포들입니다.

대표적인 노폐물 단백질은 '아밀로이드 단백'과 '타우 단백'입니다. 잠을 잘 잔 사람과 못 잔 사람의 뇌를 MRI 촬영한 결과 잘 자지 못한 사람의 뇌 속에 아밀로이드가 훨씬 많이 검출되었습니다. 치매를 일으키는 노폐물 단백질 중에서 아밀로이드 단백과 타우 단백을 뇌 조직으로부터 제거하려는 연구들이 수십 년째 진행 중입니다.

최근에 아밀로이드를 조금 제거하는 효과가 있는 주사제가 비싸게 팔리고 있습니다만 효과는 정말 미약합니다. 아밀로이드와 타우를 제거하려고 애쓰는 것보다 뇌에 염증이 나지 않도록 애쓰고 깊게 잠으로써 노폐물을 잘 배설하는 것이 효과적이고도 근본적인 예방이고 치료법입니다.

## 엄청난 건강효과를 부르는 '수면혁명'

아이가 건강한지 보는 척도가 3가지입니다. 잘 먹는가? 배뇨, 배변은 잘하는가? 잘 자는가? 성인도 마찬가지입니다. 깊은 수면은 엄청난 건강효과가 있습니다. 대표적인 효과는 노폐물 배설과 학습능력 향상, 면역력 상승, 비만 예방, 노화 억제 및 근육 보전입니다.

첫 번째는 노폐물 배설과 학습능력 향상효과입니다. 7시간 잠을 잔다고 했을 때 처음 3시간은 깊게 잠을 자고 이후 4시간은 점차 옅은 잠을 자게 됩니다. 뇌 노폐물 배설은 초기 깊은 잠 시기에 대부분 배설됩니다. 뇌는 단위 무게당 가장 많은 에너지를 소모하며 노폐물 생산도 그만큼 많이 생성됩니다.

노폐물을 잘 배설하는 것은 뇌 건강에 필수입니다. 깨어 있을 때 뇌파는 초당 40회 정도로 빠르게 진동합니다. 깊은 잠 시기의

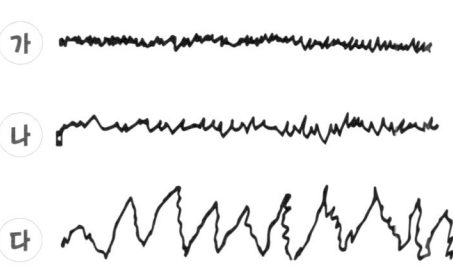

- **가.** 깨어 있을 때의 빠른 뇌파: 초당 30~40회로 빠르게 진동합니다.
- **나.** 램수면(옅은 잠) 시기의 빠른 뇌파: 깨어 있을 때의 뇌파와 비슷하나, 몸은 자고 뇌는 깨어 있는 상태입니다.
- **다.** 비램수면(깊은 잠) 시기의 느린 뇌파: 초당 3~4회 정도로 느리게 진동하며, 비램수면 시기에 뇌 속의 노폐물을 배설할 뿐 아니라 많은 정보를 정리하고 불필요한 것들을 삭제하며, 장기기억이 필요한 정보는 뇌 피질 등에 저장합니다.

뇌파는 초당 4회 정도로 아주 느리게 진동합니다. 깨어 있을 때보다 10분의 1 수준입니다. 다시 말해서 뇌세포도 쉬는 것입니다. 수면 후기의 옅은 잠 시기 뇌파는 깨어 있을 때와 비슷한 빠른 진동수를 보입니다.

수면 초기 깊은 잠 시기를 비램수면NON-REM이라고 하고 후기의 옅은 잠을 램수면REM이라고 부릅니다. 램은 'rapid eye movement'의 약자로 자는 동안 안구가 빠르게 움직이므로 붙인 이름입니다. 초기의 깊은 잠 시기엔 안구 운동이 없고 후기 옅은 잠 시기에 빠른 안구 운동이 있고 꿈도 많이 꿉니다.

깊은 잠 시기에 일어나는 중요한 또 하나의 기능은 기억 정리입니다. 낮 시간 동안 '해마' 부위에 임시 저장했던 기억들 중 중요한 것은 뇌 피질로 이동시켜 장기간 기억시킵니다. 그리고 대부분의 불필요한 순간 기억들은 지웁니다. 이제 임시 저장장치를 비웠으니 다음날 새로운 학습을 할 준비가 되었습니다. 잠을 잘 자지 못하면 어떻게 될까요? 하루 종일 머리는 무겁고 어지럽고 학습이 잘되지 않을 겁니다. 벼락치기 공부해서 시험 볼 수는 있지만 기억장치에 저장되지 않아 금방 잊어버립니다. 수능이나 고시 등 장기간 하는 공부는 충분히 자면서 해야 효과적입니다.

두 번째로는 면역력 상승효과가 있습니다. 미국 캘리포니아대 연구팀은 건강한 18~55세 남녀 164명을 대상으로 코에 감기 바이러스를 주입했습니다. 그리고 수면 시간별로 감기 발병률을 조사했습니다. 수면 5시간 미만인 경우의 발병률은 45%, 수면 5~6시간인 경우의 발병률은 30%, 수면 6~7시간은 22%, 수면 7시간 이

### 수면 주기 그래프

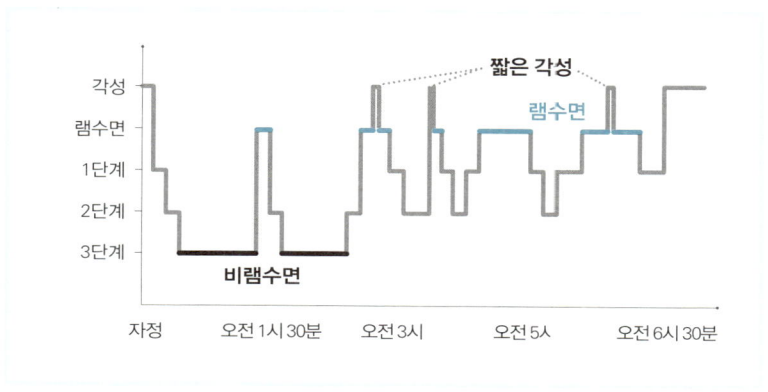

초기 2~3시간은 깊은 수면(비램수면) 시기이고 후기 4~5시간은 옅은 수면(램수면) 시기이다.

상인 경우의 발병률은 17%이었습니다. 7시간 이상 잔 사람의 발병률이 가장 적었고 그 이하로 잘수록 수치가 올라갔습니다. 수면 시간 5시간 미만인 경우는 7시간 이상에 비해 3배 가까이 높은 발병률을 보였습니다. 수면과 면역력은 직접 상관이 있음을 알 수 있습니다.

일화를 들어보겠습니다. 49세 김재평 씨는 학원 강사입니다.

"선생님 또 코로나인가 봐요. 학원 아이 몇 명이 코로나로 학원에 안 나왔는데 저도 증상이 같습니다. 가래도 많고 목 아프고 많이 피곤해요."

"그렇군요. 코로나 감염이 몇 번째인가요?"

"검사로 확인된 것만 6번쨴가 되어요."

"우리나라 국민 99%가 항체가 생겼지만 보통 서너 번은 코로나에 걸렸어요. 그런데 재평 씨는 두 배 더 걸린 셈이네요. 이유가 뭐라고 생각하세요?"

"잠을 못 자서일 거예요. 그저께 보충 강의를 해야 했는데 잠을 2시 넘어서 잤거든요. 저는 잠을 못자면 코로나에 걸리곤 했어요."

"동의합니다. 잠이 부족하면 면역력이 일시적으로 떨어집니다. 그 때 감기든 코로나든 걸릴 수 있어요. 두 가지 꼭 실천해주시겠어요? 충분한 휴식과 과도하게 잠자기입니다."

"네. 그럴게요."

2024년 1~2월엔 전국에 호흡기 환자가 폭증했습니다. 감기와 코로나와 독감이 함께 유행했기 때문입니다. 내과의사인 저는 하루에도 수십 명의 호흡기 환자를 진료하면서 집에 오면 몸살 기운을 느끼곤 했습니다. 그럴 때면 비타민C 링거를 맞기도 하고 비타민C와 요오드, 종합비타민을 먹고 9시쯤 잠을 청했습니다. 평소에는 6~7시간만 자지만 컨디션이 나쁜 날은 일부러 더 잤습니다. 8~9시간을 자고 다음 날 일어나면 가뿐하게 일어날 수 있습니다. 혹시 감기 기운이 있으면 평소보다 잠을 일찍 주무시기 바랍니다. 잠을 잘 자는 것은 돈 들이지 않고 면역력을 올리는 최고의 방법입니다.

세 번째 효과로는 비만 예방이 있습니다. 식사를 하면 지방 세포에서 '렙틴leptin'이 분비됩니다. 렙틴은 포만감을 느끼게 하고 식사를 멈추게 합니다. 반대로 그렐린은 공복에 분비됩니다. 배고픔을 유발하고 식욕을 자극합니다. 그렐린은 위에서 분비되는데 위가 비어있을 때 주로 분비되지만 스트레스를 받거나 늦게 잘 때도 분비됩니다. 밤에 깨어 있는 것은 일종의 스트레스로 작용하기 때문입니다.

수면 시간과 비만에 관한 연구가 많습니다. 7시간 자는 사람의 체질량지수가 가장 낮았고 7시간보다 적게 잘수록 높았습니다. 평소 충분히 자던 사람도 단기간 늦게 자는 실험을 했을 때 평소 먹지 않던 야식을 먹게 되었습니다. 잠을 안자면 렙틴 분비는 감소하고 그렐린 분비가 증가해서 식욕을 자극했기 때문입니다. 그러므로 늦게 자는 습관은 비만을 부릅니다. 반대로 충분한 수면은 비만을 억제합니다.

마지막으로는 노화 억제와 근육 보전효과가 있습니다. 성장호르몬은 깊은 잠을 자는 동안 분비됩니다. 이 호르몬은 소아청소년기에는 뼈와 근육 성장을 촉진합니다. 성인 시기에는 뼈와 근육이 약해지지 않도록 보존합니다. 성장호르몬은 노화를 억제하는 호르몬입니다. 불면증이 있으면 성장호르몬 분비가 감소합니다. 성장호르몬이 감소하면 골밀도가 감소하고 근육량이 빠르게 줄어들 수 있습니다. 성장호르몬 절대량은 나이가 들수록 자연감소하는데 불면증이 있다면 더욱 적은 양이 분비됩니다. 그러므로 잠을 잘 자는 것은 노화 억제에 필수인 것이지요.

### 소변 때문에 자주 깨는데 수면제라도 먹고 싶어요

62세 남성 정신담 씨는 수면제 처방을 원합니다. 부작용이 두려워 오랫동안 참아왔는데 이젠 더 이상 참을 수가 없다고 합니다.

"선생님. 소변이 마려워서 밤마다 서너 번씩은 일어나는데 잠을 잔 것 같지도 않아요. 몸이 개운하지도 않고요. 졸음운전을 해서 위험했던 순간이 한두 번이 아니랍니다."

"그렇군요. 밤에 일어나서 소변은 많이 보시나요?"

"아니요. 조금밖에 나오지 않습니다."

비뇨기과에서 전립선 비대증으로 약을 먹고 있는데 야간뇨는 좋아지지 않는다고 합니다. 신담 씨는 간질성 방광염입니다. 간질성 방광염은 밤에 자주 깨는 과민성 방광질환의 원인입니다. 소변은 독성이 있고 자극적입니다. 하지만 방광점막을 덮고 있는 당단백 방어층이 점막세포를 보호합니다. 소변이 충분히 차면 방광이 늘어나고 압력 수용체가 반응하여 요의를 느끼고 화장실에 가게 됩니다.

그런데 방어층이 손상되면 어떻게 될까요? 소변이 손상된 방어층을 통과하여 점막을 자극합니다. 소변 독소는 점막의 염증을 계속 악화시킵니다. 결국 점막세포층이 손상되고 점막 아래에 염증이 생긴 경우가 간질성 방광염입니다. 이때 점막하층에 있는 신경이 자극을 받으므로 소변이 충분히 모이지 않아도 배뇨감을 느끼고 화장실에 가게 됩니다. 간질성 방광염은 합병증으로 세균성 방광염도 자주 발생합니다. 결국 밤에 자주 깨는 원인은 방광점막 보호층 손상이 근본 원인입니다.

이 문제를 어떻게 해결할 수 있을까요? 방광점막을 건강하게 만들면 되는데 쉽지만은 않습니다. 외국에서는 방어막을 만드는 당단백질 성분을 방광 내시경을 이용해 방광 안에 반복해서 주입하는 치료를 하기도 합니다. 하지만 성기를 통해 내시경을 매번 삽입해야 하므로 매우 번거롭고 효과가 뛰어난 것도 아닙니다.

그렇게 하지 않고도 효과 좋은 방법이 있습니다. 비타민C와 요오드와 셀레늄을 먹는 것입니다. 이 3가지 보충제는 강력한 항산화제로서 손상된 방광점막의 염증을 가라앉힙니다. 원래 당단백 방어막은 소변에 의해 지속적으로 손상되며 점막세포는 당단백을 계속 만들어서 보충합니다.

또한 비타민C로 인해 산성화된 소변은 세균 증식을 막는 효과도 있습니다. 셀레늄과 요오드는 방광 내에서 면역 증강작용을 합니다. 요오드는 강력한 살균제로 방광염을 일으키는 다양한 유해 미생물을 살균합니다. 이들로 인해 방광점막 보호층이 복구된다면 이것이 간질성 방광염의 근본적인 치료이며 밤에 자주 깨는 현상은 사라질 것입니다.

항생제나 자율신경계 약제의 효과는 일시적입니다. 방광신경 반응성을 저하시키는 약물은 야간뇨 횟수를 약 반으로 떨어뜨립니다. 이것만으로도 환자분에겐 큰 도움이 됩니다. 하지만 약제를 먹는 동안 효과가 있고 약제를 끊으면 효과가 사라집니다. 비타민C와 요오드, 셀레늄 등으로 방광점막의 염증을 잡고 방어층을 복원시키는 것이 재발을 막는 근본 치료입니다. 신담 씨는 저의 조언을 잘 실천한 결과 수면제 없이도 소변 때문에 깨는 일 없이 잠을 잘 자게 되었습니다.

## 퇴직 후 수면무호흡증이 생긴 이유

　56세 장석진 씨의 체질량지수는 26kg/㎡으로 가벼운 비만입니다. 3년 전부터 당뇨약을 먹고 있는 것 말고는 다른 건강 문제는 없습니다. 6개월 전에 명예퇴직을 하고 쉬고 있습니다. 그런데 활동량이 줄어든 탓에 혈당 조절이 잘되지 않았고 당화혈색소가 6.8%에서 7.5%로 상승했습니다. 주치의는 새 당뇨약을 추가했고 혈당은 내려갔습니다. 몇 개월 전부터 체중이 조금씩 늘더니 6kg가 늘어서 현재 76kg입니다.

　최근에 자꾸 숨이 답답해서 깨는 증상 때문에 저를 찾았습니다. 수면무호흡증입니다. 수면무호흡증 환자 발생이 폭증하고 있습니다. 잘못된 식사와 운동 부족이 원인입니다. 경동맥 초음파상 내막중막 두께가 1.2㎜로 두터워졌습니다. 정상은 최소 0.9㎜ 이하이니, 동맥경화증입니다. 복부 초음파상 가벼운 지방간이 있습니다. 혈압도 140/95㎜Hg로 살짝 높습니다. 당화혈색소는 6.9%입니다.

　석진 씨의 수면무호흡증 원인은 무엇일까요? 답은 운동 부족입니다. 직장 다닐 때는 활동량이 많았는데 퇴직 후 활동량이 적어지자 인슐린 저항성이 생겼고 혈당 조절이 안됐습니다. 당뇨약을 올리자 혈당은 내려갔지만 혈당은 지방으로 바뀌어 저장되었습니다. 그 결과 배가 더 나오고 체중도 늘었습니다. 거기에 수면무호흡증까지 생긴 것입니다.

　식후 혈액 내로 들어온 포도당은 간과 근육세포 내에 있는 당 저장공간에 저장됩니다. 포도당 저장공간은 크기가 작습니다. 당 저장공간이 이미 차 있다면 밥을 먹은 후에 혈당이 들어오지 못합니다. 그러면 인슐린 분비량을 늘려서 조금이라도 더 저장하려고 애씁니다. 바로 이 상태가 인슐린 저항성 상태입니다. 인슐린 수치와 혈당 모두 높은 상태입니다.

인체는 높은 혈당을 그냥 보고만 있지 않습니다. 인슐린은 포도당을 중성지방으로 바꾸어 간과 지방 조직에 저장합니다. 지방세포는 크기를 8배까지 키울 수 있습니다. 포도당 저장고가 작은 상자라면 지방 저장고는 큰 컨테이너 창고에 비유할 수 있습니다. 지방 저장공간은 포도당 저장공간에 비해 100배 이상 큽니다. 결국 높은 혈당을 어느 정도 내리더라도 비만과 지방간이 옵니다.

한편 중성지방은 근육이나 췌장 조직에 쌓이기도 합니다. 당뇨

**지방간의 모습**

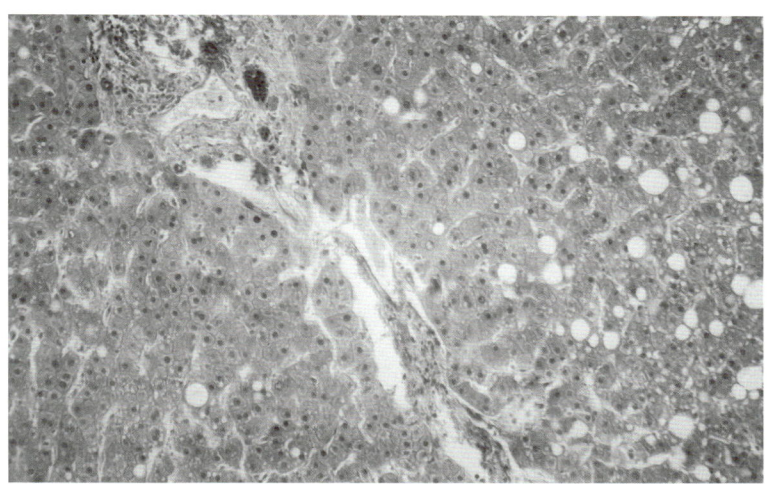

커다란 흰색 동그라미가 저장지방이다.

가 오래된 사람 중 상당수에서 췌장 효소 수치가 상승되는데 췌장 주위에 쌓인 지방세포에서 분비된 사이토카인에 의한 염증 때문일 수 있습니다. 드물게 췌장염이 심해지면 심한 복통으로 내원하기도 합니다. 당뇨가 잘 조절되지 않는 사람이 상복부 통증을 심하게 호소한다면 췌장 효소 수치 검사도 해보는 것이 좋습니다. 비만한 사람의 지방세포에선 염증을 일으키는 사이토카인이 분비됩니다. 사이토카인은 혈액을 돌며 전신염증을 일으킵니다. 석진 씨의 수면무호흡증 원인은 비만으로 후두가 좁아지고 염증에 의해 후두가 부었기 때문입니다.

어떻게 해결할 수 있을까요? 식후 운동이 답입니다. 석진 씨는 오전 11시, 오후 6시 두 번 식사합니다. 식후 30분씩 빠른 걸음 산책을 하고 일주일에 2~3회 실외 자전거를 타기로 했습니다. 식사는 당질제한식을 권유했습니다. 2주가 안 되어 당뇨약을 줄였습니다. 잠자다 놀래서 깨는 증상도 사라졌습니다. 인슐린 저항성이 호전되고 지방세포에서 분비되는 사이토카인이 감소해서 후두 주위의 부종이 완화되었기 때문입니다. 식사 조절과 저강도 운동만으로 수면무호흡증도 좋아지고 당뇨약까지 줄일 수 있게 되었습니다. 시간이 필요하겠지만 체중도 줄어들 것이고 당뇨약도 끊을 수 있기를 기대합니다.

### 수면 장애를 극복하는 최고의 방법

이제부터 수면 장애를 극복하는 일반론적 방법을 설명하겠습니다. 불면을 야기하는 원인들이 다양하고 각자의 상황도 다르기 때문에 치료법은 개별화되어야 합니다.

### 생리적 신호에 순응하기

최고 방법은 잠이 오는 생리적 신호에 순응하기입니다. 심각한 불면증이 아니라면 저는 수면제 처방은 매우 자제합니다. 모든 병과 마찬가지로 불면증 역시 심해지기 전에 예방이 최선인데 최고의 방법은 '잠이 오는 생리적 요구에 즉각 순응하는 것'입니다. 특히 잠을 잘 못 자는 분이라면 저녁 시간은 휴식하고 잠에 드는 것을 준비하는 시간이 되어야 합니다. 수면을 최우선으로 둬야 합니다. 어떤 일도 수면보다 중요하지 않습니다. 일단 밤 늦게까지 뭐라도 하겠다는 생각을 접어야 합니다.

불면증이 심한 사람이 아니라면 차이는 있지만 밤의 어느 순간 수면 욕구를 느끼게 될 것입니다. 이 느낌에 즉각적으로 순응해야 합니다. 저는 환자분께 할 일이 있더라도 일단 자고 새벽에 깨면 그때 무슨 일이든 하라고 합니다. 수면 주기에서 초기 2~3시간 동안 깊은 잠을 자는 것이 중요합니다. 이 시기에 뇌 노폐물 대부분을 배출하기 때문입니다.

개별적 차이는 있겠으나 생리 주기상 밤 10~11시 사이에 자는 것이 가장 건강에 유익합니다. 최소한 밤 12시 이전에는 잠자리에 들도록 애써야 합니다. 저녁 식사는 가능하면 8시 이전에는 마치고 취침 시간까지 3시간 이상 간격을 두는 것이 좋습니다. 자기 전까지 공복을 유지하는 것이 좋습니다. 간식은 몸을 피로하게 하고 깊은 잠을 방해합니다.

저녁 식사 후 가벼운 산책은 매우 유익합니다. 미리 이부자리를 준비하고 잠옷으로 갈아입습니다. 실내는 붉은색 계열의 밝지 않은 전등을 켭니다. LED 등은 밝을 뿐 아니라 청색광이 나오는데 이는 뇌의 송과체에서 멜라토닌 분비를 방해합니다. 텔레비전, 컴퓨터, 스마트폰 등 전자기기 사용은 제한합니다. 잔잔한 음악을 듣거나 책을 읽거나 글을 쓰는 것은 수면에 유익합니다.

모든 준비를 마치고 잠이 오는 신호를 기다리다가 신호가 오는 즉시 침대에 눕습니다. 양치질을 빠트렸다고요? 양치만 하고 누웠는데 잠이 달아나버린 경험이 있지는 않으신가요? 양치질도 미리 해둬야 합니다. 중년 나이를 넘어가면 초저녁에 잠이 오기도 합니다. 이때 잠들면 한밤중에 깨고 다시 못 잘 가능성이 있습니다. 잠시 산책을 나가거나 텔레비전을 보거나 해서 잠들지 않아야 합니다. 평소 잠드는 시각보다 한 시간 정도 일찍 잠이 온다면 자도 괜찮다고 생각합니다. 아무튼 저녁 식후엔 잘 준비를 모두 마치고 신호를 기다리는 겁니다. 그리고 졸음이 오면 즉시 잠드는 것이 가장 좋은 방법이라고 생각합니다.

### 음식

깊은 잠을 자려면 저녁 식사는 가볍게 먹어야 합니다. 깊은 수면이란 뇌를 포함하여 인체의 모든 세포가 휴식하는 것입니다. 특히 밤에 간식은 위와 장을 잠자는 동안에도 일하게 만들기 때문에 깊은 수면을 방해합니다. 아침에 일어나도 개운하지 않습니다.

특히 정제 탄수화물 식사는 제한해야 합니다. 정제당은 혈당을 급히 오르게 하고 반동으로 저혈당을 초래합니다. 저혈당은 위기 신호입니다. 혈당을 올리기 위해 코르티솔이 분비되고 교감신경이 흥분합니다. 원래 깊은 수면 중에 교감신경이 최대로 억제되고 부교감신경은 가장 활성화됩니다. 코르티솔은 각성호르몬으로 깊은 잠을 방해합니다.

또 싱겁게 먹고 물을 많이 먹지 않아야 합니다. 소변 때문에 깨지 않기 위함입니다. 술은 각성제입니다. 수면을 유도하는 효과는 있지만 깊은 잠을 못 자게 방해합니다. 밤에는 항이뇨호르몬이 분비되어 소변 생성을 억제합니다. 그런데 알코올은 항이뇨호르몬 분비를 억제시켜 소변 생성이 증가합니다. 방광에 소변이 많아지면 한밤중에 배뇨를 위해 깨기 쉽습니다. 음주 후에 새벽에 깨는 이유가 이것입니다. 또한 탈수와 갈증을 유발하여 물을 마시기 위해 깨기도 합니다. '꿀잠'을 위해서는 저녁 식사는 과식 안 하기, 야식 안 먹기, 금주 이 3가지가 필요합니다.

### 운동

아침에 일어나는 즉시 밖으로 나가시기 바랍니다. 산책도 좋고 운동도 좋습니다. 해가 뜨지 않았어도 날이 밝으면 상관없습니다. 단 2~3분이라도 나갔다가 오면 됩니다. 뇌에 하루 시작을 알려주기 위해서입니다. 이른 시간에 뇌가 하루 시작을 지각하면 밤에 멜라토닌이 분비되는 시각도 당겨집니다. 뇌는 깬 지 15시간 후쯤에 멜라토닌을 분비하기 시작합니다. 아침 6시에 산책을 나간다면 밤

9시쯤에 멜라토닌 분비가 시작되는 것입니다.

멜라토닌은 수면을 유도하기 위해 뇌에서 분비하는 호르몬입니다. 늦게 자는 습관이 있다면 멜라토닌 분비 시각도 늦춰져 있습니다. 그런데 아침 산책은 멜라토닌 분비 시각을 당겨줍니다. 땀 흘리는 운동은 수면에 매우 유익합니다. 연구 결과 유산소 운동은 수면 시간과 수면의 질 모두를 일관되게 향상시키는 것으로 나타났습니다. 최소 주 3회 이상을 권합니다.

아침 운동보다 늦은 오후나 이른 저녁 운동을 추천하지만 아침 밖에 시간이 없다면 아침에라도 하는 것이 훨씬 유익합니다. 저녁 운동을 너무 늦게 하면 몸이 각성되어 수면에 방해가 될 수 있습니다. 취침 2시간 전에는 운동을 끝내는 것이 바람직합니다.

혹시 시간 관계상 취침 직전에 운동을 마쳤다면 온수 샤워를 하면 항진된 교감신경을 가라앉히는 효과가 있습니다. 온수 샤워는 자율신경을 안정시킵니다. 온수 샤워만으로 불충분하다면 온수와 냉수 샤워를 교대로 몇 번 하면 더욱 효과적입니다. 냉수는 너무 차지 않게 합니다. 샤워는 말초 혈관을 확장시켜 열 발산을 촉진함으로 운동으로 올라간 체온을 내려줍니다. 마치 아기가 열날 때 미지근한 물수건으로 피부를 문지르는 것과 같은 원리입니다.

하지만 뜨거운 탕 속에 몸을 담그는 것은 권장하지 않습니다. 오히려 체온을 올릴 수 있기 때문입니다. 깊은 잠을 자는 동안 심부 체온은 1도 정도 내려갑니다. 신체의 모든 세포가 휴식하므로 기초대사율이 떨어지기 때문입니다. 체온이 오르면 깊은 잠을 방해합니다. 저녁을 먹고 대개 30분쯤 후에는 운동을 할 수 있습니다. 저는 퇴근하자마자 운동을 한 후에 저녁을 먹습니다. 3㎞ 달리기를 매일 합니다. 준비 운동 5분, 달리는 시간 20분 정도이므로 30분이면 충분합니다.

### 멜라토닌

멜라토닌 총분비량은 나이가 들수록 급격히 감소합니다. 멜라토닌 부족은 노인에서 잠도 안 오고 자주 깨는 원인이 됩니다. 20대와 비교하면 50대의 분비량은 절반에도 미치지 못한다고 합니다. 그러므로 멜라토닌 보충제 복용은 추천합니다. 멜라토닌은 면역기능을 올려주기도 하는 등 수면 외에도 유익한 효과가 있으며 부작용이 거의 없습니다.

많은 학생, 청년들이 야밤형 수면습관을 가지고 있습니다. 보통 멜라토닌 최고 농도는 밤 12시~새벽 2시 사이이고 오전 6시경 최저치를 보입니다. 즉 인간은 수천 년 동안 자정~새벽 2시 사이에 가장 깊은 잠을 자도록 리듬이 맞추어져 있으며 이때 잠들어 있어야 건강에 가장 유익합니다.

그런데 야밤형의 경우 이 시각이 2~3시간씩 늦어집니다. 직장생활을 시작하는 청년은 일찍 출근해야 하므로 평일에 수면습관을 되돌려야 합니다. 하지만 일찍 잠자리에 들어도 눈만 말똥말똥하고 잠들기가 어렵습니다. 야밤형 수면습관을 본래의 패턴으로 회복하기 위해서는 '이른 아침 산책, 낮 산책, 땀 흘리는 운동' 이 세 가지를 권합니다.

이른 아침 산책은 하루 시작을 뇌에 알려주고 멜라토닌 분비 시간을 앞당기는 효과가 있습니다. 낮 산책은 햇빛을 통해 세로토닌 생성을 증가시킵니다. 세로토닌은 멜라토닌 전구물질이므로 결국 멜라토닌 생성량을 증가시킵니다. 운동은 수면 시간과 질을 향상시키는 효과가 탁월합니다. 야밤형 수면습관의 경우 대체로 멜라토닌 총분비량도 감소해 있습니다. 그러므로 잠자기 1~2시간 전에 멜라토닌을 복용하는 것도 유익합니다.

우리나라는 전문의약품으로 처방하는 멜라토닌 제재가 있습니다. 쉽진 않지만 해외 직구를 통해 구매할 수도 있습니다. 5~10㎎ 정도면 적당하리라 생각합니다. 해외 직구는 대부분 속효성이고 처방되는 멜라토닌은 서방형입니다. 처방되는 약은 2㎎으로 저용

**수면 패턴에 따른 멜라토닌 분비 비교**

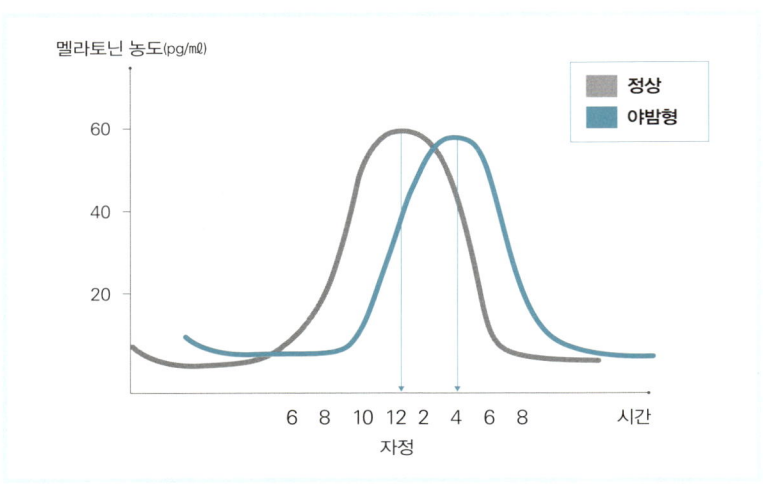

야밤형은 분비 시작 시간과 피크 시간이 2시간가량 느리다.

량입니다. 그러므로 두 종류를 함께 복용하는 것도 괜찮은 방법이라 생각됩니다.

숙면을 도와주는 몇 가지 성분들이 있습니다. 발효차에 많은 테아닌theanine, 가바GABA, 트립토판, 세로토닌, 마그네슘 등입니다. 효과 여부는 사람마다 다를 수 있으므로 종류별로 시험해보는 것도 괜찮습니다. 한 성분을 최소 한 달 이상은 복용한 후에 판단해야 합니다.

### 카페인에 민감한데 커피를 사랑한다면

아침에 졸린 상태에서 커피 한 잔은 각성효과가 있습니다. 카페인이 뇌세포의 아데노신 수용체에 결합하면 아데노신이 붙지 못합니다. 아데노신의 수면 유도효과가 감소합니다. 카페인이 뇌세포의 아데노신 수용체에 결합하면 각성효과를 냅니다. 이런 기전으로 카페인은 졸음을 쫓습니다. 또 커피는 의존성이 있습니다. 도파민 때문입니다. 커피를 마시면 행복감을 느끼게 하는 도파민 호르몬이 뇌에서 분비됩니다. 아침에 커피 한 잔을 마시면 기분도 좋아지고 긍정 마인드로 하루 업무를 시작할 수 있습니다. 커피의 각성효과가 아침에는 유익한데 밤 수면을 방해하기도 합니다. 두 친구가 커피숍에서 만나 이야기꽃을 피웁니다.

"얼마 전에 남편이랑 저녁 먹고 커피를 마셨거든. 새벽 3시까지 잠이 안 와서 혼났어."

"밤에 커피를 마신단 말이야? 난 30대부터 밤에 커피 마시면 잠이 안 와서 안 마셔."

"지금까진 아무렇지 않았어. 얼마 전에 그런 거야. 드디어 뇌가 늙었나 봐."

"우리 나이가 마흔 다섯인데 그동안 네 뇌가 튼튼했나보다. 결국 나이를 이기지 못한 거지."

"이번 주에 저녁 식사 약속이 있단 말이야. 커피를 마셔야 하나 말아야 하나 고민되네."

"안 마시는 게 좋을 거야. 한 번 시작하면 잠이 계속 안 올 걸."

ATP$_{\text{Adenosine Tri-Phosphate}}$(아데노신 3-인산)는 아데노신에 인산 3개가 붙은 화합물입니다. 세포의 에너지원입니다. ATP에서 인산이 분리되면서 에너지가 나오고 아데노신이 남습니다. 깨어 있는 동안 뇌에서도 ATP를 계속 사용하므로 밤이 되면 아데노신이 많이 증가합니다. 아데노신이 뇌세포에 결합하면 졸음을 유발합니다. 결합이 많을수록 졸음효과는 커집니다. 밤에는 잠을 유도하는 멜라토닌도 분비됩니다. 따라서 밤이 되면 자연스럽게 잠이 오게 됩니다.

그런데 카페인과 아데노신의 구조가 비슷합니다. 나이가 들수록 아데노신 수용체 수는 감소합니다. 그러므로 아데노신이 많아져도 결합 자체가 적으므로 수면 유도효과는 감소합니다. 그런데 커피까지 마신다면 잠이 더욱 안 오게 되는 것입니다.

커피를 너무 사랑해서 마시지 않고는 견딜 수 없는 사람이 있을 것입니다. 카페인 반감기가 4시간 정도입니다. 혈중 농도가 50%로 감소하기까지 4시간 걸리고 25%로 감소하기까지 또 4시간 걸립니다. 즉, 커피를 마시고 8시간 후면 카페인 농도가 4분의 1로 떨어지므로 잠드는 데 무리가 없을 것입니다. 10시에 자는 사람은 오후 2시 이전에 마시면 되는 것입니다. 넉넉하게 오전에 마시는 것도 괜찮겠습니다. 카페인 대사능력이 약한 사람도 있는데 이런 분은 가급적 오전 중에 마시는 게 좋습니다.

카페인의 하루 허용량은 400㎎이고, 건강 섭취량은 300㎎입니다. 드립 커피 1잔의 카페인은 약 120㎎이므로 2잔 정도는 괜찮지만 3잔은 건강 섭취량을 초과하는 양입니다. 가급적 하루 2잔 이내로 드실 것을 권합니다. 녹차에도 카페인이 있습니다. 양은 커피보다 적습니다. 카페인에 예민하다면 녹차 역시 오후 2시 이전에 마시는 게 좋습니다. 아무튼 늦은 점심이 아니라면 점심 식사 후에 커피나 녹차를 즐기는 건 가능하겠습니다.

한편 녹차를 발효시킨 발효차는 어떨까요? 녹차의 색은 희미한 녹색이 남아 있으며 발효차는 갈색을 띱니다. 미생물에 의해 성분이 변하는 것을 발효라고 합니다. 그런데 발효차는 공기 중의 산소에 의해 산화된 것이며 미생물에 의한 것은 아닙니다. 산화가 많이 될수록 갈색이 짙어집니다. 발효차는 녹차에 비해 카페인이 미세하게 증가합니다. 세포벽이 깨져서 카페인이 조금 더 추출되기 때문입니다.

차이는 있지만 대략적으로 음료 한 잔에 들어있는 카페인 농도는 커피 100㎎, 녹차 20~50㎎, 홍차(발효차의 일종) 30~60㎎입니다. 하지만 발효차는 녹차보다 테아닌이 2~3배나 많습니다. 테아닌은 잠을 유도하고 마음을 안정시키는 성질이 있습니다. 테아닌은 카페인의 각성작용을 상쇄시킵니다. 그러므로 녹차에 잠이 오지 않

### 아데노신과 카페인 구조

사각형 내부의 구조가 비슷하다.

는 분이라면 발효차를 추천합니다.

저는 야생 녹차의 고장인 하동 녹차를 수십 년간 마시고 있습니다. 처음 10년 정도는 녹차를 마셨고 그 후부터는 10년 넘게 발효차를 마시고 있습니다. 발효차는 밤에 마시더라도 수면을 방해하지 않고 오히려 잠도 잘 오게 하며 몸을 따뜻하게 해줍니다. 하지만 발효차라도 카페인에 민감하다면 밤에 마시지 않는 것이 좋습니다. 커피, 녹차, 발효차는 기호식품입니다. 좋은 것도 과하면 나쁠 수 있습니다. 절제하며 즐기는 지혜가 필요합니다.

## 발암물질 아크릴아미드 없는 신맛 커피가 건강에는 최고

아침에 잠이 덜 깬 상태에서 커피 한잔은 잠도 깨고 기분까지 좋게 하는 효과가 있으니 바쁜 현대인에게 일석이조 효과입니다. 하지만 커피가 항상 좋기만 한 것은 아닙니다. 커피 부작용으로 불면증, 다뇨, 속 쓰림, 두근거림, 손 떨림 등이 있습니다. 뇌에서 각성작용과 행복감을 불러일으키는 카페인이 심장에서는 맥박을 빠르게 하기도 합니다.

평소 부정맥이 있는 사람은 커피뿐만 아니라 카페인이 포함된 음식을 주의해야 합니다. 연구에 의하면 치명적 부정맥인 심실빈맥은 4잔 이상 마실 경우에 조금 증가했지만 3잔까지는 증가하지 않았습니다. 따라서 하루 3잔 이하로 가급적 1~2잔 정도 마시면 대체로 안심입니다.

카페인이 신장에 작용하여 소변량을 증가시키기도 합니다. 소변과 함께 칼슘, 마그네슘 등 미네랄 배설도 조금 증가할 수 있습니다. 자라는 어린이, 청소년이 카페인이 든 에너지 음료나 아이스크림을 먹기도 하고 밤새워 공부하면서 커피를 마시기도 하는데 골 형성에 지장을 줄 수 있으므로 바람직하지 않습니다. 골 형성이 진행되는 20대 초반까지는 과도한 카페인 섭취를 제한해야 합니다. 임신부 또한 카페인이 든 음식 섭취는 제한하는 것이 좋습니다. 카페인은 태아에도 안 좋은 영향을 미칠 수 있기 때문입니다.

커피 속에는 콜레스테롤도 미량 있습니다. 실제 아메리카노를 마시면 콜레스테롤 수치가 조금 증가하기도 합니다. 하지만 드립 커피는 종이 필터로 콜레스테롤의 대부분을 거르기 때문에 콜레스테롤 수치를 올리지 않습니다. 이상지질혈증이 있다면 아메리카노보다 드립 커피를 권합니다.

커피는 세계인이 사랑하는 기호식품입니다. 우리나라 성인 1인당 커피 소비량이 세계적입니다. 커피 전문점 시장 규모는 미국, 중국에 이어 세계에서 3번째로 큽니다. 우리나라보다 인구가 훨씬 많은 일본이 4위입니다. 이렇게나 국민적 사랑을 받는 커피를 건강하게 마신다면 더욱 좋겠지요. 방법을 말씀드리려고 합니다. 어렵지 않습니다.

커피 성분의 약 8%나 차지하는 유기산은 커피가 내는 항산화작용의 주된 원인입니다. 유기산은 산미 즉, 기분 좋은 신맛을 내는 원인이기도 합니다. 그러므로 커피를 즐기면서 건강에 유익한 효과를 보기 위해서는 신맛 나는 커피를 권합니다. 카페인은 알칼로이드 성분입니다. 카페인도 항산화작용을 하며 쓴맛과 향미를 냅니다. 한편 커피 생두를 볶아 특유의 맛과 향을 내는 '배전(로스팅)' 과정에서 무려 800가지가 넘는 휘발성 분자들이 생성되는데 바로 이것이 커피의 다채로운 향미를 내는 원인입니다.

저는 오래 전부터 드립 커피를 즐겨 마십니다. 뭐니 뭐니 해도 커피의 가장 큰 장점은 심혈관질환에 유익하다는 점입니다. 대다수 커피 논문은 강배전 커피에 관한 것입니다. 약배전 드립 커피를 마셨다면 훨씬 더 좋은 결과가 나왔을 것입니다. 매일 커피를 마신 사람이 마시지 않는 사람에 비해서 당뇨병, 심장병, 뇌졸중, 치매, 파킨슨, 우울증, 간암 등의 질병 발생률을 의미 있게 감소시킨다고

### 로스팅 정도에 따른 향미 변화

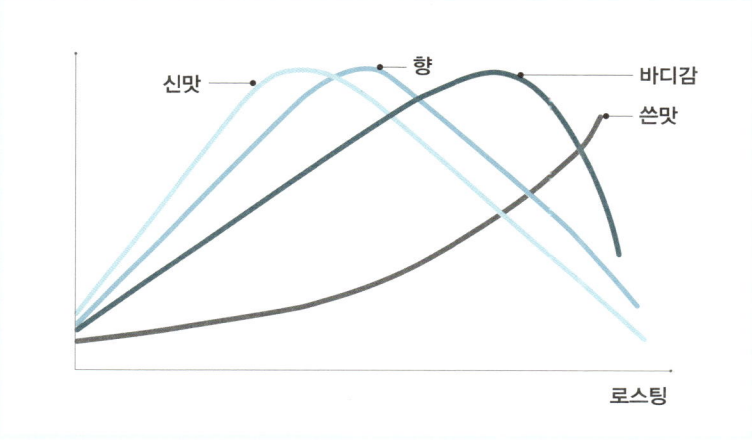

약배전에서 신맛이 가장 많고 강배전으로 갈수록 쓴맛이 증가한다.

많은 논문에서 밝히고 있습니다. 그 이유는 폴리페놀 등의 항산화물질, 많은 종류의 유기산, 몇 가지 비타민과 미네랄 때문입니다.

저는 환자분께 강배전 커피는 피하고 약배전 커피를 마시라고 권합니다. 아직 배전을 거치지 않은 커피 원두는 엽록소가 있어 연푸른색입니다. 약배전 커피콩은 밝은 갈색, 중배전된 커피콩은 갈색, 강배전된 커피콩은 검은색입니다. 약배전 커피 맛이 약하면 중배전 커피를 권합니다. 강배전 커피는 항산화물질이 많이 소실됩니다. 또한 휘발성 분자도 거의 소실되어 향미도 사라집니다. 대신 강한 탄맛과 쓴맛이 주된 맛으로 남습니다. 또 강배전은 원두 내부의 기름이 배어나와 표면에 묻습니다. 기름은 금방 산폐되므로 산폐된 커피는 건강에 해로울 수 있습니다. 커피 전문점에 가보면 검게 볶은 커피 원두 표면에 번들거리는 기름을 볼 수 있습니다.

    반대로 약배전은 모든 면에서 유익합니다. 약배전 커피는 유기산과 항산화 성분과 휘발성 분자가 최대로 추출됩니다. 따라서 산미와 향미가 풍부합니다. 또한 카페인은 약배전에서 가장 적습니다. 많이 볶을수록 원두 내부에 있는 카페인이 잘 추출되기 때문입니다. 표면에 기름이 배어나오지도 않으므로 산폐에서 자유롭습니다. 1급 발암물질인 벤조피렌은 약배전에선 거의 생성되지 않으며 강배전에서 생성됩니다.

    2018년 미국 캘리포니아 법원은 커피 전문점에서 판매하는 커피에 발암물질이 포함되어 있다는 경고문구 부착을 의무화했습니다. 아크릴아미드 때문입니다. 그런데 여러 연구를 검토한 결과 발암 위험은 염려할 정도가 아니라는 결론을 내렸고 경고문구 부착 의무를 해제했습니다. 커피의 주요 발암물질은 2가지, 아크릴아미드와 벤조피렌입니다. 모두 로스팅 과정에서 생성됩니다.

    벤조피렌은 1급 발암물질이고 아크릴아미드는 2a급입니다. 사람에서 발암 가능성이 증명되면 1급 발암물질이라 하고 동물에서 발암 가능성이 있지만 사람에선 증명되지 않으면 2a급으로 하고 발암 추정물질로 분류됩니다. 1급과 2a급 차이는 큰 차이입니다. 벤조피렌의 허용기준은 2$\mu$g/kg인데 제품 1kg당 2$\mu$g을 넘을 수 없습니다. 만약 넘는 제품은 법적 제재를 받으며 제품을 폐기처분해야 합니다.

    아크릴아미드는 허용기준이 아니고 권장기준이 적용됩니다. 권장기준은 800$\mu$g/kg입니다. 벤조피렌보다 400배나 큽니다. 권장기

**커피 속 발암물질 비교**

| | 벤조피렌 | 아크릴아미드 |
|---|---|---|
| 분류 | 1군(발암물질) | 2a군(발암 추정물질) |
| 기준 | 2㎍/kg(허용기준) | 800㎍/kg(권장기준) |
| 생성 | 강배전에서만 생성됨 | 약·중·강배전에서 생성됨 |

준이라 함은 말 그대로 권장하는 수치입니다. 기준치를 넘더라도 법적 제재를 받지 않으며 폐기의무도 없습니다. 아크릴아미드는 식재료에 열을 가하면 생성됩니다. 가령 아이들이 좋아하는 감자칩 1봉지엔 110㎍, 감자튀김 100g엔 25㎍, 약배전 커피 한 잔엔 5㎍이 들어있습니다.

즉, 감자칩 한 봉지와 약배전 커피 22잔의 아크릴아미드 양이 같습니다. 다시 말해서 커피의 아크릴아미드 양은 염려할 정도가 안 됩니다. 사실은 벤조피렌을 경계해야 합니다. 벤조피렌은 강배전 커피에서만 생성되며 약배전에선 생성되지 않습니다. 따라서 약배전 커피를 마신다면 벤조피렌 염려 없이 커피를 즐길 수 있습니다. 세계인이 즐기는 커피를 건강하게 마실 수 있으려면 소비자의 지혜로운 선택이 필요합니다. 커피 전문점에서 강배전 커피가 사라지고 약배전 커피만 판매되도록 소비문화가 바뀌기를 고대합니다.

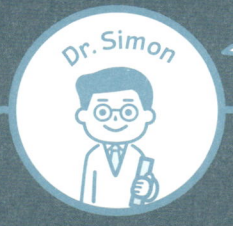

# 100세 장수를 향한

# 건강혁명

# 위장혁명:
# 약수터 물속에 위암을 일으키는
# 세균이 살고 있다고?

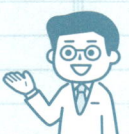

　52세 남성 김정구 씨는 며칠 전부터 새벽마다 극심한 명치 부위 통증으로 잠을 깼습니다. 평소에도 소화기능이 약했고 속 쓰림이 반복되었던 터라 내시경을 받았는데 재발성 십이지장궤양, 미란성 위염 그리고 헬리코박터균 양성 판정을 받았습니다. 정구 씨는 몇 년 전 십이지장궤양을 진단받아 투약한 적이 있습니다. 궤양이 아문 자리 바로 옆에 새롭게 궤양이 생긴 것입니다.
　약을 먹고 궤양은 나았습니다. 궤양이 나은 지 한 달쯤 후에 헬리코박터균 치료약을 10일간 복용했습니다. 약을 먹고 두 달쯤 후에 호흡 검사를 했고 헬리코박터균 감염이 치료된 것을 확인했습니다. 몇 년 전 십이지장궤양이 발견되었을 때도 헬리코박터균이 감염이 진단되었지만 치료는 하지 않았다고 합니다. 헬리코박터균을 제거하지 않으면 소화성 궤양이 반복해서 재발하기 때문에 이번엔 마음먹고 제균 치료를 한 것입니다.

정구 씨는 언제, 어떻게 이 균에 감염되었을까요? 감염 경로는 다양합니다. 가장 흔한 경로는 항문-구강 경로이고 가족 간 감염입니다. 수세식 화장실이 드물었던 과거엔 큰 항아리를 땅에 묻고 그 위에서 배변을 했습니다. 화장지도 별로 없었고 배변 후 손을 잘 씻지 않았습니다. 지금처럼 옷을 자주 갈아입지도 않았습니다. 대변과 함께 나온 헬리코박터균이 옷이나 손에 묻고 이 균이 접촉에 의해 가족의 입안으로 들어간 것입니다.

치아에 낀 치석에 헬리코박터균이 존재하기도 합니다. 찌개나 국을 온 가족이 함께 먹을 때 입안에 있던 균이 가족에게 전염될 수 있지만 배변을 통한 경로에 비해 가능성은 훨씬 떨어집니다. 회식 때 술잔을 돌리거나 국물을 함께 먹을 때도 마찬가지로 확률은 적습니다. 50대 이상 연령에서는 아직도 약 50%가 헬리코박터 보균 상태입니다. 하지만 30대 이전 연령이라면 10%가 되지 않는다는 보고도 있습니다. 결국 수세식 변기가 보급되고 위생 상태가 좋아지면서 감염률이 뚝 떨어진 것입니다.

성인 보균자의 경우 대부분 영유아부터 10세 이전 시기에 감염된 것으로 추정합니다. 50세 정구 씨는 무려 40년 이상 보균된 상태였던 거지요. 이 세균은 지속적으로 위염을 유발하여 점막세포를 파괴합니다. 감염 기간이 오래되면 결국 위축성 위염이 올 수 있습니다. 실제로 헬리코박터균 감염은 위축성 위염의 가장 흔한 원인일 뿐 아니라 1급 발암물질로 지정되었습니다.

주의할 점이 있습니다. 전국의 약수터 상당수가 헬리코박터균에 오염되었다는 보고가 있습니다. 산속에 사람이 배변한 대변이 존재하고 인분 속의 헬리코박터균이 빗물과 함께 흘러내려 약수터를 오염시킨 것입니다. 이 균은 약수터 물처럼 생존에 불리한 환경에서는 몸 크기를 줄이고 형태도 공 모양으로 변형시켜 수 년 동안 생존할 수 있습니다.

과거 시골 마을마다 있던 공동 우물도 대부분 오염되었을 것으로 추정합니다. 어쩌면 마을 공동 우물이 감염의 최대 원인이었을지도 모릅니다. 여기서 중요한 팁을 하나 드립니다. 외국 여행 중에 깨끗해보이는 계곡물이나 우물의 물을 함부로 마시지 말아야 합니다. 특히 저개발 국가는 헬리코박터균 감염률도 높고 위생이 낙후되어 있기 때문입니다.

'헬리코박터 파일로리 Helicobacter pylori'란 이름의 의미는 이렇습니다. '헬리코'는 나사 모양이란 의미인데 길쭉한 몸통에 나선형 홈이 파여 있어 마치 나사나 스크류 바와 모양이 비슷합니다. 4~6개의 편모가 몸통 끝에 달려 있습니다. '박터'는 세균, '파일로리'는 위(胃)의 '유문(아래 부위)'을 의미합니다. 종이 다른 헬리코박터균이 개, 고양이, 원숭이, 족제비 등의 위 속에 살고 있고 동물에서 다양한 위질환을 일으킵니다. 그러므로 반려동물에게 얼굴을 핥도록 놔두는 것은 조금 찜찜한 면이 있습니다. 동물과 뽀뽀를 했다면 얼른 씻는 것이 좋겠지요.

위 내부는 쇠도 녹여버릴 '산도(pH)' 1~2 정도의 강한 산성 환경입니다. 세균쯤은 순식간에 녹여버리기 때문에 어떤 세균도 생존이 불가능합니다. 하지만 오직 헬리코박터균은 예외입니다. 이 균은 산을 중화시키는 효소를 많이 가지고 있는데 다른 세균보다 무려 100배 이상 가지고 있습니다.

사람 위 속으로 들어오면 두터운 점액층을 뚫고 들어가 점액층과 점막상피 사이 공간에서 살아갑니다. 이곳의 산도는 중성에 가까워 생존에 좋은 환경입니다. 점액층은 끈적거리는 겔 상태로 두께가 무려 2㎜나 됩니다. 헬리코박터균 크기는 세균 중에서 아주 큰 편으로 3㎛(마이크로미터)나 되는데 2㎜이면 헬리코박터균 크기의 약 700배입니다.

이처럼 엄청난 두께의 점액층을 뚫고 들어갈 수 있도록 몸은 길쭉하고 나사처럼 꼬여있습니다. 게다가 몸통 끝에 달린 편모가 프

**헬리코박터 파일로리 구조**

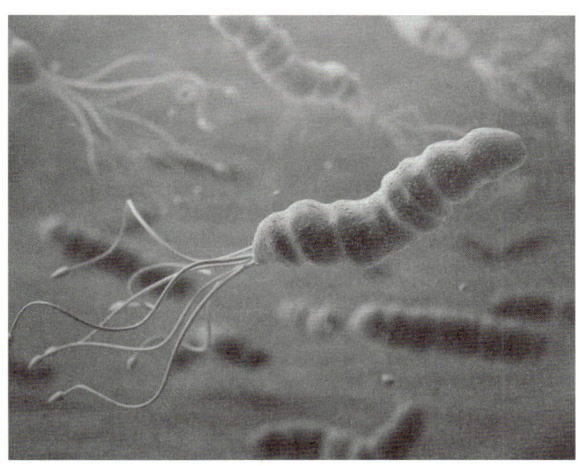

나사 모양이며 마치 스크류바를 연상케 한다.
편모를 빠르게 회전시켜 점액층을 헤치며 나아간다.　　출처: Welliecare

로펠러처럼 돌면서 몸통을 빠르게 회전시켜 마치 굴착기 드릴처럼 파고 들어갑니다.

헬리코박터균이 야기하는 건강 문제는 매우 심각합니다. 아무리 음식을 조심해서 먹더라도 이 세균이 존재하는 한 지속적으로 위염이 재발합니다. 또한 위암의 가장 큰 원인이기도 합니다. 우리나라는 전 세계에서 위암 발병률 1위입니다. 그런데 제균 치료는 아직도 소극적입니다. 우리나라도 헬리코박터균 제균 치료를 국가적 보건목표로 삼아야 한다고 생각합니다.

### 항생제로 치료하는 위암, 완치율이 무려 80%

호주 의사인 로빈 워런Robin Warren과 배리 마셜Barry Marshall박사가 위(胃)에서 이 균을 발견했습니다. 이때가 1983년이므로 비교적 최근입니다. 의학계에선 아무도 믿지 않았습니다. 강한 산성 환경에서 세균이 생존할 수 없기 때문이죠. 마셜 박사는 헬리코박터균이 배양된 시험관을 스스로 마시고 이 균이 위에서 생존 가능하며 위궤양 등을 일으킨다는 사실을 증명했습니다.

또 치료는 몇 가지 항생제를 병용 치료해야 한다는 것까지 발견했습니다. 이 치료 방법은 지금도 적용되는 원칙입니다. 이 균이 발견되고 10년 후인 1994년 헬리코박터균은 1급 발암물질로 지정되었으며 두 의사는 노벨 의학상을 수상했습니다.

우리나라에서 매년 1,000만 건 정도의 위내시경이 행해지며 매년 발견되는 위암은 무려 3만 명 정도입니다. 위암 발병률은 전 세

## 주요국 위암 발병률 순위

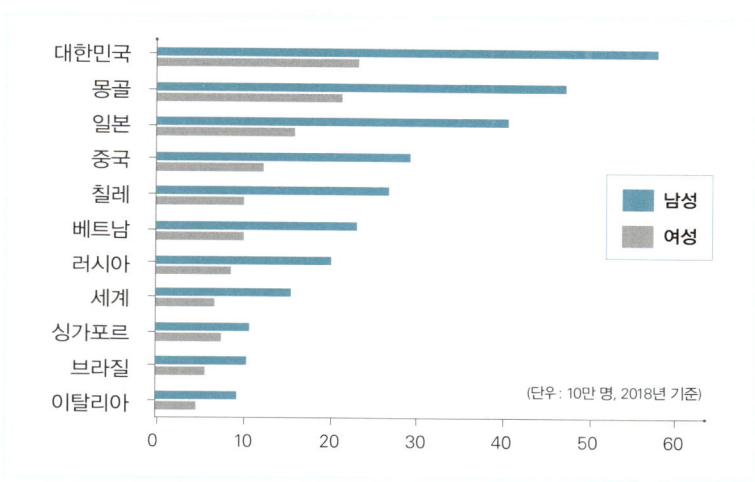

한국이 1위이고 일본도 높게 발병한다.

## 미국 거주 출신 국가별 위암 발병률 순위

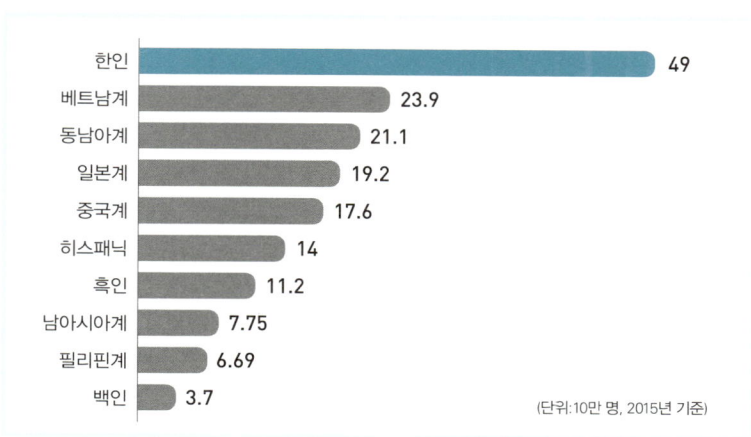

한인이 위암 발병률 1위이며 백인에 비해 13배나 높은 발병률이다.

출처: Rawla, P., Barsouk, A. (2019), "Epidemiology of gastric cancer: Global trends, risk factors and prevention", Gastroenterology Review / Przegląd Gastroenterologiczny, Vol. 14, No. 1, pp. 26–38. https://doi.org/10.5114/pg.2018.80001

계에서 1위이며 미국인에 비하면 무려 10배나 많습니다. 헬리코박터 파일로리균은 위암의 가장 중요한 원인입니다. 이 균에 감염되지 않은 사람과 비교할 때 위암 발병률이 무려 6배나 높습니다. 위암 가족력이 있다면 확률은 더욱 올라갑니다.

그런데 제균 치료를 받으면 발병률이 4분의 1로 급감합니다. 즉, 제균 치료 안 한 군에서 100명의 위암이 발병한다면 치료한 군은 25명만 발병하는 셈이니 이보다 강력한 예방법은 없을 것입니다. 제균 치료가 시행된 지는 오래되지 않았습니다. 일본이 가장 적극적입니다. 우리나라를 비롯해 전 세계가 20세 이상 성인에서만 제균 요법을 하는데 비해 일본은 중고등학생까지 치료 연령을 확대했습니다. 일본 역시 위암 발병률이 매우 높고 주된 원인이 헬리코박터균이기 때문입니다.

헬리코박터균이 일으키는 질병은 위암을 비롯해서 급만성위염, 위축성 위염, 장상피화생, 위·십이지장궤양 등입니다. 이 균은 아무 때나 염증 유발물질을 분비하며 면역계는 이 균을 공격합니다. 하지만 균은 대개 죽이지 못하고 점막세포만 계속 파괴됩니다. 그 결과 점막 손상이 지속되어 점막층이 얇아집니다. 이것을 '위축성 위염'이라고 부릅니다. 점막층 세포는 점액과 소화 효소와 위산을 분비합니다. 점막층이 얇아지면 모든 분비량이 줄고 결과적으로 만성소화장애가 발생합니다. 점막층은 다시 회복되기 어렵고 소화장애는 영구적입니다.

위축성 위염이 있는 부위에서 장상피화생이 발생하기도 하는데 위 점막세포가 장 점막세포로 변한 것을 의미합니다. 이렇게 변한 세포는 위산에 손상받기 쉬우며 위암도 잘 발생합니다. 그러므로 위축성 위염이나 장상피화생이 발견됐다면 위암 조기 발견 목적으로 1~2년 간격으로 내시경을 받는 것이 좋습니다. 통상적으로 과식이나 음주, 자극적인 음식 등에 의해 위염이 발생하는데 반해 헬리코박터 보균자의 경우 아무리 음식을 조심히 먹더라도 아무 때나 속이 쓰리고 아플 수가 있다는 점이 문제입니다.

'말트 림프종'이란 암이 있습니다. 림프암의 일종인데 원인이 헬리코박터균 감염입니다. 치료법은 제균요법입니다. 완치율이 무려 80%입니다. 어떤 항암 치료도 하지 않고 헬리코박터균만 제균했는데 신기하게 80%에서 림프암이 사라집니다. 항생제로 세균을 없앴더니 현존하는 암이 사라지는 다른 사례가 있을까요? 신기하고 다행한 일입니다.

약물 부작용은 대개 속 쓰림, 구역질, 복통, 설사 등 위장 부작용이므로 치료 기간엔 금연, 금주하고 위에 부담되는 음식은 제한해야 합니다. 가끔 상복부가 너무 아파서 투약을 중단하는 경우가 있는데 이럴 경우 항생제 내성이 생길 수 있습니다. 그러므로 위염이 있으면 충분히 치료하고 위를 건강한 상태로 만든 후에 치료를 시작하는 것이 바람직합니다. 수십 년간 함께 살아온 균을 한두 달 늦게 치료한다고 문제되지는 않을 것입니다.

간혹 심한 두통을 호소하는 분도 있습니다. 약을 중단하지 말고 타이레놀을 드시면 대개 해결됩니다. '쓴 입맛'은 노란 알약 형태의 클래리스로마이신clarithromycin이라는 항생제가 원인이고 거의 모든 사람이 경험하는 고약한 입맛인데 특별히 해를 끼치는 것은 아닙

### 검은색 변 원인 '데놀정'

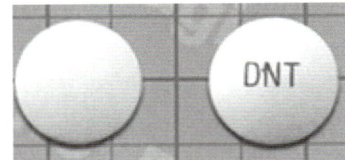

출처: 약학정보원

니다. 껌을 씹기도 하지만 뾰족한 수는 없습니다. 그리고 발진이나 가려움증 등이 나타나면 대개는 증상 치료를 하면서 투약하면 됩니다. 어두운 색 대변이 나온다면 '데놀Denol'이란 약 때문일 수 있는데, 문제되지 않습니다.

주의할 점 두 가지가 있습니다. 첫째, 헬리코박터균이 치석에 존재하는 경우가 있습니다. 제균 치료는 치석에 있는 균은 죽이지 못합니다. 연구에 의하면 감염자의 절반가량이 치석에도 균이 있다는 보고가 있습니다. 스케일링 치료를 꼭 받으시는 걸 권합니다. 스케일링까지 하면 완전한 제균 치료입니다. 스케일링은 제균 치료를 시작하고 한두 달 이내에 하면 될 것입니다.

둘째, 가족 치료입니다. 가족 감염이 가장 흔한 감염원입니다. 회식할 때 술잔을 돌리거나 찌개를 여러 사람이 함께 먹더라도 감염 위험도는 낮습니다. 그러므로 20세 이상 생활을 함께 하는 가족은 검사하고 양성이라면 치료가 필요합니다. 치료를 잘 했는데 가족으로부터 재감염되는 불상사를 예방하기 위해서입니다.

제균 치료 후 제균 여부를 확인하는 것이 꼭 필요합니다. 치료율이 80%이므로 20%는 2차 치료를 고려할 수 있습니다. 보통 치료하고 2개월 쯤 후에 호흡 검사로 확인합니다. 헬리코박터균 진단 방법은 몇 가지가 있습니다. 내시경 조직 검사, 피 검사, 대변 검사, 호흡 검사 등이 있습니다. 조직 검사 자체는 정확도가 높지만 균이 없는 부위를 떼서 검사하면 균이 있는 사람도 음성으로 나올 가능성이 있습니다. 이것이 위음성입니다. 피 검사는 정확도가 매우 높습니다.

그런데 제균 치료 후에 최소 1~2년은 이미 만들어진 항체가 남아 있으므로 균이 없더라도 양성으로 나올 수 있습니다. 이것이 위양성입니다. 호흡 검사는 피 검사의 단점을 보완합니다. 헬리코박터균은 요소를 이산화탄소와 암모니아로 분해하는 성질이 있는데 이 성질을 이용한 검사입니다.

우선 방사성 동위원소 처리한 요소 알약을 복용하고 20분 후에 내쉰 공기를 채취하여 방사성 동위원소를 검사합니다. 혹시 알약 복용을 꺼림칙해 할 필요는 없습니다. 알약에 포함된 동위원소는 $1\mu Ci$(마이크로 큐리)로 극미량이며 자연에서 노출되는 방사선량 정도에 불과하여 유해하지 않은 양이기 때문입니다. 보통 치료하지 않은 사람은 피 검사를 하고 치료 후에 확인 검사는 호흡 검사를 권장합니다.

위암 발병률 세계 1위인 우리나라도 일본처럼 적극적으로 제균 치료해야 한다고 생각합니다. 제균 치료만큼 위암 발병률을 효과적으로 낮추는 방법은 없기 때문입니다. 저는 20~75세 연령에서 균이 발견되면 적극 치료를 권합니다. 1차 치료 성공률은 80% 가량이고 실패할 경우 2차, 3차, 4차 치료도 있습니다.

## 소화성 궤양 발병률이 여전히 줄지 않는 이유는?

이번 주제는 위암이 아니고 소화성 궤양입니다. 소화성 궤양에는 두 가지 주요 원인이 있습니다. 헬리코박터균 감염이 가장 많은 원인이고 진통소염제나 아스피린, 클로피도그렐clopidogrel 등의 약물 사용 증가가 또 다른 원인입니다. 두 원인 때문에 소화성 궤양 발병률이 줄지 않고 있습니다.

첫째, 위궤양 환자의 80%, 십이지장궤양 환자의 90%에서 헬리코박터균에 감염되어 있습니다. 그렇다면 제균 치료는 소화성 궤양 치료에 얼마나 도움을 주는 것일까요? 소화성 궤양의 특징이 치료도 잘되지만 재발도 흔합니다. 그런데 제균 치료 후에 재발률이 큰 폭으로 감소합니다. 제균 치료를 안 했을 때와 했을 때 재발률을 비교하면 위궤양은 59%와 4%, 십이지장궤양은 67%와 6%로 무려 10배 이상 차이가 납니다. 다시 말해 제균 치료 후에 궤양 재발은 거의 염려하지 않아도 될 정도입니다. 그러므로 헬리코박터균 제균 치료는 궤양 치료의 핵심입니다.

둘째, 진통소염제와 아스피린 등의 약물입니다. 이 약 때문에 속 쓰림과 위통을 호소하는 분이 많습니다. 위 조직에서는 프로스타글란딘이라는 점막 보호물질을 분비합니다. 그런데 이런 약물이 보호물질 분비를 억제합니다. 진통소염제는 관절염이나 만성통증 환자에서 장기 처방하기도 합니다. 장기 처방 환자들의 약 25%에서 궤양이 발생합니다. 진통제에 의해 생긴 궤양의 특징이 무통성 궤양입니다. 통증이 없는 이유는 약이 진통제이기 때문입니다.

통증이 없으니 좋을 것 같지만 그렇지가 않습니다. 진통소염제에 의해 생기는 궤양은 통증이 없기 때문에 위천공이나 출혈 등 심각한 합병증과 더불어 발견되는 경우가 많으므로 주의해야 합니다. 중요한 팁입니다. 따라서 진통소염제를 장기 처방 받는다면 작은 증상에도 진료받는 습관이 필요합니다. 또한 매년 내시경을 받는 것이 유익합니다.

아스피린은 심혈관질환이나 뇌혈관질환이 있는 경우 재발 방지 목적에서 장기 처방하는 약으로 역시 궤양과 출혈이 발생할 수 있습니다. 일부 진통소염제나 아스피린은 처방 없이 약국에서 구입할 수 있는 일반의약품입니다. 오남용에 주의해야겠습니다. 하지만 잘 활용하면 유익한 점이 많으므로 무조건 안 먹겠다는 생각보다는 지혜롭게 사용하면 되겠습니다.

정말 조심해야 할 분들은 헬리코박터균 보균자입니다. 이 분들이 진통소염제를 장기 복용한 경우 비감염자의 장기 복용에 비해 위궤양 발병률이 무려 50배나(!) 높습니다. 또한 의출혈 발생률도 5배 정도 높다고 알려져 있습니다. 제균 치료를 하면 이런 합병증을 아주 많이 낮출 수 있다는 의미입니다. 그러므로 진통소염제나 아스피린 장기 복용하는 분이라면 반드시 헬리코박터균 감염 여부를 검사하시기 바랍니다.

한편 헬리코박터균도 없고 진통소염제도 장기 복용하지 않는 사람이 궤양이 생길 확률은 어느 정도일까요? 겨우 1% 내외입니다. 이 통계를 본다면 제균 치료가 얼마나 중요한지 알 수 있습니다. 한편 헬리코박터균 감염자가 위궤양이 생겼다면 무엇을 먼저 치료해야 할까요? 위궤양을 먼저 치료 후에 제균 치료하는 것이 순서입니다.

진통소염제를 장기 복용할 때 궤양 예방 목적으로 쓰는 약물이 양성자펌프 억제제입니다. 위산 분비를 강력히 억제하여 소화를 방해하는 약물이지만 어쩔 수 없이 병용투여 하는 경우가 많습니다. 대신 필요한 최소량을 권장합니다. '큐란', '잔탁' 등으로 널리 알려진 히스타민 차단제 약물은 궤양 예방효과가 없다고 알려졌습니다. 오히려 증상을 감추므로 위 합병증을 두 배나 증가시킨다는 연구가 있습니다. 주의가 필요합니다.

궤양 말고 결절성 위염이 있습니다. 내시경으로 봤을 때 전정부에 무수히 많은 결절들이 보이는 경우입니다. 헬리코박터균 감염이 주된 원인입니다. 제균 치료하면 대부분 정상 점막으로 바뀝니다. 만약 치료하지 않으면 위축성 위염이나 장상피화생으로 진행하는 경향이 있습니다. 위 점막은 점액과 소화액과 위산을 분비합니다. 위축성 위염은 점막층 두께가 얇아진 것인데, 분비물 총량이 감소하므로 점액층 방어막도 약해지고 소화기능도 떨어지게 됩니다. 위축성 위염은 점막세포가 파괴되어 점막층 두께가 얇아지는 것이 특징입니다. 점막층이 얇기 때문에 내시경을 하면 점막 아래에 위치한 작은동맥이 잘 보입니다.

50세 이상 성인의 절반 정도는 위축성 위염이 있는 것으로 보고됩니다. 매우 높은 유병률입니다. 한편 장상피화생은 위축성 위염이 시간이 흐르면서 위 점막세포가 장 점막세포로 바뀐 것입니다. 위축성 위염과 장상피화생은 실과 바늘처럼 함께 발견되는 경우가 많습니다. 진행 순서는 급성위염 → 만성위염 → 위축성 위염 → 장상피화생 → 이형성 → 위암 순서입니다.

헬리코박터균 감염과 위축성 위염이 모두 있는 사람은 없는 사람에 비해 위암 발병 위험도가 무려 15배가 증가합니다. 헬리코박터균은 없고 위축성 위염만 있는 경우도 없는 사람에 비해 위암 발병 위험도가 6배 높습니다. 이것도 매우 높은 확률이지만 헬리코박터균 유무가 위암과 가장 연관성이 높다는 걸 알 수 있습니다.

위축성 위염과 장상피화생 모두 비가역적인 변화입니다. 비가역적 변화란 원래 상태로 회복되지 않는다는 의미입니다. 파괴된 점막은 재생되지 않으며 장 점막세포가 위 점막세포로 되돌아가는 일은 없다는 의미입니다. 장상피화생은 위암을 일으키는 최고의 악당이라 할 수 있습니다. 장상피화생이 있는 사람은 없는 사람에 비해 위암 발병 위험률이 무려 20배까지 높습니다. 참고로 흡연자는 비흡연자에 비해 폐암 발병 위험도를 10~20배 올립니다. 폐암에서 흡연만큼 위험한 것이 위암에서는 장상피화생입니다.

위궤양

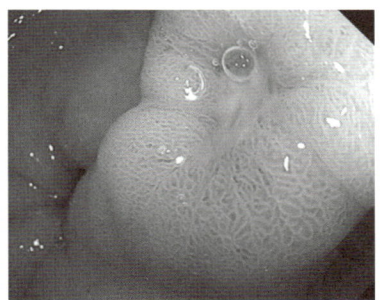

결절성 위염

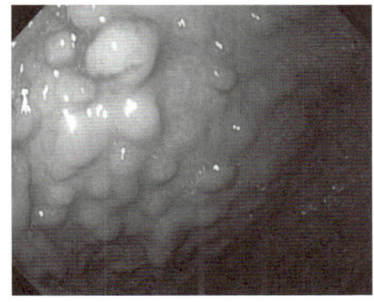

하지만 희망이 없지는 않습니다. 비가역적 변화라고 알려졌던 위축성 위염과 장상피화생이 최근 연구에 의하면 제균 치료 후에 어느 정도 호전된다는 보고가 있습니다. 나이가 젊을수록, 균 감염 기간이 짧을수록 호전되는 정도가 큽니다. 아무튼 헬리코박터균 감염 여부에 따라 위암 발병률이 큰 차이를 보이므로 제균 치료는 빠르면 빠를수록 좋습니다. 위축성 위염과 장상피화생은 제균 치료 후에도 정상 점막으로 돌아오지 못할 뿐 아니라 '전암 병변'입니다. 그러므로 진행되기 전에 제균하는 것이 너무 중요합니다.

## 위를 가장 빨리 망가뜨리는 최악의 식습관

40세 남성 강상범 씨를 내시경 검사했습니다.

"검사 결과 위염이 심하고 헬리코박터균 양성입니다. 일부 부위긴 하지만 위축성 위염 소견도 있습니다. 위축성 위염을 아실까요?"

상범 씨가 조금 놀랍니다.

"네. 암 전단계라고 들었습니다."

"40세면 위축성 위염이 좀 빨리 왔습니다. 혹시 안 좋은 식습관이 있을까요?"

"사실 오래된 식습관이 있습니다."

대학생 시절 자취하던 상범 씨는 라면을 박스로 사놓고 먹었습니다. 밥과 김치와 라면이 주 메뉴입니다. 라면에 김치를 넣어 끓이기도 하고 라면에 밥을 말아 생김치와 함께 먹기도 했습니다. 밥은 고두밥을 좋아합니다. 고슬고슬한 밥을 몇 번 씹지도 않고 삼킵니다. 밖에서 먹는 음식은 양이 많은 짬뽕이나 국밥 그리고 라면을 주로 먹었습니다. 모두 맵고 자극적인 위에 해로운 음식들입니다. 친구들과 술을 마실 때도 얼큰한 국물을 함께 먹었습니다.

자판기 커피도 매일 마셨습니다. 시험 기간엔 하루에 10잔을 마시기도 했습니다. 대학을 졸업할 때 쯤 상범 씨 위는 많이 약해졌습니다. 30세 이후부터는 속 쓰림과 위통, 신트림, 헛배부름 등의 증상을 자주 경험했습니다. 결혼도 하고 나이가 40이 되자 벌써 위축성 위염이 나타난 것입니다.

또 시골 사시는 83세 김삼례 할머니는 보호 1종입니다. 채소와 곡식을 자급하셔서 평생 시장을 거의 보지 않았습니다. 가공식품은 거의 안 드신 분입니다. 할머니는 처녀 때부터 50년간 소화장애를 가지고 사셨고 한 수저만 더 드셔도 체하곤 했습니다. 체중은 43kg로 왜소한 체격입니다. 식사 후엔 습관처럼 억지로 트림을 하십니다. '크헉' 하는 소리와 동시에 시큼한 위산 냄새가 진동합니다. 증상이 너무 심하고 오래되었으므로 내시경을 했습니다. 역시 심한 위축성 위염과 장상피화생 소견을 보이고 헬리코박터균 양성입니다.

"할머니. 위가 많이 안 좋다는 검사 결과가 나왔어요. 물이나 국에 말아서 드시는 것이 가장 위에 나빠요."

"밥이 모래 같아서 안 넘어가니 할 수 없이 그랬지. 그래도 일할라면 억지로라도 삼켜야 하는 거여."

할머니 치아는 틀니입니다. 당연히 효과적인 씹기가 안 됩니다.

그래도 오래 씹기의 중요성을 강조했습니다.

"할머니. 밥만 100번 이상 씹으면 입에서 줄줄 흘러내릴 정도가 되어요. 미음처럼요. 그 때 삼키세요. 반찬이나 국은 따로 드시고요. 그리고 식후에 비타민C 꼭 드세요. 비타민C는 최고 좋은 소화제여요."

할머니의 경우 위가 나빠진 이유는 두 가지입니다. 첫째는 헬리코박터균 감염이고, 둘째는 밥을 물이나 국에 말아서 먹는 식습관입니다. 입맛도 없고 치아가 좋지 않아서 말아 드시면 대충 씹고 삼킬 수가 있기 때문입니다. 국이나 물에 말아 먹는 것은 위를 가장 빨리 망가뜨리는 최악의 식사법입니다.

위 건강에 가장 효과적인 치료제는 '오래 씹기'입니다. 위와 장 건강을 위해 최고로 중요한 것이 저는 '오래 씹기'라고 모든 환자분께 말씀드리고 있습니다. 오래 씹기는 너무나 중요합니다. 비타민C 복용보다 중요할까요? 네! 오래 씹기가 더 중요합니다. 위가 약한 분은 당연하고 위가 건강한 분도 오래 씹기는 필수입니다. 입에 넣자마자 몇 번 씹지도 않고 삼키는 습관이 지속되면 아무리 건강한 위도 약해지게 됩니다.

우리나라 위장병이 많은 원인 중 하나가 바로 '된밥'이나 '고두밥'입니다. 정도의 차이가 있지만 대체로 부드럽지 않으면 된밥이라고 말합니다. 서양은 빵, 우리나라는 밥이 주식입니다. 빵은 밀을 곱게 빻은 밀가루로 만든 음식으로 소화가 쉽습니다. 밥은 쌀가루가 아닌 쌀 자체를 익힌 음식으로 빵보다는 소화가 힘듭니다. 부드러운 밥은 소화가 잘되지만 된밥은 소화가 잘 안됩니다. 그런데 된밥의 식감이 좋아서 어른이든 아이든 된밥을 좋아합니다. 위장 건강에 음식은 너무나 중요합니다. 매운 음식, 질기고 딱딱한 음식은 피해야 합니다.

여러분 가족은 어떠신가요? 된밥을 충분히 씹고 삼키면 괜찮겠지만 '빨리 먹기'는 보편적인 우리나라 식사 문화입니다. 입에 넣자마자 몇 번 씹고 삼키는 사람들이 너무 많습니다. 위 건강에 매우 해로운 습관입니다. 젊은 나이에는 증상이 나타나지 않지만 사실은 점막 손상이 꾸준히 진행되고 있습니다. 대충 씹고 삼킨 음식을 소화하기 위해 위에서 평소보다 많은 소화액과 위산을 분비해야 합니다. 또한 위에 머무르는 시간도 오래 걸립니다. 점액층의 방어벽이 뚫리게 되고 위산에 노출된 점막세포는 손상을 입습니다.

최상의 식습관이란 밥만 100번 씹어서 미음처럼 줄줄 흘릴 정도가 되면 삼키고 국이나 반찬은 따로 먹는 것입니다. 반찬이나 국을 밥과 함께 먹으면 충분히 안 씹힌 상태에서 삼켜지게 됩니다. 100번을 꼭 씹을 필요는 없지만 미음이 될 때까지 씹는다는 마음으로 오래 씹어야 합니다. 입맛이 없다고 미음이나 죽을 드시는 것은 좋은 방법이 아닙니다. 역시 수분 때문에 충분히 안 씹힌 상태에서 삼켜지게 됩니다.

밥을 오랫동안 씹으면 침에 의해 소화되어 단맛이 나게 됩니다. 단맛이 날 정도로 씹은 후에 삼키는 것이 좋습니다. 따라서 식사 시간을 30분 이상 충분히 가져야 합니다. 직장에서 시간 여유가 없다면 충분히 씹되 적은 양을 드시고 집에서 식사할 땐 이 원칙을 지키기 바랍니다. 평소 빨리 먹는 습관이 배어서 잘 안된다는 말씀을 많이 하십시오. 식탁에 책을 펴놓고 보시든, 핸드폰을 보시든 오래 씹는 습관을 익히기 바랍니다. 오래 씹기는 위 건강의 처음이고 마지막이라 할 정도로 가장 중요한 항목이기 때문입니다. 오래 씹기는 어떤 위장약보다 효과적인 치료 행위이며 아무리 강조해도 지나치지 않습니다.

빨리 먹기 습관이 반복된 결과가 위축성 위염과 장상피화생입니다. 위축성 위염의 초기 증상은 소화장애입니다. 빠르면 40대부터 증상이 나타날 수 있습니다. 한편 위축성 위염이 나타나는 시기를 앞당기는 원인이 맵고 자극적인 가공식품입니다. 요즘 학생, 청년들은 불처럼 매운 음식을 즐깁니다. 음식 이름도 '불'로 시작합니다. 뜨겁다고 외치는 식도와 위 점막의 비명 소리가 제 귀에 들리는 듯합니다.

'매콤달콤'하고, '단짠단짠' 한 음식은 진심으로 염려스럽습니다. 강렬한 매운 맛이 인기를 끌자 식품업계는 경쟁적으로 맵고 자극적인 음식을 만들고 있습니다. 입에서 화염방사기처럼 불을 뿜는 음식 광고를 하면서 국민 건강을 심각하게 해친다는 사실을 외면하는 것 같습니다. 이런 식품들이 위 점막세포를 파괴하고 위축성 위염과 장상피화생을 만드는 것입니다.

다음은 위가 안 좋은 환자분께 제가 설명하는 내용입니다. 여러분도 따라하시면 오랜 위장장애가 있더라도 기적을 체험하실 것이며 위가 건강한 분은 더욱 건강해질 것이라 확신합니다. 식사는 만족량을 먹으면 음식물이 위에 머무르는 시간도 길어지고 부피가 커져서 위 내부 압력이 상승하기 때문에 두 수저 정도 덜 먹는 것이 좋습니다. 밥은 쌀밥보다 잡곡밥이 정답입니다. 잡곡은 본인의 기호에 따라 고르면 되고 현미와 콩은 꼭 넣으시기 바랍니다. 현미는 최소 24시간 이상, 콩은 5시간 이상 물에 불리기 바랍니다. 그리고 금할 것은 술과 흡연입니다. 두 가지 모두 궤양 발병률을 증가시키고 치유도 어렵게 하므로 절제가 필요합니다.

- 식사량은 만족량의 80%
- 현미, 잡곡을 24시간 이상 충분히 불리기
- 밥만 오래 씹어 삼킨 후 반찬이나 국을 따로 먹기
- 저녁 식사 후 간식 금지
- 청국장, 된장국, 시래기국, 야채 많이 먹기
- 가공식품, 밀가루 음식, 유제품, 자극적인 음식 삼가기
- 금연과 금주, 커피 줄이기
- 1주에 한 끼 금식하기
- 식사 직후에 비타민C 분말 복용하기

김삼례 할머니는 제 설명대로 열심히 실천하셨습니다. 틀니여서 효과적인 씹기가 안 되는 데도 불구하고 오랫동안 씹으셨습니다. 신 비타민C 분말도 식후에 꼬박꼬박 드셨습니다. 결국 습관처럼 하던 신트림이 거의 사라졌고 소화도 몰라보게 잘된다고 기뻐하십니다.

## 역류성 식도염이 있는 의사가 매일 두 번씩 산책하는 이유

내과의원 원장 김현승 씨는 올빼미형 수면 패턴입니다. 보통 자정을 넘기고 1시경 잠자리에 듭니다. 아침 기상 시간은 7시 15분, 늘 잠이 부족한 김 원장의 대안은 점심 식후 30분 정도 낮잠을 자는 것입니다. 그런데 역류성 식도염에 걸린 후로는 낮잠을 자지 못합니다. 먹고 바로 누우면 시큼한 위액과 음식물이 올라오기 때문입니다. 대신 숟가락 놓자마자 산책을 나갑니다. 김 원장은 점심과 저녁 식사 후에 산책 나가는 것이 기본 일과가 되었습니다.

김 원장의 역류성 식도염은 왜 생겼을까요? 밤 늦게까지 잠을 자지 않으면 식욕을 부르는 호르몬 그렐린의 분비가 증가합니다. 야식을 먹기 십상이죠. 배가 부르면 잠이 옵니다. 배부른 상태에서 누워 자는 것이 역류성 식도염이 발생할 수 있는 최상의 조건입니다. 위 속 음식물이 소화되면서 위산과 가스가 생성됩니다. 위 내부 압력이 증가합니다. 식도 하부 괄약근이 조이고 있지만 야식 먹는 습관이 반복된다면 언젠가는 괄약근이 느슨해지고 역류가 발생합니다.

한번 느슨해진 괄약근은 회복이 어렵고 조금만 위 내부 압력이 올라가면 열리게 됩니다. 김원장은 언젠가부터 점심 먹고 누울 때마다 상복부가 쓰린 증상을 느꼈습니다. 역류성 식도염의 결정적인 원인을 이해하시겠지요. 한번 생기면 치료가 어렵습니다. 식도 하부 괄약근을 조이는 수술이 있기는 하지만 수술까지 하는 경우는 매우 드뭅니다. 강력한 산 분비 억제제를 2달간 복용하면 식도염이 아뭅니다. 그러나 근본 치유는 아니며 자꾸 재발합니다.

약물의 단점도 많습니다. 산 분비를 억제하면 소화가 잘 안되고 필수 영양소 흡수도 감소합니다. 위산은 미네랄과 단백질 등 영양소 흡수에 필수입니다. 역류성 식도염 약물을 장기 투여한 환자들 가운데 골다공증이 오는 경우가 있습니다. 위산이 부족하면 칼슘 흡수가 감소하기 때문입니다. 또한 빈혈이 오기도 합니다. 철분 흡수가 감소하기 때문입니다. 그러므로 장기간 산 분비 억제제를 투여하는 중이라면 골밀도 검사와 빈혈 검사도 주기적으로 필요할 것입니다.

위산이 적어지면 음식 속에 있는 유해 미생물을 죽이지 못합니다. 감염 가능성도 올라갑니다. 산 분비 억제제를 장기 투여하는 것은 득보다 실이 많을 수 있습니다. 그럼에도 불구하고 현실에서는 오랜 기간 이 약을 복용하는 경우가 많습니다. 그런데 비타민C는 음식물을 빠르게 십이지장으로 내려보내고 위를 비우게 되므로 역류 예방효과가 있습니다. 역류성 식도염이 있다면 비타민C 복용은 필수입니다. 역류성 식도염은 치료가 어려우니 관리와 예방에 신경 써야 합니다.

핵심은 만족량에서 두 수저 덜 먹기, 오래 씹기, 식후 비타민C 복용하기, 식후 산책하기입니다. 산책은 소화를 촉진합니다. 그리고 식도 괄약근을 이완시키는 카페인 음료를 제한하고 술과 담배를 피합니다. 현승 씨는 역류성 식도염을 개선하기 위해서라지만, 하루 두 번씩 산책을 즐기는 기쁨도 누리게 되었습니다. 그리고 여기에 식사 후 최소 3시간 이후에 눕는 것이 좋습니다. 점심 먹고 바로 낮잠을 자거나 밤에 야식 먹고 잠자는 것이 가장 위험한 행동입니다. 이렇게 실천한다면 식도 괄약근이 느슨해지는 일은 많이 개선될 것입니다.

# 뼈혁명:
# 말기암 사망률보다 높은
# 골다공증 골절 극복하기

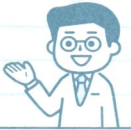

장모님께서 아침 일찍 전화를 하셨습니다.

"오서방~ 며칠 전부터 등이 다시 아프네. 자네가 한 달 전에 주사 놔주고 여태 안 아팠는데 그 자리가 다시 아프네."

"흉추 압박골절 부위가 다시 아프신 거 같네요. 어머니~ 빨리 가겠습니다."

장모님은 올해 93세입니다. 흉추 11번과 12번, 요추 1번에 압박골절이 있습니다. 압박골절은 10여 년 전부터 생겼고 두 달에 한 번 정도 흉추 주위에 통증주사를 놓고 진통제도 자주 드십니다. 흉추나 요추 압박골절은 70세 이상 여성에 매우 흔합니다.

원인은 골다공증입니다. 척추 뼈가 내려앉으면서 사각형 모양의 척추 높이가 낮아집니다. 반듯이 내려앉으면 키만 작아지고 앞쪽이 많이 주저앉으면 상체가 앞으로 숙여지므로 꼬부랑 할머니가 됩니다. 뒤쪽이 많이 내려앉으면 상체가 뒤로 젖혀지는데, 넘어지지 않기 위해 허리에 손을 받치고 불편한 자세로 걸어야 합니다. 척추 압박골절의 안타까운 특징이 있습니다.

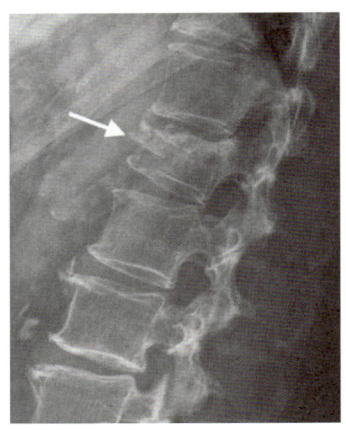

척추가 압박 골절된 모습

앞쪽이 더 내려앉으면 허리가 구부러진다.

우선 뾰족한 치료방법이 없습니다. 시멘트 물질을 채워넣기도 하지만 효과는 제한적입니다. 또 대부분 수술이 불가합니다. 뼈가 물러진 것이 원인이므로 나사로 고정할 수도 없습니다. 그리고 오랜 기간 통증으로 고생합니다. 척추가 내려앉으면서 주위 조직과 신경을 짓누르기 때문입니다. 결국 골다공증을 초기에 발견하고 치료해서 진행을 막는 것이 최선입니다.

## 골다공증 골절이 심근경색의 원인이 된다고?

69세 여성 신은성 씨는 몇 달 전 화장실 욕조에서 미끄러졌습니다. 좌측 대퇴골 경부와 우측 늑골 두 군데 골절이 생겼고 대퇴골 골절은 수술을 받았습니다. 입원 검사를 해보니 골다공증이 있었습니다. 퇴원 후에도 통증은 계속되고 다리에 힘이 들어가지 않았습니다. 그래서 많은 시간을 침대에서 보냈고 진통제를 자주 복용해야 했습니다.

낙상 사고 전까지 어떤 약도 먹지 않았을 정도로 건강했습니다. 혈압이나 당뇨도 없었습니다. 사고 후 7개월이 지난 어느 날 왼쪽 가슴을 칼로 찌르는 듯한 날카로운 심한 통증을 느낀 은성 씨는 119를 불러 응급실을 찾았습니다. 급성심근경색 소견이 나왔고 심폐소생술을 했지만 안타깝게도 세상을 떠나고 말았습니다.

고혈압, 당뇨병도 없었는데 어떻게 심근경색이 갑자기 생길 수 있을까요? 은성 씨의 치명적인 심근경색 원인은 활동량 감소와 진통소염제 복용입니다. 활동량이 적으면 혈당 조절이 안 되고 혈관 손상이 빨라집니다. 진통소염제는 혈관 확장물질의 생성을 방해하므로 심근 혈액순환이 감소합니다. 운동을 못하면 대사 노폐물 배설이 안 되고 염증이 점점 누적됩니다. 이런 다양한 원인들이 합쳐져서 심근경색이 발생한 것입니다.

2022년 1년 동안 골다공증이 원인인 골절이 발생한 건수는 여성 33만 건, 남성 10만 건이나 됩니다. 합이 43만 건입니다. 정말 어마어마한 수치입니다. 1년간 발생한 모든 암 발생 건수를 합하면 28만 건입니다. 암 발생 건수보다 많습니다. 그런데 골절 후 1년 내 사망률이 고관절 골절은 17%, 척추 골절은 5%나 됩니다. 대부분의 암 사망률은 이보다 훨씬 낮습니다. 골다공증성 골절은 암보다 예후가 나쁜 무서운 병이라 할 수 있습니다.

그럼에도 실상은 골다공증에 대한 인식이 부족합니다. 골다공증이 있는데도 검사를 안 하기 때문에 자신이 골다공증이 있다는 사실을 모르는 사람이 매우 많습니다. 검사를 받고 골다공증을 진단받은 후에 치료받지 않는 분도 많습니다. 아무 증상이 없기 때문에 가볍게 여기기 때문일 것입니다. 사실 골다공증은 아주 무시무시하고 치명적인 병입니다. 그러므로 이 사실을 알리기 위해 이 장을 쓰고 있습니다.

고혈압과 골다공증을 비교해 볼까요? 둘 사이에 어떤 공통점이 있을까요? 고혈압 별명이 '침묵의 살인자'입니다. 아무 증상이 없다가 갑자기 심근경색, 뇌졸중 등 치명적인 합병증이 나타나기에 붙여진 이름입니다. 골다공증도 그렇습니다. 아무런 증상이 없다가 갑자기 골절을 당합니다. 둘 사이에 차이가 있습니다. 심근경색이나 뇌졸중은 급성기를 지나면 비교적 평온한 일상을 유지합니다. 최소한 육체적 통증은 없습니다.

골다공증 골절은 다릅니다. 보통의 골절은 잘 붙고 붙은 후에는 대개 문제가 없습니다. 그러나 골다공증 골절은 잘 붙지 않습니다. 골다공증 골절의 흔한 위치가 척추와 대퇴골 경부입니다. 척추 골절은 압박골절 형태로 나타나는데 주저앉은 척추가 절대로 원래 상태로 돌아오지 않습니다. 키가 작아지면서 주위의 근육과 신경을 짓누르기 때문에 오랫동안 통증에 시달립니다.

골절 이전의 삶과 이후의 삶은 현격한 차이를 보입니다. 진통제를 오래 복용해야 하고 활동 제한도 많습니다. 허리가 구부러지면 보행 자체가 힘들어져서 외출도 꺼려집니다. 달리기나 걷기를 포함해서 모든 형태의 운동도 제한을 받습니다. 대퇴골 경부 골절의 경우 1년 사망률이 무려 20% 정도입니다. 말기 암 사망률보다 오히려 높습니다. 그러므로 골다공증은 또 하나의 무시무시한 '침묵의 살인자'라고 말할 수 있습니다.

고혈압이 있는데도 약을 먹지 않는 사람은 많지 않습니다. 그런데 골다공증을 진단받고 치료를 안 하는 비율은 아주 많습니다. 증상이 없다고 골다공증을 가볍게 봅니다. 골다공증이 있는지 몰라서 치료 안 하고 알고도 안합니다. 그래프에 보면 골다공증과 골감소증을 합한 수치는 50대 여성은 74%, 70세 이상 여성은 무려 99%입니다. 그리고 70세 이상 남성은 74%입니다. 고혈압보다 훨씬 유병률이 높습니다. 그러므로 50대 이상 여성, 60대 이상 남성이라면 골밀도 검사를 꼭 받아보세요.

**50대 이상 여성과 남성의 골질환 유병률 비교**

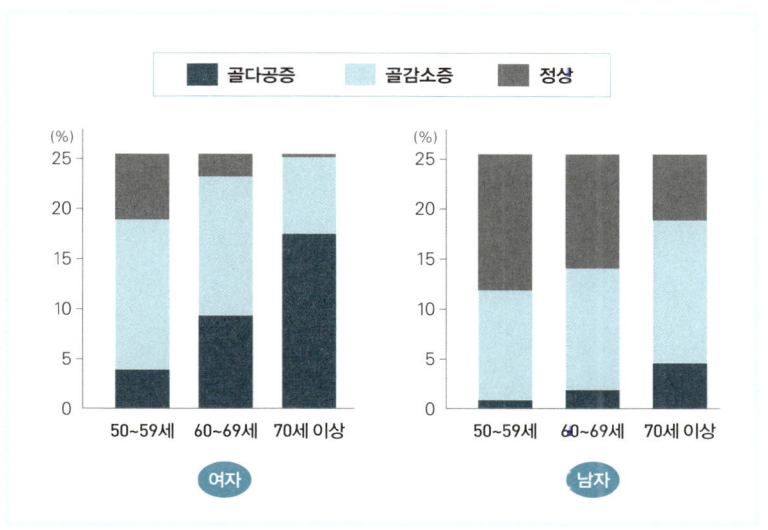

출처: 대한골대사학회

## 뼈에 구멍이 많아서 골다공증이 아닙니다

뼈는 기본적으로 콜라겐 등 단백질에 미네랄이 붙어 굳어 있는 구조입니다. 칼슘이 가장 중요한 미네랄이며 마그네슘, 인, 철 등 많은 종류의 미네랄이 섞여 있습니다. 미네랄은 뼈를 단단하게 하고 콜라겐은 유연성을 부여하여 부러지지 않게 합니다. 콘크리트에 비유하면 시멘트와 모래는 칼슘과 기타 미네랄에 해당하고 철근은 콜라겐에 해당됩니다. 뼈에는 정상적으로 구멍이 많습니다. 나이가 들수록 구멍이 커지면서 뼈밀도가 감소합니다. 골다공증은 구멍의 수가 많아진 것이 아닙니다. 밀도가 기준치 이하로 감소한 것을 '골다공증'이라고 합니다.

뼈에는 조골세포와 파골세포가 있습니다. 파골세포는 늙은 뼈를 파괴하고 조골세포는 파괴된 부위에서 새로운 뼈를 만듭니다. 전신의 뼈가 완전히 새로운 뼈로 바뀌는데 10년 정도 소요됩니다. 90세를 산다면 9번 뼈가 바뀌는 셈입니다. 조선 시대 평균 수명은 40세가 안 된다는 연구가 있습니다. 그 시대엔 골다공증이 문제되지 않았을 겁니다.

뼈 밀도는 30대에 최고를 찍고 평생 동안 조금씩 감소합니다. 골밀도 검사하면 T점수가 나오는데 −1에서 −2.5 사이는 골감소증(골다공증의 전 단계), −2.5 이하이면 골다공증이라고 합니다. −3.5 이하이면 심한 골다골증이라고 할 수 있습니다. 65세 이상 여성과 70세 이상 남성은 골밀도 검사가 보험적용을 받습니다. 약 2만원이면 검사를 받을 수 있습니다.

이보다 나이가 적더라도 비외상성 골절 병력, 저체중(체질량지수 18.5kg/㎡ 미만), 40세 이전 폐경 또는 외과적 수술에 의한 폐경, 스테로이드 등 골다공증을 유발할 수 있는 약물을 복용하는 것과 같은 사유가 있다면 보험이 적용됩니다. 보험적용이 안 되더라도 비용이 4~5만 원 정도입니다. 골다공증은 골절 예방이 가장 중요하므로 성인이라면 골밀도 검사를 추천합니다.

**매년 증가 추세인 골다공증 골절 환자 수**

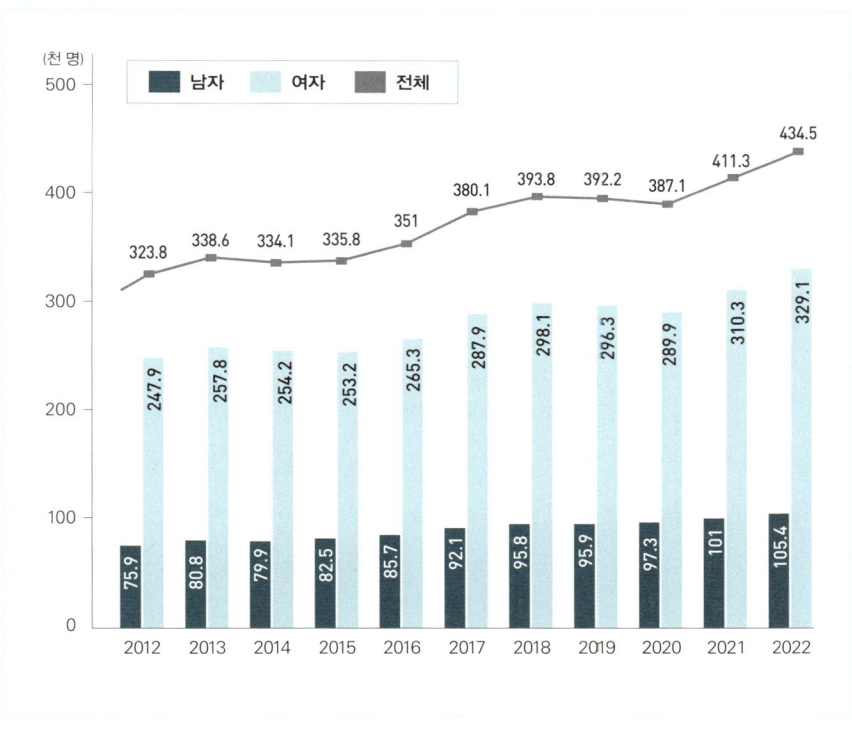

출처: 대한골대사학회

## 골다공증이 폭증한 결정적 원인 1가지

　2010년 영국 연구입니다. 골다공증을 예방하기 위해 칼슘과 비타민D를 먹었는데 심근경색과 뇌경색 발병이 20% 가까이 증가했습니다. 원인은 비타민K2 부족입니다. 비타민D는 칼슘 흡수를 증가시켜 혈액에 칼슘이 증가합니다. 증가된 칼슘이 뼈에 고정되려면 아연, 마그네슘, 인, 비타민K2가 충분해야 합니다. 이 중에서 비타민K2가 핵심입니다. 비타민K2는 혈액 속 칼슘을 뼈에 고정시키는 일을 합니다.

　비타민K는 K1과 K2가 있습니다. K1은 식물의 엽록소에 존재하고 혈액 응고작용을 합니다. 비타민K1 부족은 거의 없습니다. 비타민K2는 혈액 속 칼슘을 뼈에 부착시키는 일을 합니다. K2의 다른 중요한 기능은 혈관에 낀 칼슘을 빼내는 작용입니다. 동맥경화 부위에는 칼슘이 섞여 있는데 칼슘이 많이 섞이면 동맥경화가 진행되고 단단해집니다. 반대로 칼슘을 제거하면 동맥경화가 약해져서 완화됩니다.

　비타민K2는 혈관 벽뿐만 아니라 모든 조직에 박혀 있는 칼슘을 빼내어 뼈로 이동시키는 역할을 합니다. 가령 어깨 관절의 석회화나 만성염증 부위에 있는 칼슘을 녹여서 뼈로 보냅니다. 그러므로 비타민K2는 골다공증과 동맥경화증을 동시에 예방도 하고 치료도 하는 엄청난 기능을 하는 것입니다. 비타민K2의 유익함을 많은 사람들이 잘 모르지만 그 중요성은 아무리 강조해도 지나치지 않습니다.

그런데 현대인의 상당수가 비타민K2 절대 부족입니다. 비타민 K2는 고기나 생선, 계란 노른자, 버터 등에 있습니다. 현대인은 이런 음식을 자주 먹습니다. 그런데 왜? 비타민K2가 부족할까요? 비타민K2 부족의 1등 원인은 무엇일까요? 바로 가공식품입니다.

**사료 먹인 가축이나 생선**

비타민K1은 푸른 잎의 엽록소에 포함되어 있는데 푸른 풀을 먹은 동물은 엽록소에 있는 비타민K1을 장 미생물이 K2로 변환시킵니다. 풀을 많이 먹을수록 비타민K2 양도 증가합니다. 사료에는 비타민K1이 적습니다. 따라서 사료 먹인 동물이나 생선은 비타민K2가 부족합니다.

우리나라에서 풀 먹여 키운 동물은 매우 드뭅니다. 미국에서도 사료 먹인 소가 90%로 압도적으로 많습니다. 따라서 비타민K2도 적습니다. 곡식 먹인 소 우유 100cc 당 겨우 1㎍의 비타민K2가 있습니다. 그런데 곡식 먹인 우유로 만든 치즈에는 100g당 76㎍이나 있습니다. 그 이유는 세균 발효에 의해서 새로 생성되기 때문입니다. 비타민K2를 먹어야 한다면 우유보다 치즈가 훨씬 유익합니다.

**굽거나 튀긴 요리**

굽거나 튀기면 비타민K2가 '수소화' 됩니다. 수소화된 비타민 K2는 기능을 못할 뿐 아니라 오히려 유해한 효과를 냅니다. 마가린과 쇼트닝 안에는 수소화된 비타민K2가 있습니다. 피자, 라면, 스파게티, 스낵 등 많은 가공식품은 마가린과 쇼트닝을 사용합니다.

현대인은 변질되어 효과가 없을 뿐 아니라 유해한 비타민K2를 먹습니다. 실상을 살펴보면 가공식품 섭취가 비타민K2 부족의 1등 원인입니다.

비타민K2는 우리나라 식약처에서 아직까지 등록되지 않는 성분입니다. 심사 중이고 조만간 등록될 예정입니다. 그러므로 현재는 보충제 성분으로 표기하지 못합니다. 만약 국산 제품 중에 비타민K라고 표기가 되어 있다면 비타민K1을 의미합니다. 하지만 K1 부족은 드뭅니다. 비타민K2 복용량에 관한 연구는 하루 100㎍ 내외의 용량으로 골다공증과 동맥경화에 유익한 효과가 있음을 보고합니다. 그러므로 하루 100㎍ 정도가 현재로선 적당량으로 생각되며 200㎍ 정도는 무난할 것으로 여겨집니다. 사실 대다수 제품이 100㎍ 내외입니다.

비타민K2는 지용성 비타민입니다. 비타민K2의 영어명이 메나퀴논menaquinone, MK인데 MK4~MK10까지 종류가 많습니다. 이 중 MK4는 고기나 생선의 지방조직에 주로 들어있고 MK7은 청국장이나 낫토에 들어있습니다. 청국장이나 낫토에 있는 고초균이 MK7을 만듭니다. MK4보다는 MK7 형태가 흡수율이나 생체이용률이 훨씬 좋기 때문에 보충제의 대부분은 MK7 형태입니다. 그런데 만약 콩 알레르기가 있다면 MK4 제품을 선택하시기 바랍니다.

낫토는 다른 어떤 음식보다 압도적으로 비타민K2가 많습니다만 청국장도 낫토만큼이나 많이 들어있습니다. 낫토 한 봉지(40g)에는 비타민K2가 약 400㎍ 들어있습니다. 그런데 청국장이 낫토보다 훨씬 맛도 좋고 구하기도 쉽습니다. 그러므로 보충제 대신 청국장

**음식 종류별 100g당 비타민K2 함량**

| 음식 종류(100g) | 비타민K2 함량(μg) |
|---|---|
| 낫토 | 1100 |
| 곡식 먹은 소의 우유 | 1 |
| 곡식 먹은 소의 우유로 만든 치즈 | 76 |
| 버터 | 15 |
| 달걀 노른자 | 32 |

이나 낫토를 즐겨 먹으면 골다공증 예방효과도 최고입니다.

만약 혈액 응고를 억제하여 혈전 생성을 예방하는 항응고제 '와파린'을 복용하고 있다면 비타민K2 섭취에 주의하야 합니다. 와파린은 비타민K1과 구조가 유사합니다. 비타민K1은 혈액 응고를 촉진하고 와파린은 혈액 응고를 억제합니다. 서로 상반된 효과를 냅니다. 비타민K2는 어떨까요? 비타민K2 효과는 주로 칼슘 대사와 관련된 효과이고 혈액 응고효과는 미미합니다. 연구에서도 비타민K2 용량

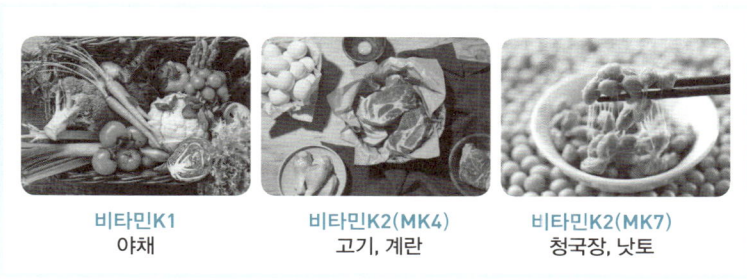

비타민K1  
야채

비타민K2(MK4)  
고기, 계란

비타민K2(MK7)  
청국장, 낫토

비타민K1은 야채, 비타민K2 중 MK4는 고기나 계란, 유제품에, 비타민K2 중 MK7은 청국장과 낫토에 풍부하다.

이 5,000㎍ 이하에서는 와파린 효과를 방해하지 않는 것으로 나왔습니다. 현재 나와 있는 비타민K2 제품 용량은 대부분 100~200㎍ 내외입니다. 따라서 와파린 복용중인 분도 비타민K2 투여를 염려할 이유가 없습니다. 그래도 규칙적인 간격으로 INR 검사는(와파린 복용자에게 하는 응고 지연 검사) 필요합니다.

# 혈관혁명:
# 대부분의 성인병 원인
# 혈관질환 이겨내기

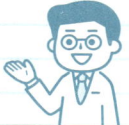

킬레이션 주사 성분은 EDTA<sub>Ethylene-Diamine-Tetraacetic Acid</sub>라는 물질입니다. 이 주사 치료의 본래 목적은 중금속 배설입니다. 하지만 동맥경화증에 효과가 있음을 발견한 후부터 혈관질환 치료에도 이용되었습니다. 1953년 미국 심장내과의사인 클라크 박사<sub>Norman E. Clark</sub>가 협심증 치료에 킬레이션 주사를 최초로 시행했습니다. 무려 70년 전 일입니다. 즉, 이 주사 치료의 역사는 매우 매우 오래되었습니다. 그런데 우리나라에선 아직도 킬레이션 주사를 모르는 의사들이 많습니다.

## 활성산소를 폭증시키는 중금속, 중금속을 배출하는 킬레이션

킬레이션 치료의 최고 권위자는 하버드 의대를 졸업한 심장병 전문의인 크랜턴 박사Elmer M. Cranton입니다. 박사는 심장병 환자에게 킬레이션 치료를 많이 시행한 후에 책을 출판했습니다. 《기적의 킬레이션 치료법》이란 제목으로 번역되어 한국에도 소개된 책입니다. 주사 치료 후에 환자들은 흉통과 다리 저림 등의 증상이 줄어들고 더 오랫동안 걸을 수 있었습니다. 이유는 동맥경화가 호전되어 혈류량이 많아진 때문입니다.

혈관질환 치료 목적의 킬레이션 주사 치료는 2006년까지 통계상 100만 명 이상의 환자들에게 2,000만 회 이상 시행됐습니다. 이토록 오랫동안 수많은 치료가 행해졌음에도 불구하고 대중에게 널리 알려지지 않은 이유는 경제적 이유 때문입니다. 킬레이션 치료가 비싸서가 아닙니다. 오히려 반대입니다. 미국에서 심혈관 스텐트 삽입 비용이나 심혈관 수술 비용은 매우 고가입니다. 킬레이션 비용은 상대적으로 너무 저렴하기 때문에 의사들에게 매력이 없었던 것입니다.

하지만 킬레이션 치료 효과는 무시할 수 없을 정도로 뛰어납니다. 1994년에 19개의 킬레이션 논문을 분석한 결과가 발표되었습니다. 2만 2,000명이 치료를 받았는데 87%에서 혈관기능이 개선된 결과가 나왔습니다. 비타민C 치료의 아버지라고 불리는 라이너스 폴링 박사는 노벨상을 두 번이나 수상한 위대한 과학자입니다.

폴링 박사는 "킬레이션 치료는 동맥경화에서 수술적 치료보다 더 안전하고 경제적이며 매우 적합한 치료이다"라고 갈했습니다.

1980년대 후반에 활성산소 개념이 알려졌습니다. 모든 질병의 90% 이상은 활성산소에 의한 만성염증 때문이라는 겁니다. 특히 혈관의 동맥경화는 활성산소가 원인이 됩니다. 그래서 활성산소를 중화시키는 항산화제가 주목받게 되었고 항산화제의 대표인 비타민C가 세계적으로 대중화되었습니다. 그런데 철이나 구리 등 몇 가지 미네랄과 중금속이 활성산소를 만드는 촉매 역할을 한다는 사실이 밝혀졌습니다.

촉매가 작동하면 평소보다 백만 배나 더 많은 활성산소가 생성될 수 있습니다. '피떡'이라 부르는 혈전 속에는 철, 구리, 카드뮴, 납, 수은 등 여러 중금속들이 들어있습니다. 이들이 지속적으로 활성산소를 폭증시켜서 동맥경화증을 악화시킵니다. 반대로 중금속을 제거하면 동맥경화 진행을 억제할 수 있고 플라크 크기를 줄일 수도 있습니다.

1950년대부터 킬레이션 주사를 혈관질환 치료에 사용했습니다. 킬레이션 주사는 중금속과 철, 구리 등을 빼내어 소변으로 배출합니다. 킬레이션 치료로 중금속 등을 제거하면 활성산소 발생이 대폭 줄고 인체의 자가치유 기전이 작동하여 동맥경화반의 크기가 줄어드는 것입니다. 1950년대부터 현재까지 수백만 명이 넘는 동맥경화 환자에게 킬레이션 치료가 행해졌는데 활성산소 개념이 뒤늦게 알려지면서 치료 기전이 밝혀진 것입니다.

킬레이션 치료가 동맥경화증에 좋은 효과를 내는 이유 중 하나로 특별히 '철' 배설에 주목합니다. 동맥경화 부위에 적혈구가 부딪혀서 깨지면 적혈구 내에 있던 철 이온이 침착됩니다. 철은 '펜톤 반응'이라고 불리는 활성산소 발생의 촉매로 작용하므로 플라크가 커지는 핵심 원인이 됩니다. 활성산소는 여러 종류가 있는데 펜톤 반응 결과 생성된 활성산소는 가장 독성이 강한 하이드록실 라디칼입니다.

그런데 킬레이션 주사의 효과는 얼마나 될까요? 킬레이션 주사 전과 후의 소변 철 농도를 검사하면 주사 후에 무려 50~100배나 철 배설이 증가함을 보여줍니다. 납과 철은 킬레이션 주사로 가장 배출이 잘되는 금속입니다. 철은 인체 내에서 이온 상태로 존재할

**킬레이션 전, 후 소변 중금속 배설량 비교**

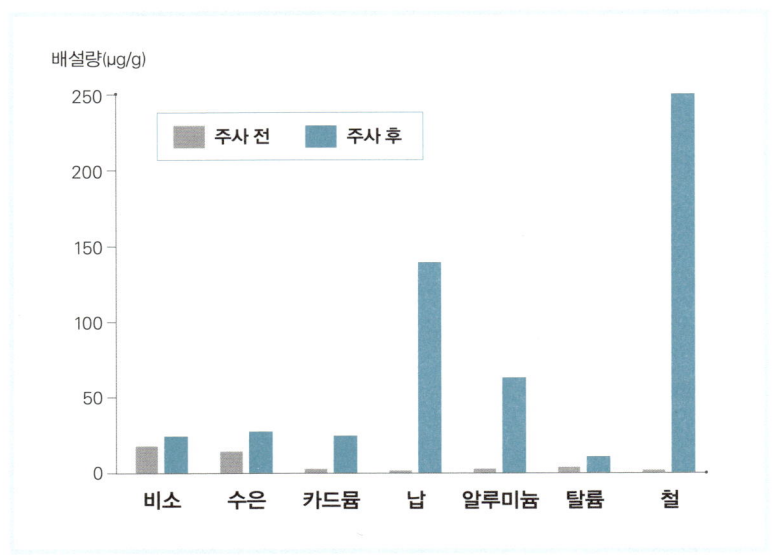

때 활성산소 발생을 무려 백만 배까지 증가시킵니다. 동맥경화 부위에 박혀있는 철이 동맥경화를 계속 악화시키는 것입니다.

철은 양날의 검과 같습니다. 인체 내에서 철의 대부분은 적혈구에 존재합니다. 다행스럽게 킬레이션 주사는 적혈구 내부의 철은 건들지 않으며 동맥경화 부위에 존재하는 철분만 배출시킵니다. 즉, 불필요하고 해를 끼치는 철분만 골라서 배출시키므로 빈혈을 일으키지 않습니다. 빈혈은 염려하지 않아도 됩니다.

다음은 저희 의원에서 건강한 52세 남성 자원자에게 킬레이션 주사를 맞기 전과 후에 소변을 채취하여 중금속 농도를 검사한 그래프입니다. 주사를 맞은 후에 중금속 배설량이 급증함을 알 수 있습니다. 철, 납, 알루미늄, 카드뮴 배설효과가 탁월합니다. 카드뮴 8배, 알루미늄 16배, 납은 70배, 철은 101배나 많이 배설됨을 알 수 있습니다.

원래 킬레이션 주사는 수은 배출효과는 거의 없다고 알려졌습니다. 지금의 킬레이션 방식은 여러 주사를 병합 투여하기 때문에 수은도 꽤 배설됩니다. 이 실험에서 수은은 거의 두 배 가까이 배설량이 증가하였습니다. EDTA 단독 투여는 수은 배설효과가 약하지만 수은 배설효과가 있는 비타민C, 글루타치온, 리포익산, 셀레늄 등 여러 주사제를 병용 투여한 결과 두 배 가까이 배설이 증가된 것입니다.

수은 배설효과가 좋다고 알려진 경구약은 DMSA와 DMPS입니다. 두 약제 모두 부작용이 약간씩 있습니다. 상대적으로 부작용이 덜한 DMSA를 해외 직구를 통해 투여하는 환자를 가끔 만납니다.

이 약제를 드신다면 간헐적으로 피 검사가 필요합니다. DMSA 부작용으로 간, 신장, 골수 등에 영향을 미칠 수 있기 때문입니다.

### 혈관병 최고의 치료제, 킬레이션 주사

킬레이션 주사는 매우 안전한 약물입니다. 몇 가지 원칙을 지키면 마치 비타민C 주사만큼이나 부작용이 거의 없습니다. 70년 동안이나 오래 행해진 이 좋은 치료를 모르는 의사들이 많습니다. 대부분의 성인병은 혈관질환이고 혈관질환의 거의 대부분은 동맥경화가 원인입니다.

동맥경화는 활성산소에 의한 만성염증질환입니다. 킬레이션 치료는 현대인의 질병 치료에 너무나 필수적인 치료라고 생각합니다. 글루타치온, 리포익산, DMPS, DMSA, 셀레늄, 요오드, 비타민C 등의 경우 킬레이터도 있습니다. 향후 혈관질환 치료의 대세는 비타민C와 킬레이션 치료라고 생각합니다.

투석 시기를 늦추려고 내원했는데, 킬레이션 치료로 신기능이 정상이 된 경우도 있습니다. 65세 남성 이상범 씨는 30년 전 고혈압을 진단받았고, 20여 년 전 심근경색으로 스텐트를 3군데 받았습니다. 최근에 당뇨병 진단도 받았습니다. 부친께서 뇌졸중으로 별세하셨고 모친도 당뇨 합병증으로 별세한 가족력이 있습니다. 상범 씨의 병력을 보면 젊은 나이인 40대에 심근경색이 생겼습니다.

"대학병원에서 경동맥 협착이 심하다고 들었습니다. 70% 협착이라고 하고 신기능도 나빠져서 이렇게 가다가는 투석을 해야 할지 모른다고 하더군요. 이렇게 약만 먹으면 안 도겠다 싶어서 소문을 듣고 왔습니다."

상범 씨가 내원했을 때 경동맥 초음파 결과는 양측 경동맥이 각각 50%가량 좁아져 있었고 흰색 플라크가 여러 개 보였습니다. 동맥경화 부위에 칼슘이 많이 침착되면 초음파가 칼슘에 반사되어 흰색으로 보입니다. 즉, 칼슘이 많다는 의미입니다.

상범 씨에게 7개월 동안 20회 킬레이션 치료를 시행했습니다. 결과는 놀라웠습니다. 신장기능을 나타내는 혈청 크레아티닌 수치는 처음에도 그리 높지는 않았지만 완전한 정상 수치로 회복되었습니다. 만성염증 지표인 저장철(페리틴) 수치도 정상으로 바뀌었고 당화혈색소는 당뇨 전 단계 수준까지 떨어졌습니다. 동맥경화를 악화시키는 호모시스테인 수치는 최소한 8 이하를 권장하는데 14로 아직은 높습니다.

상범 씨의 모발 검사 결과를 보면 수은과 알루미늄이 증가되어 있습니다. 킬레이션 치료를 통해 혈관 건강이 드라마처럼 호전되

**이상범 씨의 검사 결과**

| 검사 | 내원 시 | 7개월 후 | 비고 |
| --- | --- | --- | --- |
| 크레아티닌(mg/dℓ) | 1.4 | 1.2 | 신장기능 |
| 페리틴(ng/mℓ) | 246 | 134 | 만성염증 |
| 당화혈색소(%) | 7.1 | 5.7 | 당뇨 지표 |
| 호모시스테인(μmol/ℓ) | 16 | 14 | 동맥경화 유발 |
| CRP(mg/ℓ) | 3.8 | 1.6 | 급성염증 |

었는데 이 치료는 중금속도 당연히 배설됩니다. 수은과 알루미늄은 특히 뇌 조직에 많이 축적되면서 염증을 일으키고 뇌세포를 사멸시킵니다. 따라서 알루미늄과 수은이 높은 사람은 뇌 증상이 많습니다. 상범 씨는 어지럼을 많이 호소하셨는데 치료한 지 몇 개월이 지나자 어지럼이 사라졌습니다. 뇌혈류가 좋아지고 중금속도 빠진 것이 도움이 될 것은 물론입니다.

다만 '치료를 더 했으면 어땠을까' 하는 좀 서운한 마음은 듭니다. 아직 경동맥 협착이 많이 남아 있고 혈관질환이 오랜 세월 지속되었기 때문에 20회 치료는 부족하다는 판단입니다. 상범 씨가 겁먹은 신기능 저하의 원인은 신장 모세혈관의 동맥경화가 원인입니다. 20회 치료로 상범 씨의 신기능은 정상으로 회복되었습니다. 킬레이션 치료는 신기능 호전에도 분명히 유익하며 단지 환자에 따라 반응은 다를 수 있습니다. 가령 혈액 크레아티닌 수치가 1.5 mg/㎗ 이하라면 정상으로의 회복도 기대해볼 수 있는 효과적인 치료라고 생각합니다.

### 숨차고 가슴 아픈 증상이 깨끗이 사라졌어요

62세 남성 김중권 씨는 작은 시골에서 가축을 키웁니다. 얼마 전에 서울삼성병원에서 협심증 진단을 받았습니다. 심장혈관 촬영 결과 3곳이나 좁아졌지만 스텐트를 넣을 정도는 아니어서 약만 복용하는 중입니다. 그런데 일할 때 가슴이 지긋이 아프고 100m만 걸어도 숨 차는 증상이 있습니다. 제 유튜브를 보고 오셨습니다.

**관상동맥 석회화 점수**

| 석회화 점수 | 10년 내 심장병 사망 확률 | 위험도 |
|---|---|---|
| 0 | 1% 미만 | 아주 낮음 |
| 1~100 | 10% 미만 | 낮음 |
| 101~400 | 10~20% | 중간 |
| 400 이상 | 20% 이상 | 높음 |

당뇨병 7년, 고혈압은 20년 됐고 심한 비염으로 1년 내내 비염약을 드시는 중입니다.

"스텐트 넣을 정도는 아니라는데 조금만 힘든 일을 해도 가슴이 답답하고 숨이 찹니다. 킬레이션 치료를 병행하면 더 빨리 좋아지지 않겠나 싶어서 왔습니다."

중권 씨의 관상동맥 석회화(칼슘이 쌓인 것) 점수는 무려 562점입니다. 이것은 관상동맥에 칼슘이 얼마나 끼어 있는지를 CT를 찍어서 점수화한 것입니다. 김씨는 1년 6개월 동안 한 달에 3~4회 꼴로 총 50회 킬레이션 주사를 맞으셨습니다. 가슴 통증과 호흡곤란은 3~4개월 후에 사라졌습니다. 치료 전에는 평지를 200m 정도 걸으면 숨이 찼었는데 이 증상이 1시간을 걸어도 나타나지 않습니다. 기분 나쁜 흉통도 사라졌고 전신 컨디션이 좋아졌습니다.

한편 비염은 20년이나 되었는데 점점 심해져서 한번 콧물이 나오면 봇물 터지듯이 나왔고 1년 내내 비염약을 드시는 중이었습니다. 그런데 비염약을 끊었습니다. 킬레이션 치료한 지 7개월쯤 후부터 콧물 증상이 없어지고 약을 끊어도 괜찮았다고 합니다.

치료한 지 8개월 후에 심장초음파를 해보니 좌심실 수축기 구혈율이 정상이 되었습니다. 치료 전 대학병원 검사에서 51%였는데 치료 8개월 후에 71%로 정상이 됐습니다. 수축기 구혈율이란 좌심실에 들어온 피를 얼마만큼 대동맥으로 보내주는지 비율이고 정상범위는 55~75%입니다. 치료 전에는 수축력이 저하된 상태였지만 치료 후에 정상으로 된 것이고 그래서 숨도 안 가쁘게 된 것입니다.

동맥경화는 노화현상입니다. 모든 동맥에 생기는데 사람 차이가 많습니다. 동맥이 건강하면 활기찬 노년을 보낼 수 있지만 그렇지 못하면 심장병과 뇌졸중 등으로 힘든 노년을 보낼 수 있습니다. 동맥경화 부위에는 여러 중금속과 칼슘, 철, 구리 등 미네랄이 함께 침착되어 있습니다. 중금속과 철, 구리 등은 촉매 역할을 하여 활성산소를 폭발적으로 발생시켜 동맥경화를 악화시키는 주범입니다.

킬레이션 주사는 동맥경화 부위에 박혀있는 중금속과 철, 칼슘 등을 소변으로 배출시킵니다. 사실 칼슘뿐 아니라 철, 납, 카드뮴, 수은 등 나쁜 중금속도 함께 빠져나갑니다. 중금속이나 칼슘, 철이 빠져나간 후에 자가치유 기전이 작동해서 동맥경화가 호전됩니다. 중권 씨가 처음 내원할 때와 8개월 후의 경동맥 초음파 소견을 비교했습니다. 내막중막 두께는 차이가 없었지만 대신에 흰색 음영이 옅은 검은색으로 변했습니다. 칼슘은 초음파에 흰색으로 보이므로 동맥에 낀 칼슘이 많이 제거되었다는 의미입니다.

한 달 전부터 배꼽 주위가 쪼이듯이 아프고 혹이 만져져서 내원한 74세 여성 황성숙 씨의 이야기도 들려드릴까 합니다. 최근에는 하루 한두 번 아랫배 깊은 부위에서 쥐어짜는 통증이 30분 정도 지속되었습니다. 현재 혈압약과 고지혈약만 먹고 있습니다. 마른 체격의 노인들이 아랫배에 뭐가 만져진다고 오시는 경우가 있는데 정상적인 복부 대동맥의 박동을 혹으로 오해한 경우가 많습니다. 대개는 통증은 없습니다.

그런데 황성숙 씨는 심해지는 통증을 호소합니다. 초음파를 보고 깜짝 놀랐습니다. 죽상경화성 플라크로 복부대동맥이 70% 이상 막혔습니다. 좁아진 동맥을 혈류가 통과하면서 혈관이 팽창 압박을 받거나 주위 조직 허혈로 인해 통증이 유발될 수 있습니다. 경동맥에도 죽상경화성 플라크가 보입니다. 양측 경동맥에 모두 있는데 석회화된 플라크는 두께도 3.6mm로 매우 두텁습니다.

플라크가 떨어져 나가 뇌혈관을 막으면 뇌경색이 올 수 있습니다. 피 검사 결과 만성신부전 4기에 해당합니다. 신기능은 1단계~5단계까지 있는데 5단계가 가장 나쁩니다. 4단계는 많이 진행된 상태로 장차 투석 가능성이 있습니다. 고지혈증 약을 드셔서 혈중 지질 수치는 정상입니다. 그리고 호모시스테인 수치가 21μmol/ℓ로 매우 높았습니다. 황성숙 씨의 신부전과 동맥경화증은 높은 호모시스테인이 원인일 수 있습니다.

황성숙 씨는 신장내과로 전원했습니다. 이처럼 심혈관질환이나 죽상경화성 동맥질환이 발견된 경우 호모시스테인 검사를 꼭 추천합니다. 기능의학 병원이 아니라도 호모시스테인 검사는 많이 하

## 황성숙 씨의 검사 결과

| 검사 항목 | 결과치 | 비고 | 참고 범위 |
|---|---|---|---|
| 신기능(creatinine) | 1.9 | 신부전 4단계 | <1.1 |
| HDL콜레스테롤(mg/dℓ) | 63 | 양호 | >45 |
| LDL콜레스테롤(mg/dℓ) | 65 | 양호 | <100~130 |
| 중성지방(mg/dℓ) | 98 | 양호 | <150 |
| 비타민D(ng/mℓ) | 19 | 낮음 | >40 |
| 호모시스테인(µmol/ℓ) | 21 | 매우 높음 | <10 |
| 당화혈색소(%) | 6.1 | 당뇨 전 단계 | 정상은 <5.7 |

신기능 저하, 비타민D 결핍, 호모시스테인 증가, 당뇨 전 단계 소견이다.

## 황성숙 씨의 초음파 사진

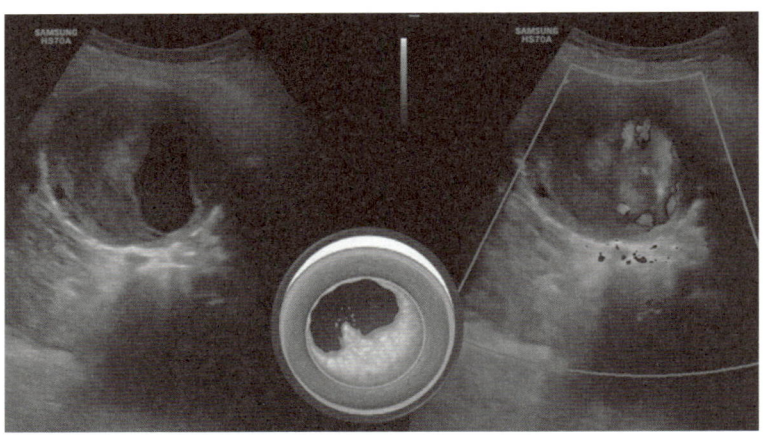

복부 대동맥의 70%가 죽상경화증으로 막힌 소견이다.

는 검사이지만 안하는 경우도 있으므로 주치의에게 확인이 필요합니다. 호모시스테인 수치가 높다면 다른 위험인자가 정상이더라도 전신의 동맥경화증을 빠르게 진행시킬 수 있기 때문입니다.

## 심근경색 가족력이 있으면 이 유전자 검사가 필요합니다

49세 정광석 씨는 키도 훤칠하게 크고 어깨가 떡 벌어진 남성입니다. 진료실에 들어올 때마다 미소를 머금는 점잖은 분입니다. 부친은 심근경색으로 65세 때 별세하셨고 본인은 47세에 협심증 진단을 받았습니다. 힘든 작업 중 심한 흉통을 느끼고 병원에 갔는데 협심증을 발견한 것입니다. 혈관 막힘이 심하지 않아 스텐트 시술은 받지 않았고 약만 투약 중입니다. 그런데 일을 하다가 가끔씩 흉통을 느꼈고 아버지처럼 돌연사할지 모른다는 두려움 때문에 저를 찾았습니다. 어지럼증과 이명 증상도 있습니다. 아버지 별세 이후에 본인도 검사를 했는데 30대 후반에 이미 동맥경화가 있다는 말을 들었습니다.

피 검사 결과 특이한 점은 호모시스테인 수치가 매우 높았습니다. 호모시스테인은 혈관 내벽을 손상시켜 동맥경화증을 빠르게 악화시키는 나쁜 아미노산입니다. LDL콜레스테롤보다 더 위험한 동맥경화증의 위험인자입니다. 최소 $10\mu mol/\ell$(이하 단위 생략) 이하가 바람직한 수치이고 20 이상 올라가는 일은 드뭅니다. 그런데 광석 씨 수치는 33으로 아주 높은 수치입니다. 아래 표에 보면 호모시스테인 수치가 20 이상일 때 심근경색 발병 확률이 무려 9배 이

**호모시스테인 수치에 따른 심혈관질환 발병 위험도**

| 호모시스테인 수치(μmol/ℓ) | 심혈관질환 상대 위험도(배수) |
|---|---|
| <8 | 1 |
| 10~15 | 2 |
| 15~20 | 4 |
| >20 | 9 |

상 올라갑니다.

  호모시스테인 수치는 안 좋은 식습관으로 올라갈 수 있습니다. 하지만 호모시스테인 수치가 20 이상이거나 혹은 15 이상으로 높으면서 심뇌혈관질환 가족력이 있다면 호모시스테인 유전자 검사를 고려해볼 수 있습니다. 비교적 이른 나이에 심뇌혈관질환이 발병한 정광석씨가 바로 이런 경우입니다. 정상 수치와 비교할 때, 호모시스테인 수치가 33 정도라면 잘못된 식습관만으로 올라가기는 힘듭니다. 광석 씨는 겨울이면 흉통이 더 자주 발생합니다. 이명과 어지럼증 역시 겨울에 심해집니다.

  'MTHFR'은 엽산 대사에 중요한 효소입니다. 두 종류를 검사합니다. 이 중에서 'C677T' 유전자는 'CC' 형태가 정상인데 정광석씨는 'TT'로 변이된 결과입니다. 유전자가 변이되면 효소기능이 감소하므로 호모시스테인이 증가할 수 있습니다. 유전자 변이 외에 정제 탄수화물이나 튀긴 음식을 자주 먹고 야채를 적게 먹는 식습관, 음주나 흡연, 밤에 야식 먹는 식습관 등이 수치를 올릴 수 있습니다. 커피는 조금 올릴 수 있으나 좋은 커피를 하루 한두 잔 마

### 정광석 씨의 호모시스테인 유전자 검사 결과

| 검사 항목 | 검사 결과 | 참고치 |
|---|---|---|
| MTHFR C677T | Homozygote(TT) | Wild type(CC) |
| MTHFR A1298C | Wild type(AA) | Wild type(AA) |

C677T 유전자가 TT 형태이다. 정상 유전자는 CC 형태를 띤다.

### 정광석 씨의 내원 시 피 검사 결과

| 검사 항목 | 결과치 | 비고 | 참고 범위 |
|---|---|---|---|
| HDL콜레스테롤(mg/dℓ) | 47 | 양호 | >45 |
| LDL콜레스테롤(mg/dℓ) | 175 | 높음 | <100~130 |
| 중성지방(mg/dℓ) | 210 | 높음 | <150 |
| 비타민D(ng/mℓ) | 13 | 매우 낮음 | >40 |
| 호모시스테인(µmol/ℓ) | 33 | 매우 높음 | <8 |

이상지질혈증과 비타민D 결핍, 호모시스테인의 심한 증가 소견이 보인다.

시는 것은(가령 약배전 드립 커피) 염려 안 해도 됩니다.

특히 엽산은 부족하지 않아야 합니다. 엽산은 야채에 많이 들어 있으므로 신선한 야채를 자주 먹는 것이 유익합니다. 또 만성신부전이나 암 등 만성질환이 있을 때도 증가할 수 있습니다. 광석 씨는 비만 체형도 아니었고 술과 담배를 하지 않았는데도 비교적 젊은 나이에 협심증 진단을 받았습니다. 심장병 가족력도 있고 호모시스테인 유전자 검사에 양성인 것으로 보아 유전적 원인으로 호모시스테인 수치가 증가하여 협심증이 발생한 것으로 추정됩니다. 이런 경우는 가족들도 검사해서 높게 나온 경우 치료가 필요합니다.

바닷가에 사셔서 해산물을 많이 드셨는데 중금속도 몇 가지가 높게 나왔으므로 중금속 배설 치료도 병행했습니다. 특별히 샐러드를 충분히 드시도록 했습니다. 야채 속에는 호모시스테인을 감소시키는 B그룹 비타민들과 항산화 성분들이 많이 있습니다. 호모시스테인을 떨어뜨리는 영양제와 비타민C, 비타민D, 지용성 비타민도 드시게 했습니다. 3개월 치료 후 호모시스테인 수치가 무려 13까지 감소했습니다. 이 수치는 보통 사람에서 흔히 볼 수 있는 약간 높은 수치에 해당됩니다. 유전적 소인이 있는 사람은 치료하더라도 이렇게까지 떨어지지 않는데 놀랄 정도로 많이 감소했습니다.

또한 힘든 작업할 때 발생하던 흉통과 호흡곤란 증상도 거의 사라졌습니다. 치료한 지 6개월쯤 후에 경동맥 초음파를 했더니 내막중막 두께는 정상 범위였고 작은 플라크는 사라졌습니다. 어지럼증은 아침에만 조금 남아 있고, 이명은 밤에만 조금 느낍니다. 늘 가벼운 미소를 띠고 진료실에 들어오셨는데 언제부턴가 활짝 웃고 들어오십니다.

그런데 호모시스테인은 정상적인 대사 반응의 결과로 만들어지는 아미노산인데 왜 혈관을 막는 나쁜 역할을 하는 것일까요? 물론 호모시스테인도 필요한 물질입니다만 적당한 농도를 넘는 순간부터 혈관 독성을 나타냅니다. 높은 혈중 호모시스테인은 혈관 평활

근세포 증식을 촉진하여 섬유화를 유발합니다. 혈관 평활근세포의 증식은 동맥경화의 필수조건입니다.

한편 호모시스테인은 뇌 조직에서 지질 과산화도 촉진시켜 치매 발병률도 증가시키는 것으로 보고되고 있습니다. 메타분석 연구 결과 치매 발병률은 높은 호모시스테인 수치 및 낮은 엽산 수치와 연관이 있음을 입증했습니다. 치매 발병의 상대적인 위험도는 호모시스테인이 5μmol/ℓ 상승할 때마다 약 10%씩 증가하는 것으로 나타났습니다. 호모시스테인 수치는 나이가 들수록 증가하는 특성이 있습니다.

**호모시스테인 농도에 따른 치매 발병 상대 위험도**

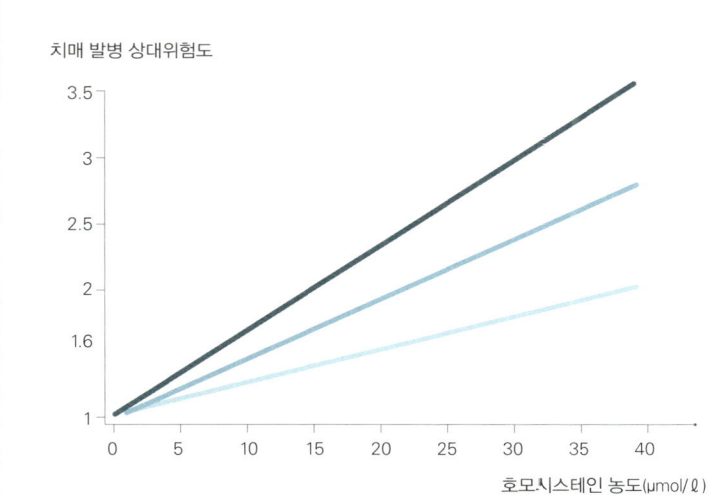

출처: Sun, Q. 외(2021), "Homocysteine and Folic Acid: Risk Factors for Alzheimer's Disease—An Updated Meta-Analysis", *Frontiers in Aging Neuroscience*, Vol. 13. https://doi.org/10.3389/fnagi.2021.665114

호모시스테인을 상승시키는 원인들은 음주, 흡연, 커피, 정제 탄수화물, 갑상선의 기능 저하, B군 비타민 부족(2, 6, 9, 12), 중금속과 환경 독소, 엽산 유전자 변이 등이 있습니다. 또 호모시스테인 수치를 떨어뜨리는 영양소는 리보플라빈(비타민B2), 피리독신(비타민B6), 코발아민(비타민B12), 콜린, 베타인, 아연, 마그네슘이 있으며 이러한 영양소는 야채에 많이 함유되어 있습니다. 불리한 유전적 소인이 있더라도 식습관과 생활습관을 바꾸고 의사의 도움을 조금만 받는다면 얼마든지 병의 경과를 바꿀 수 있습니다.

# 뇌혁명: 폭증하는 치매, 파킨슨병의 강력한 치료제

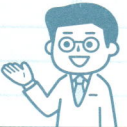

　54세 남성 김성환 씨는 부쩍 건망증이 심해져서 내원했습니다. 손에 핸드폰을 쥔 채로 핸드폰을 찾으러 다닌 적도 있고 현관 비밀번호를 까먹을 때도 있고 주차장에 세워둔 차를 찾는데 애먹을 때도 있는 등 불편함이 요사이 심해졌다고 오신 것입니다. 이 증상들이 단순한 건망증인지 치매의 초기 증상인지 구분이 필요합니다. 건망증은 사건의 일부나 실마리를 알려주면 사건이 기억납니다. 즉, 기억창고에서 잠시 끄집어내지 못한 것입니다. 치매는 저장 자체가 안 된 것이므로 실마리를 알려주어도 기억이 불가능합니다. 또 기억장애가 일상생활에 불편을 초래한다면 치매의 초기 증상일 수 있습니다. 단순 건망증이라 하더라도 생활에 불편을 주고 빈도도 증가한다면 치매로 진행할 수도 있는 것입니다.

## 단순 건망증도 안심할 수 없습니다

우선 가족이나 친구의 도움을 받아 간단한 검사를 해봅니다. 가령 손수건이나 볼펜을 보여주고 30초 후에 방금 보여준 물건을 물어봅니다. 이번엔 단어 한 개를 들려주고 30초 후에 물어봅니다. 가령 '꼬끼요'라고 말하고 30초 후에 물어봅니다. 기억이 잘 되면 다음 단계로 넘어갑니다. 3개 단어를 말한 후 30초 후에 물어봅니다. 가령 '볼펜, 영어책, 수박'이라고 말한 후 30초 후에 질문합니다. 3개 단어를 잘 말한다면 단기기억능력이 양호하다고 판단합니다. 다음엔 계산능력입니다. 가령 '10에서 4를 더하면?'이라고 질문하고 14라고 답하면 '거기에서 4를 더하면?'이라고 질문하고 18이라고 답하면 계속 5번까지 질문합니다. 이런 테스트는 건망증을 호소할 때 할 수 있는 간단한 테스트입니다.

병원에서 하는 검사에는 인지기능 설문지 검사, 아포지단백E 유전자 검사, 혈액 아밀로이드베타 검사, 당화혈색소 검사, 호모시스테인 검사, CRP 검사, 중금속 검사, 지질 및 비타민D 수치 검사 등 다양한 종류가 있습니다. 특별히 중요한 검사는 2가지입니다. 우선 아포지단백E 유전자검사입니다. 'e2, e3, e4' 3개의 유전자 중 양친으로부터 한 개씩 유전자를 받으면 'e2/e2, e2/e3, e2/e4, e3/e3, e3/e4, e4/e4' 이렇게 6개의 조합이 나옵니다. 정상은 e3/e3형이고 75%로 가장 많습니다. 치매 호발 유전자형은 e4/e4형이며 e3/e3에 비해서 치매 발병률이 무려 9배까지 높다는 연구가 있습니다. 김성환 씨의 검사 결과는 e3/e3로 정상이었습니다.

다음은 혈액 아밀로이드베타 검사입니다. 뇌 속에 아밀로이드가 어느 정도 있는지 검사하는 비용은 보통 200만 원 정도인데 이 피 검사는 10만 원대로 저렴하고 의원에서도 가능합니다. 비교적 최근에 나온 검사이고 뇌 촬영과 동등한 효과가 있다고 알려졌습니다. 아밀로이드 단백질은 치매가 발병하기 수십 년 전부터 뇌 조직에 조금씩 증가합니다. 따라서 치매가 오기 훨씬 전에 치매 가능성을 미리 알 수 있는 장점이 있습니다. 만약 높게 나온다면 의사 진료를 받고 적극적으로 예방 조치할 것을 권합니다.

그리고 당화혈색소는 당뇨 검사입니다. 치매나 파킨슨병을 뇌의 당뇨병 또는 제3형 당뇨병이라고 부릅니다. 고혈당이 치매의 원인이라는 얘기입니다. 당뇨병 환자는 정상인에 비해 치매 유병률이 두 배 이상 높습니다. 고혈당은 모든 성인병의 원인이고 치매,

**김성환 씨의 혈액 검사 결과 보고서**

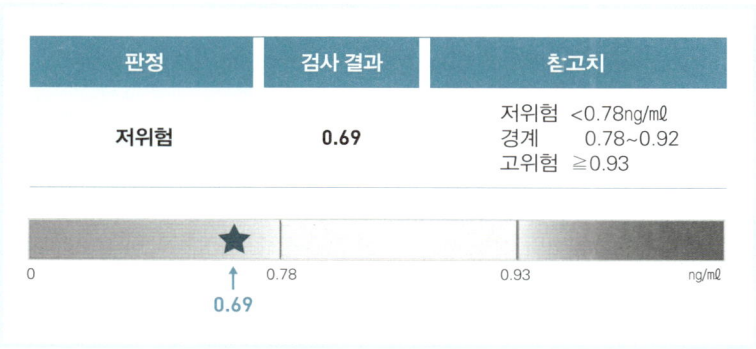

올리고머화 아밀로이드베타(OAβ) 단백질 검사 결과 0.69ng/dℓ으로 저위험군이다. 0.93ng/dℓ 이상은 고위험군으로 분류된다.

파킨슨도 예외가 아닙니다. 당뇨가 있든 없든 혈당 관리를 철저히 하면 치매 예방효과를 확실히 볼 수 있습니다. 한편 호모시스테인은 혈관을 손상시키고 동맥경화를 일으키는 아미노산입니다. 호모시스테인이 높으면 심장병, 뇌졸중 등 혈관질환이 주로 나타나는데 치매의 원인이기도 합니다. CRP는 염증 지표입니다. 염증이 현재 있으면 올라갑니다. 치매는 뇌 조직의 염증질환이므로 CRP가 올라갈 수 있습니다.

중금속은 매우 중요합니다. 여러 검사를 해도 치매 원인을 모르는 경우가 많은데 중금속이 원인일 수 있습니다. 특히 수은, 알루미늄, 카드뮴, 납 등은 뇌에 잘 축적되는 금속입니다. 활성산소를 폭증시키는 촉매 역할을 하여 뇌에 만성염증을 일으키고 뇌세포를 파괴시킵니다. 중금속은 뇌에 침착된 후 수십 년 동안 빠져나가지 않고 지속적으로 염증을 일으킵니다. 수은은 가장 독성이 강한 중금속입니다. 혈액, 소변, 모발에서 중금속 검사가 가능하고 높게 나온 경우 치료하면 치매 악화를 억제하고 증상 호전을 기대할 수 있습니다.

### 뇌 노폐물 배설이 치매 예방의 핵심입니다

노인들이 가장 두려워하는 질병은 무엇일까요? 암일까요? 심장병이나 뇌졸중일까요? 정답은 치매입니다. 치매는 심해지면 자신이 치매인 사실도 모릅니다. 가족과 간병인을 힘들게 할 뿐 아니라 자신의 정체성을 잃게 되기 때문에 누구나 가장 두려워합니다.

뇌 무게는 1kg이 조금 넘습니다. 체중의 2%가 안 됩니다. 그런데 몸이 사용하는 산소와 연료의 20%를 사용합니다. 다른 신체 부위에 비해 10배 많은 산소와 연료를 사용하는 셈입니다. 따라서 노폐물과 활성산소 생성도 많고 이들을 처리할 항산화제 농도 또한 뇌 조직에서 매우 높습니다. 몸에서 노폐물은 보통 림프관을 통해 배설됩니다. 뇌에서는 뇌척수액과 림프관을 통해 배설되는데 이 기전을 글림프 시스템glymphatic system이라고 합니다.

치매 환자의 뇌에서 발견된 두 가지 단백질 덩어리가 아밀로이드 플라크와 타우 단백질입니다.

아밀로이드 단백질은 세포 외부에서 그리고 타우 단백질은 세

**글림프 시스템**

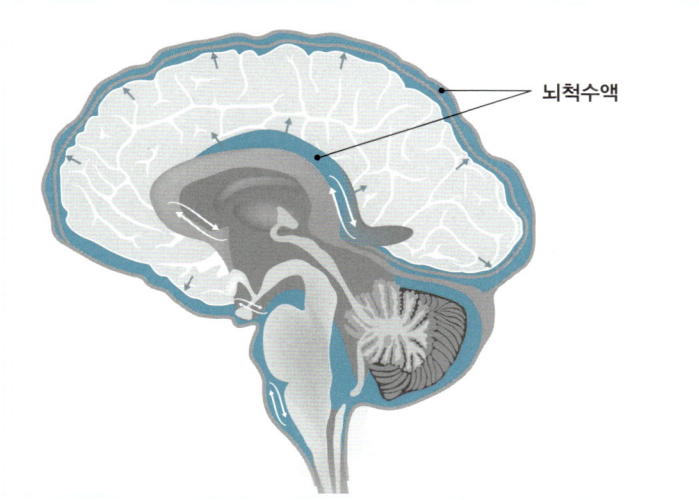

뇌척수액 흐름을 통해 노폐물을 배설한다.

포 내에서 발견됩니다. 치매 정복을 위해 수십 년 동안 과학자들이 연구 중인데 목표는 아밀로이드 단백질 제거입니다. 아밀로이드 단백질이 치매의 원인이라고 생각하기 때문입니다. 그러나 치매는 뇌에서 생성된 노폐물들이 충분히 배출되지 못해 염증이 생기고 염증의 결과 뇌세포가 파괴되어 발생한 것입니다. 아밀로이드나 타우 단백질은 다양한 종류의 노폐물 중 일부일 뿐이고 단독으로 치매의 원인이라고 보기 어렵습니다. 아밀로이드 단백질은 치매가 오기 10~30년 전부터 뇌 조직에 쌓이기 시작합니다. 아밀로이드 단백질 침착 정도는 PET사진으로 발견할 수 있는데 지금은 간단히 피 검사로도 가능합니다. 결과 값이 높을수록 치매 위험도가 높습니다.

### 효과는 강력한데 돈 걱정 없는 치매 치료제 3가지

최근에 비싼 치매 치료제가 나왔습니다. 주사제이고 뇌의 아밀로이드 단백질을 감소시키는 효과가 있습니다. 치료효과는 27%입니다. 27%의 의미를 오해하는 분이 많습니다. 치료율을 의미하는 것이 아니고 병의 진행속도를 늦춰주는 효과입니다. 가령 경증 치매가 중증 치매로 가는 시간이 10년 걸린다면 3년 정도 늦춰주는 효과입니다. 게다가 중증 치매 환자에선 효과가 아예 없고 경증 치매에만 효과가 있습니다.

냉정하게 평가하면 치료제라고 할 수 없고 효과도 보잘 것 없습니다. 그런데 값은 천문학적으로 비쌉니다. 한 달에 1회 주사를 맞고 1년 치료비는 2,000만 원 정도라고 합니다. 많이 실망스럽지요! 여러분께서 실망하지 않을 방법을 이제부터 말씀드리겠습니다. 이 주사보다 효과는 비교할 수 없이 훨씬 우수하고 저렴한 치료법이 3가지나 있습니다. 이 중 한 가지만 잘 실천해도 확실한 효과가 있고 3가지를 모두 실천하면 효과는 최고입니다. 이 3가지를 잘 실천하면 치매가 오다가도 달아날 것이며 현재 치매 환자라도 증상이 몰라보게 호전될 것이라고 확신합니다. 3가지는 앞서 말했던 식습관 관리, 수면습관 관리, 운동습관 관리입니다.

　치매는 뇌의 당뇨병입니다. 지속적인 고혈당은 뇌혈관을 망가뜨리고 뇌 조직의 염증을 일으켜 결국 치매를 유발 또는 악화시킵니다. 당뇨병이 있으면 없는 사람에 비해 치매 유병률이 2배가 높습니다. 무탄식이나 당질제한식은 치매나 파킨슨병 예방과 치료에도 매우 유익합니다. 뇌 무게의 60% 이상이 지방질입니다. 좋은 지방을 충분히 먹어야 합니다. 좋은 지방은 뇌를 건강하게 합니다. 나쁜 지방은 뇌를 녹슬게 합니다.

　나쁜 기름은 오메가-6이 많은 기름, 산폐된 기름, 트랜스지방 등인데 가공식품과 튀긴 음식에 많습니다. 가공식품과 튀긴 요리는 누구에게나 해롭지만 특히 치매나 파킨슨 환자 또는 뇌에 건강 문제가 있는 분이라면 가급적 제한해야 합니다. 후라이팬에 익힌 삼겹살이나 불에 구운 고기는 염증을 악화시킬 수 있으니 반드시 피해야 합니다. 수육, 찜, 국 등 물에 넣고 익힌 고기를 드시기 바랍니다. 대부분의 식물성 기름은 오메가-6이 많은 기름입니다. 좋은 기름은 올리브유, 코코넛유, 아보카도유, 버터 등입니다.

다음은 수면 관리입니다. 뇌의 노폐물 제거는 각성상태에서는 현저히 감소하고 수면 중에 대부분 이루어집니다. 특히 수면 초기 3시간 동안의 깊은 수면 중에 대부분의 노폐물이 제거됩니다. 불면증 환자의 치매 유병률이 2배 정도 높은 이유가 노폐물 배설을 잘 하지 못해서입니다. 깊은 수면은 치매의 예방과 진행 억제를 위해 필수적입니다.

세 번째는 운동습관입니다. 60대 노인들을 대상으로 1년간 꾸준히 유산소 운동을 실시한 결과 해마 부피는 커지고 회백질 두께가 두터워졌으며 인지능력은 향상됐다고 합니다. 해마는 기억과

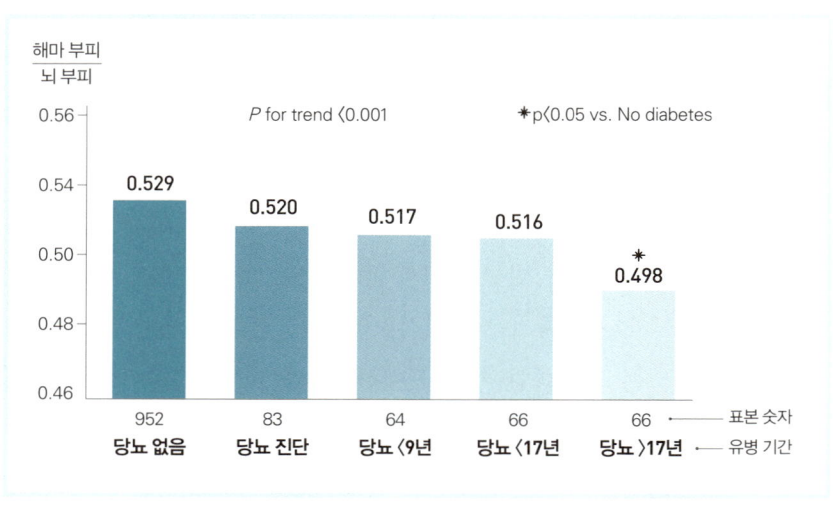

당뇨 유병기간에 따른 해마 부피 차이

당뇨가 오래될수록 해마 부피는 감소한다. 해마 부피가 감소하면 인지능력, 기억력 등이 감소한다.

출처: Hirabayashi, N. 외(2016), "Association between diabetes and hippocampal atrophy in elderly Japanese: The Hisayama Study", *Diabetes Care*, Vol. 39, No. 9, pp. 1543–1549. https://doi.org/10.2337/dc15-2800

학습에 중요한 역할을 합니다. 회백질은 뇌 피질 부위로 뇌세포가 집합된 부분입니다. 해마와 회백질은 나이가 들수록 위축되며 치매 환자에서 회백질 위축이 매우 심합니다. 그런데 꾸준히 운동했더니 회백질 위축을 막을 뿐 아니라 오히려 회백질의 두께가 증가했다는 결과가 나온 것입니다. 젊은 나이 때부터 꾸준하게 운동하면 훨씬 좋겠지요. 많은 연구를 통해 운동은 치매 개선에 유익하다는 사실이 일관되게 증명되었습니다. 1회 20분 이상, 1주 3~4회 정도 약간 숨이 찰 정도 운동이면 적당합니다.

중금속 치료도 중요합니다. 뇌는 지방질이 70%나 됩니다. 수은, 알루미늄, 납, 카드뮴 등 중금속은 지방질에 잘 축적되는 중금속이므로 뇌에 잘 저장됩니다. 이런 중금속은 활성산소를 폭증시

**백질과 회백질의 모습**

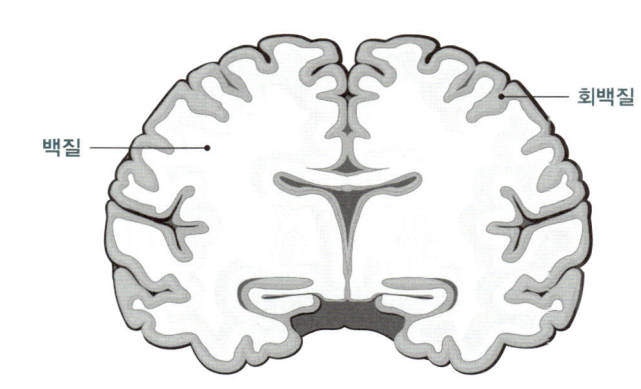

회백질은 뇌세포가 모여 있어 어두운 회색을 띤다. 일반적으로는 나이가 들수록 회백질 두께가 감소한다.

키는 촉매 역할을 하여 만성염증을 일으킵니다. 중금속은 활성산소를 무려 수천 배 이상 폭증시키는 원인이 되므로 중금속이 있다면 킬레이션 치료를 통해 배출시키는 것이 필요합니다. 오염된 환경에서 살아가는 현대인들에게 중금속 검사와 치료는 기능의학 병의원에서 매우 중요하게 여기는 치료입니다.

당뇨병, 고혈압처럼 치매도 생활습관병입니다. 고혈압이나 당뇨병 환자가 생활습관을 개선하지 않는다면 조절은 가능해도 약을 뗄 수는 없습니다. 치매도 마찬가지입니다. 생활습관병은 예방이 최선의 방법입니다. 생활습관병은 오랜 기간에 걸쳐 발병하기 때문에 감기처럼 단기간에 낫는 약은 지금도 없고 미래에도 없을 것입니다. 치매를 일으키는 유전자 영향은 단 2%이고 98%는 후천적인 요인입니다. 아포지단백E 유전자 검사에서 e4/e4가 나왔더라도 생활습관이 건강하면 치매는 오지 않습니다. 현재 나온 비싼 주사제는 치료제가 아닙니다. 위에 언급한 3가지 생활습관을 잘 지킨다면 치매 예방도 되고 치매가 있더라도 놀랄만한 호전을 체험할 것입니다. 지금 나온 비싼 치매주사보다 훨씬 좋은 효과를 볼 것이라고 확신합니다.

# 면역혁명:
# 몸에 원래 있던 특공대,
# 면역세포를 살리자

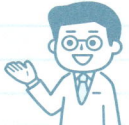

　김정구 씨는 친구와 점심 식사를 한 다음날부터 감기 기운이 있었지만 목이 좀 아프고 콧물만 날 뿐이어서 대수롭지 않게 여겼습니다. 검사 결과는 코로나 바이러스였습니다. 2019년 12월에 중국 우한에서 최초로 발병한 코로나 감염과 비교하면 중증도가 감기처럼 약해진 때문입니다. 바이러스의 변함없는 특징 한 가지가 있지요. 전염력이 커질수록 독성은 작아지는 겁니다. 지금의 코로나는 감기와 별 차이가 없습니다. 정구 씨는 코도 막히고 오한도 느꼈습니다. 정구 씨의 코로나 감염은 이번이 4번째입니다. 정구 씨 목 안에 어떤 일이 벌어졌을까요?

### 종이호랑이로 전락한 코로나 바이러스

코로나 바이러스에 대해 살펴볼까요? 우선 바이러스의 크기는 어느 정도일까요? 평균 크기는 이렇습니다. 사람의 세포는 바이러스보다 백만 배 크고, 세균보다 천 배 큽니다. 세균은 바이러스보다 천 배 큽니다. 단순 계산하면 바이러스 백만 개를 1개의 사람세포 안에 넣을 수 있으며 바이러스 천 개를 1개 세균 안에 넣을 수 있습니다. 세균과 바이러스의 중요한 차이점은 복제 장치가 세균은 있고 바이러스는 없다는 점입니다. 자신을 복제하는 소기관을 '리보솜'이라 부릅니다. 바이러스는 크기가 너무 작아 '리보솜'이 없습니다. 몸 안에 침투한 세균은 대개 세포 바깥 공간 즉, 간질조직에서 스스로 복제합니다.

바이러스는 사람세포의 '리보솜'을 이용하여 자신을 복제하기 때문에 반드시 세포 내로 들어가야 합니다. 세포 내로 들어간 바이러스는 사람의 유전자 복제 장치를 이용해 자신의 유전자를 복제하고 사람의 리보솜을 이용해 자신의 구조 단백질 등을 만듭니다. 세포 내에서 그것들을 조립하여 수백, 수천 개의 완전한 바이러스로 만듭니다. 바이러스를 복제하느라 에너지와 영양분을 소모한 세포는 탈진한 채 세포막이 파열되어 죽고 맙니다. 많은 수의 바이러스가 죽은 세포 밖으로 튀어나와 주위의 새로운 세포 내로 들어가서 같은 행동을 반복합니다.

세균이든 바이러스든 존재 목적은 오직 한 가지 '번식'입니다. 만약 면역계의 방해를 받지 않는다면 바이러스 몇 개가 단 며칠 만

**바이러스의 침투, 세포 내 복제, 탈출의 모형도**

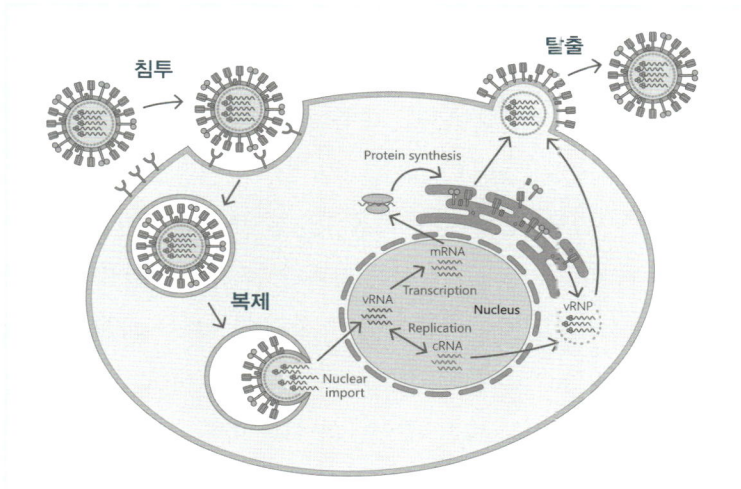

감염된 세포는 탈진되어 죽는다.

에 수조 개의 천문학적인 숫자로 불어날 수 있습니다. 이쯤 되면 몸이 견디지 못하고 생명을 잃을 수도 있을 겁니다. 2019년 12월 우한에서 최초로 코로나 감염이 생긴 이래로 지난 4년 동안 전 세계 70억 인구 대부분을 감염시켰습니다. 우리나라를 예로 들면 국민 99%가 코로나 항체를 가지고 있습니다. 팬데믹 시기에 연간 코로나 사망자는 수백만 명에 이르렀습니다. 계절 독감으로 인한 전 세계 사망자 수가 매년 50만 명 정도 되는 것과 비교하면 전 세계를 공포로 몰아넣고도 남을 숫자입니다.

김정구 씨 코로나 감염 현장으로 돌아가 봅니다. 정구 씨의 인후 점막세포 안으로 코로나 바이러스가 침투합니다. 감염된 세포는 바이러스 유전자가 자기를 지배하기 직전에 인터페론을 급히 세포 밖으로 분비합니다. 사이토카인의 하나인 인터페론은 초기 면역반응을 이끌어내는 중요한 물질입니다. 인터페론을 감지한 주위 세포들은 단백질 합성 속도를 대폭 늦춥니다.

혹시 바이러스가 들어오더라도 바이러스 단백질을 복제하는 속도를 늦추는 효과가 있습니다. 또한 감염된 세포는 자신의 세포막에 바이러스가 들어왔다는 표식을 합니다. 주위를 순찰하던 '자연살해세포'가 표식을 알아보고 감염된 세포 안으로 독극물을 주입합니다. 그란자임granzyme과 퍼포린perforin 같은 물질입니다.

감염된 세포는 죽고 죽은 세포는 더 이상 바이러스를 복제할 수 없습니다. 이때 죽은 세포의 세포막이 터지지 않습니다. 따라서 이미 만들어진 바이러스라도 죽은 세포 밖으로 나올 수 없게 하는 것이죠. 죽은 세포는 대식세포가 냘름 삼켜서 녹여버리면 끝입니다.

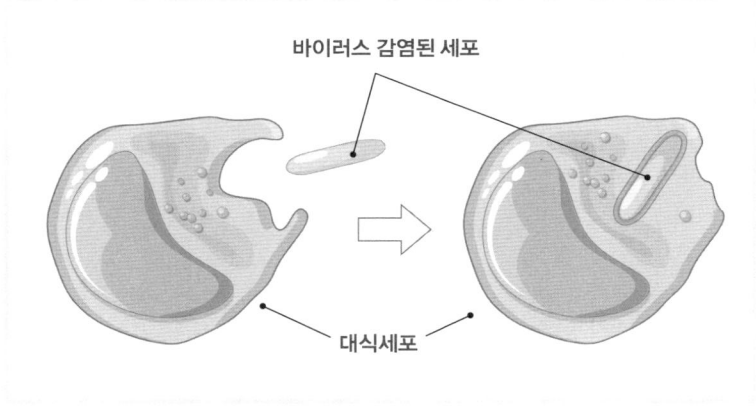

자연살해세포에 의해 죽은 감염세포를 대식세포가 삼켜서 녹여버린다

## 바이러스와의 비장한 전투, 선천 면역과 후천 면역

바이러스 감염 시 선천 면역의 주인공은 자연살해세포(NK세포)와 대식세포입니다. 자연살해세포가 감염된 세포를 죽이고 대식세포는 죽은 세포를 삼켜서 없앱니다. 참고로 세균 감염 땐 중성백혈구가 중요합니다. 바이러스도 간단히 포기하지 않죠. 바이러스의 생존 전략은 무시무시한 증식 속도입니다. 선천 면역을 피해 생존한 바이러스는 빠르게 증식하여 감염 부위를 넓혀갑니다.

대식세포와 자연살해세포 등은 사이토카인을 분비하여 아군을 부릅니다. 사이토카인에 의해 혈관이 확장되고 피가 몰립니다. 평소보다 무려 수십 배나 혈관 직경이 늘어나면 혈관 틈 사이로 수분과 단백질 그리고 더 많은 백혈구가 달려와서 바이러스와의 싸움을 계속합니다. 여기까지가 대식세포와 자연살해세포 등이 담당하는 선천 면역 반응의 핵심 내용입니다.

'보체 단백질' 등 설명하지 못한 부분이 있지만 핵심은 이것입니다. 선천 면역 반응의 결과 바이러스의 운명은 둘로 갈라집니다. '전멸하거나 살아남거나.' 선천 면역 반응은 비특이적이고 침입과 동시에 시작됩니다. '비특이적'이란 표현의 의미는 바이러스 종류를 가리지 않고 공격한다는 의미이고 대신에 공격력은 약합니다. 반대로 후천 면역 반응은 특이적입니다. 특이적이란 특정 바이러스만 공격한다는 의미이고 공격력은 훨씬 강합니다. 호흡기와 장관과 피부에서는 하루에도 수천 번의 미생물 공격이 발생하며 즉시 선천 면역계가 바이러스를 퇴치하고 있습니다. 그런데 선천 면역계만으로 퇴치하지 못하는 경우도 있습니다. 좀 강한 적을 만날 수도 있으니까요.

이땐 후천 면역계가 작동합니다. 가령 코로나 바이러스가 감염된 경우입니다. 선천 면역계가 성공적으로 적을 퇴치했다면 보통 1~3일 이내에 바이러스는 소멸되고 증상은 사라집니다. 후천 면역계 부대는 감염된 지 5~7일쯤 지나야 전투 현장에 도착할 수 있습니다. 만약 5일 이내에 전투가 끝난다면 선천 면역계만으로 바이러스는 퇴치된 것입니다. 5~7일은 침입한 바이러스만 죽일 수 있는 특별 무기를 준비하는 데 걸리는 시간입니다. 특별 무기는 3가지입니다.

- 킬러 T세포
- 도움 T세포
- B세포가 만든 항체

만약 선천 면역계가 약하다면 처음 5~7일 동안이 위태로운 시기입니다. 후천 면역계 원군이 도착하기 전에 싸움에서 진다면 유감스럽게도 생명을 잃을 수도 있는 것입니다. 사실 바이러스가 침투한 순간부터 후천 면역계는 작동합니다. 선천 면역계만으로 퇴치하지 못할 상황을 미리부터 대비하는 겁니다.

바이러스 침투가 흔한 부위는 호흡기, 장관, 피부입니다. 이곳에는 가장 많은 선천 면역세포들이 상주합니다. 대식세포, 자연살해세포 외에 가지세포도 존재합니다. 겨울철 잎이 떨어진 앙상한 나뭇가지를 연상해보세요. 가지세포의 '가지'가 바로 나뭇가지에서 나온 말입니다. 즉, 나뭇가지 모양의 촉수를 가진 백혈구입니다. 가지세포는 전투 장소를 돌아다니며 부서진 바이러스 조각들을 수집한 후 림프절로 가져갑니다. 가지세포 표면엔 바이러스 조각들이 덕지덕지 붙어 있습니다.

또 림프절은 약 600개 정도인데 사타구니, 복강, 겨드랑이, 목 주위에 집중되어 있습니다. 한 개 림프절 속엔 각각 수십만 개의 B림프구와 T림프구가 상주합니다. 림프관은 림프절로 연결되고 다시 반대쪽 림프관을 통해 흐르다가 혈액과 합류합니다. 놀라운 사실은 수십만 개 림프구의 세포막 수용체 모양이 모두 다르다는 점입니다. 비유로 말하자면 림프절은 군부대이고 B세포와 T세포는 수십만 명의 군인과 같습니다.

가지세포는 림프절에 도착 후 바이러스 조각들을 T세포 수용체들과 맞춰봅니다. 마침내 열쇠와 자물쇠처럼 딱 맞는 T세포를 찾았을 때, 바이러스 조각과 결합한 T세포는 흥분하여 몸을 부르르 떱니다. 이걸 면역 용어로 '감작'이라고 합니다.

감작된 T세포는 엄청난 속도로 복제를 하고 혈류를 타고 전투 현장으로 갑니다. 원군이 도착한 것입니다. 바로 킬러 T세포와 도움 T세포입니다. 이 세포들은 선천 면역세포와 함께 맹렬히 싸웁니다. 한편 감염 부위로부터 바이러스 조각들이 림프관을 타고 흐르고 흘러 림프절로 유입됩니다. 바이러스 조각과 꼭 맞는 수용체를 가진 B세포를 만나면 이번엔 B세포가 흥분하여 몸을 부르르 떱

#### 현미경으로 본 림프절 단면

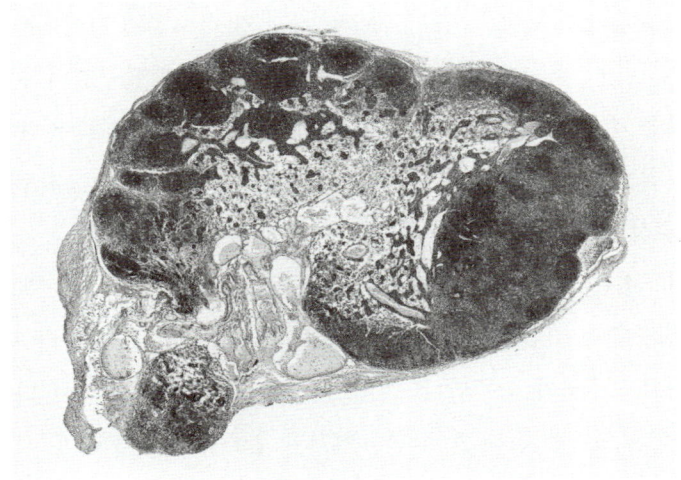

림프절은 600개 정도 되며 한 개 림프절 내에 각각 수십만 개의 T세포와 B세포가 있다.

니다. B세포의 1차 감작입니다.

　B세포의 감작은 한 번 더 필요합니다. 감작된 B세포는 역시 감작된 T세포와 바이러스 조각이 같은지 대조합니다. 같은 바이러스 조각이란 사실이 확인된 순간 B세포는 전기에 감전된 듯이 심하게 흥분하고 헐크처럼 몸집을 두 배로 키웁니다. 이것이 B세포의 2차 감작입니다. 크기가 두 배로 커진 B세포는 형질세포라 부르고 빠른 속도로 증식합니다. 그리고 항체를 무시무시한 속도로 만들어 혈류에 방출합니다.

　항체는 바이러스를 무력화시키는 데 아주 효과적입니다. 우선 바이러스 표면에 무더기로 달라붙어서 세포 침투능력을 없애버립니다. 이런 항체를 '중화항체'라고 부릅니다. 또한 바이러스가 도망하지 못하게 집단으로 붙잡고 놓아주지 않습니다. 이런 바이러스는 무해한 노폐물처럼 처리될 뿐입니다. 이것이 후천 면역계의 반응입니다.

죽은 세포와 죽은 백혈구, 바이러스 부스러기 등이 수분과 합쳐져서 진한 가래가 만들어집니다. 가래가 많이 나온다면 전투가 치열했다는 증거입니다. 바이러스가 모두 퇴치되면 조절 T세포가 "짠!"하고 나타납니다. 이 세포는 사이토카인 분비를 억제시켜 더 이상의 염증 진행을 막고 각종 백혈구들을 해산시키는 일을 합니다. 전투에 승리한 후 지휘관이 '사격 중지' 명령을 내리는 것과 같습니다. 자율신경계의 부교감신경과 같은 역할입니다. 위기 상황에서 교감신경이 흥분하고 이 상황이 끝나면 부교감신경이 흥분한 교감신경을 억제시켜 평온한 상태로 만드는 것과 같습니다.

이와 같이 림프절에 잠자고 있던 T세포와 B세포가 감작된 후 T세포는 전쟁터로 직접 달려가고 B세포는 항체를 만들어서 뿌림으로써 후천 면역기능을 담당합니다. 이렇게 되기까지 5~7일 정도가 소요됩니다. 만약 5일 이내에 전투가 종료된다면 이미 만들어진 T세포와 항체는 저절로 사라집니다. T세포와 B세포의 세포막에 있는 수용체나 항체는 세포마다 모양이 다릅니다.

마지막으로 후천 면역계는 기억장치를 남겨놓습니다. 즉, 소수의 감작된 T세포와 감작된 B세포를 남겨놓습니다. 동일한 바이러스가 언제라도 다시 침입한다면 5~7일이 아니고 단 1~2일 만에 대량 복제하여 선천 면역계를 빠른 시간 내에 도울 수 있습니다.

이것을 '획득 면역' 또는 '적응 면역'이라고 말합니다.

획득 면역은 두 종류가 있습니다. 바이러스가 침투한 후에 생긴 '능동 면역'과 백신을 통해 생긴 '수동 면역'입니다. 수동 면역보다는 능동 면역이 당연히 방어능력이 뛰어날 것입니다. 김정구 씨는 이전의 코로나 감염으로부터 형성된 획득면역의 도움으로 신속하게 면역계가 반응하여 금방 회복된 것입니다.

또 한 가지, 코로나 바이러스의 중증도 자체가 약화되었기에 초기 증상도 가볍게 앓았습니다. 이제 코로나는 더 이상 과거의 무서운 코로나가 아닙니다. 단순 감기일 뿐입니다. 그럼에도 불구하고 부작용이 엄청난 코로나 백신을 노인들에게 지금도 접종하고 있습니다. 참으로 안타까운 일입니다.

### 건강한 청년들의 목숨을 빼앗은 사이토카인 폭풍

1918년 발생한 스페인 독감에 전 세계적으로 무려 5,000만 명이 희생됐습니다. 우리나라도 전해진 자료에 따르면 당시 인구 1,700만 명 중 700만 명 정도가 감염되었고 대략 10만 명 이상 사망한 것으로 추정합니다. 인구가 우리나라보다 많은 일본은 25만 명, 미국은 50만 명가량 희생된 것으로 추정합니다.

주요 사망원인은 사이토카인 폭풍이었다고 알려졌습니다. 희생자의 상당수가 20~40대의 젊은 층이었습니다. 건강한 청년들이 면역력이 약해서 희생된 것이 아니고 지나치게 과도한 면역반응이 원인이었던 겁니다. 코로나 초기에 급성폐부종으로 젊은이들이 많

### 1918년 스페인 독감 유행 당시 마스크를 쓴 미국 시민

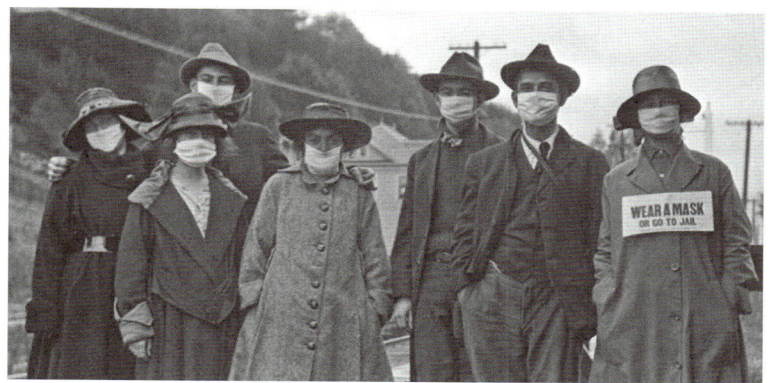

마스크를 쓰지 않으면 벌금 또는 최장 10일까지 징역에 처하기도 했다.

이 희생된 것도 똑같은 현상입니다.

바이러스가 침투하면 다양한 사이토카인이 분비됩니다. 밝혀진 것만 100종류가 넘습니다. 사이토카인은 면역반응을 증폭시키는데, 최종 목적은 침입자 퇴치입니다. 면역반응으로 발갛게 붓고 아프고 고름이나 가래가 만들어지는 현상을 염증이라고 말합니다. 즉, 면역반응의 결과가 염증입니다.

면역반응은 양날의 칼과 같습니다. 전쟁이 나던 민간인이 희생되는 것처럼 감염 주위의 건강한 세포도 손상을 입습니다. 그러므로 침입자를 퇴치하되 세포 손상을 최소화할 수 있는 적절한 수준의 면역반응이 필요합니다.

인체는 면역반응 강도를 최적 수준으로 조절할 수 있는 기전이 있습니다만 가끔은 그러지 못할 때도 있습니다. 대표적인 사이토카인 폭풍은 급성폐부종입니다. 과도한 사이토카인에 의해 폐에 물이 차고 호흡을 하지 못해 사망할 수 있는 것입니다. 아무튼 싸움은 빨리 끝내는 게 좋습니다. 그러려면 중성백혈구와 대식세포의 살상력이 강해야 합니다.

### 백혈병 환자가 약한 면역을 지키는 두 가지 지혜

가장 흔한 감염병은 감기라고 부르는 호흡기질환입니다. 백이경 씨는 백혈병으로 죽음 직전까지 갔다가 골수 이식을 받고 기적적으로 치료된 51세 남자입니다. 이경 씨는 아침에 일어나자마자 하는 일이 2가지입니다.

첫째, 화장실로 달려갑니다. 따뜻한 물을 컵에 조금 받아서 소금물 가글을 하고 나옵니다. 교수님께서 평생 소금물 가글을 하라고 시켰답니다. 입안 세균의 종류는 500종류, 치태 1g당 세균 수는 약 1,000억 마리입니다. 세균은 잇몸염증, 충치, 아프타 구내염을 일으키고 인후염과 편도염도 일으킵니다. 혈관으로 들어가 전신 장기에 감염을 일으킬 수 있습니다. 심장 판막, 신장, 뇌, 간 등 중요 장기의 감염병도 일으킬 수 있습니다. 전신 감염은 당연히 면역이 떨어진 사람에게 발생할 가능성이 높습니다. 백혈병은 물론이거니와 어떤 암이라도 치료 중이든 완치 판정 받은 후든 면역은 저하된 상태로 간주해야 합니다.

암 환자를 비롯해서 소금물 가글을 꼭 하면 좋은 경우는 다음과 같습니다. 목 안이 자주 아픈 사람, 잇몸이 자주 붓거나 피가 나는 사람, 방광염, 신우신염, 질염 등이 재발하는 사람, 그 외 전신 감염질환이 자주 오는 사람은 도움이 많이 됩니다. 물론 건강한 사람도 유익합니다.

추운 날씨에 외출하고 돌아오면 콧물도 나고 목 안도 따끔거립니다. 목 안에서 바이러스와 세균을 상대로 백혈구와의 싸움이 벌어집니다. 찬 공기는 목 안 혈관을 수축시켜서 혈액 순환이 감소합니다. 혈액 속 백혈구가 많이 도와주러 와야 하는데 그러지 못합니다. 자칫 감기 걸리기 쉽습니다. 또는 운동하는 동안 가쁜 숨을 몰아쉬면 공기 중의 바이러스와 세균이 목안에 많이 달라붙습니다. 인후 부위에서 유해 미생물과의 전쟁이 벌어집니다.

이럴 때 소금물 가글은 최고의 강력한 치료제입니다. 따뜻한 물 50cc에 소금을 티스푼으로 가득 타면 5g 정도 됩니다. 이 정도면 약 10% 농도입니다. 인체 세포 농도는 0.9%이니 약 10배입니다. 이 정도면 충분합니다. 아무튼 소금물은 물이 탁하게 보일 정도로 진해야 합니다. 소금은 비싼 죽염 쓰지 마시고 천일염을 추천합니다. 세균이나 바이러스 세포막 내부의 물이 삼투압에 의해 빠져나가면 세포막이 터져서 죽습니다. 2초면 사멸합니다. 그러므로 가글 시간은 길어도 10초 짧게 하면 5초도 충분합니다.

목을 뒤로 젖혀서 인후 부위도 적셔 주세요. 소금물을 뱉은 후 수돗물로 헹궈주면 끝입니다. 살균효과는 세상에 나온 어떤 항생제보다 강력합니다. 평생 하더라도 내성이 없습니다. 감기가 오다가도 달아납니다. 이처럼 가성비 좋은 치료제가 없습니다. 그리고 따뜻한 물을 천천히 마십니다. 따뜻한 물은 인후부위의 혈류를 증

### 편도염의 모습

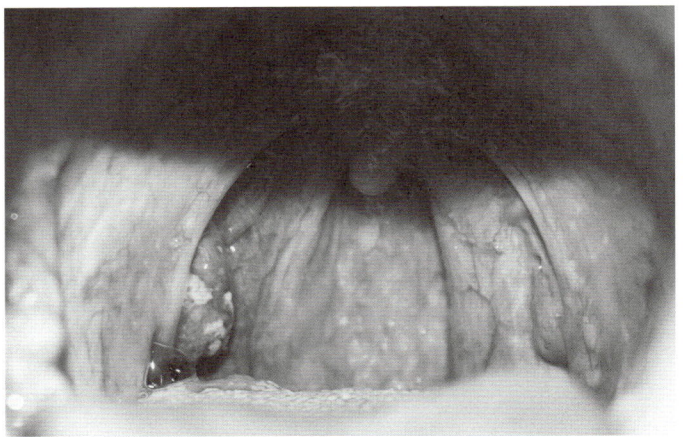

양측 편도가 부어있고 흰 삼출물이 보인다. 편도염 예방과 치료에는 소금물 가글이 유익하다.

가시켜서 백혈구가 인후부위로 쉽게 몰려올 수 있게 합니다. 추울 때 따뜻한 물 한 잔이 감기를 예방하는 원리를 이해하시겠지요. 천일염을 적당히 빻아서 사용하면 아주 경제적입니다.

둘째, 생당근 주스를 마십니다. 하루 한 개의 생당근을 깍두기처럼 썰고 물을 조금 넣고 믹서에 갈아서 마십니다. 양배추, 브로콜리, 사과 등등 어떤 것도 넣지 않고 오직 생당근뿐입니다. 이 주스의 유익함이 엄청납니다. 여러 가지 비타민과 미네랄과 섬유소가 풍부합니다. 세포막을 건강하게 하는 비타민E도 많습니다. 익힌 당근보다 생당근의 섬유질이 단단합니다. 미세하게 잘려진 섬유질은 장점막에서 분비된 점액과 결합하여 콜로이드처럼 변하고 여기에 담즙에서 분비된 지용성 노폐물이 잘 달라붙습니다. 콜레스테롤도 붙습니다. 그리고 수은이나 납, 카드뮴 등 유독한 중금속이 달라붙습니다. 결국 염증을 일으키는 여러 유해물질들을 흡착하여 배설하도록 하는 것입니다.

당근을 씹어 먹는 것도 유익하긴 합니다. 하지만 섬유질이 미세하게 분쇄되지 못하므로 노폐물 흡착효과가 적습니다. 한편 대장을 통과하는 동안 주스와 대변이 섞이면서 쾌변을 도와줍니다. 변비는 대변 독소가 흡수되어 만병의 원인이 됩니다. 그러므로 아침 공복에 마시는 생당근 주스 한 잔은 아주 영양가 만점의 건강 지킴이가 될 수 있습니다.

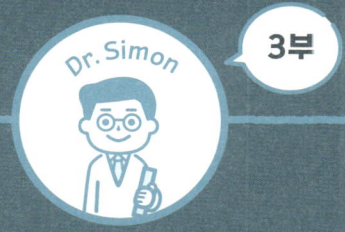

3부

# 몸이 기능을 회복하면

# 어떤 혁명이 일어날까?

# 콜레스테롤은 정말 건강에 나쁠까?
# 고지혈증 물리치기

내과의사인 저도 이상지질혈증 분야는 조금 어렵고 혼동되는 부분이 있습니다. 하물며 일반인이라면 더욱 혼란스러울 것이라 생각합니다. 비만한 복부는 중성지방 덩어리입니다. 중성지방은 지방산의 저장형태입니다. 지방산은 산성이지만 중성지방은 중성이라서 이름이 중성지방입니다. 따라서 비만은 콜레스테롤과 전혀 무관합니다. 콜레스테롤은 저장되지도 않으며 인체에 꼭 필요한 유익한 물질입니다.

### 복부 비만의 원인은 콜레스테롤이 아닙니다

지방산은 탄소끼리 연결된 긴 막대기 모양입니다. 막대기 끝에는 카르복실기(COOH)가 붙어있는데 이것이 산성을 띠기 때문에 지방산이라 부르는 것입니다. 1개의 지방산은 1개의 막대기라고 볼 수 있죠. 한편 탄소끼리 연결이 모두 단일결합이면 포화지방산이라 하고 막대기는 직선 모양입니다. 탄소끼리 연결이 한 군데라도 이중결합이 있으면 불포화지방산이라 부릅니다.

이중결합이 1개면 단일 불포화지방산이라 하고 2개 이상이면 다가 불포화지방산이라 부릅니다. 이중결합 부위에서 막대기 모양이 비틀립니다. 이중결합 수가 많을수록 비틀림은 심해집니다. 동물성 지방은 포화지방이 많습니다. 직선 모양의 포화지방이 가지

**지방산 막대기 구조**

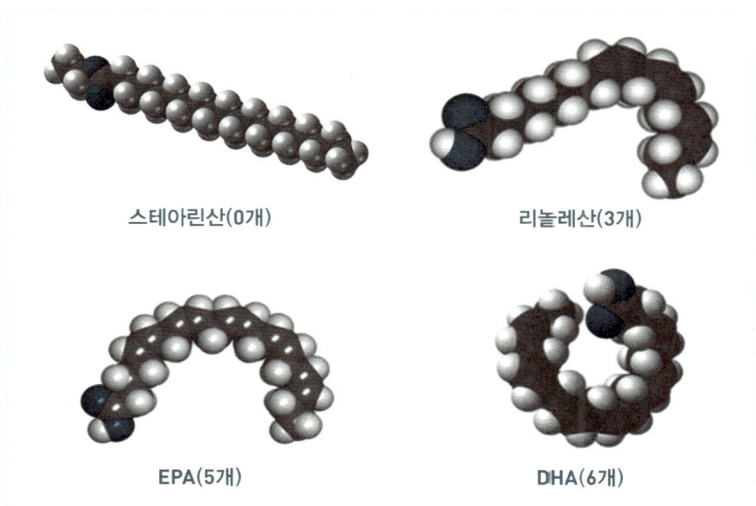

괄호 안 숫자는 이중결합 개수이다. 스테아린산은 포화지방으로 이중결합이 없다. 따라서 직선모양이다. 리놀레산, EPA, DHA 는 불포화지방이며 이중결합 개수가 많을수록 비틀림이 심해 액체 형태를 띤다.

런히 모아지기 때문에 고체 형태를 띠는 것입니다. 식물성 기름은 불포화지방이 많습니다. 불포화지방은 비틀린 모양이어서 가지런히 모이지 않으므로 액체 형태를 띱니다.

한편 3개의 지방산 막대기가 글리세롤 틀에 결합하면 1개의 중성지방이 됩니다. 이때 산성을 띠는 카르복실기가 소실되기 때문에 지방산이라 부르지 않고 중성지방이라고 부릅니다. 중성지방을 뜻하는 영단어 'Triglyceride'의 'Tri'는 3개의 지방산을 의미합니다. 가령 복부지방 조직에는 엄청난 양의 중성지방이 저장되어 있습니다. 자연계에는 순수한 포화지방이나 순수한 불포화지방은 존재하지 않고 섞여 있습니다. 돼지비계에는 포화지방이 많고 콩기름엔 불포화지방이 많을 뿐입니다. 비율을 적당히 조절하면 다양한 반고체나 반액체 등이 가능합니다. 이런 성질 때문에 마가린, 쇼트닝 등 다양한 경화유가 만들어졌습니다.

**중성지방의 구조**

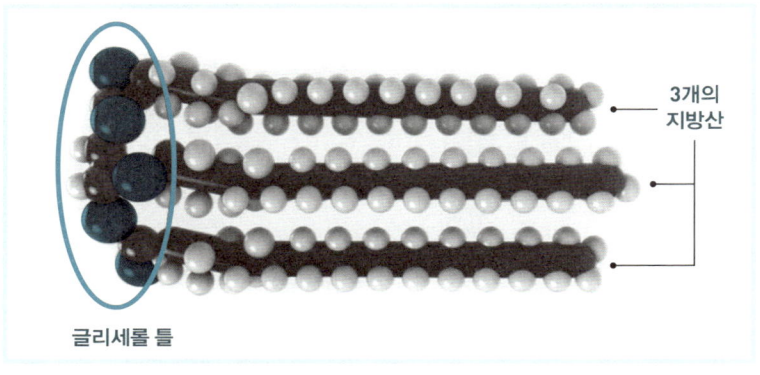

글리세롤 틀에 3개의 지방산이 결합한 것이 중성 지방이다.

**콜레스테롤의 구조**

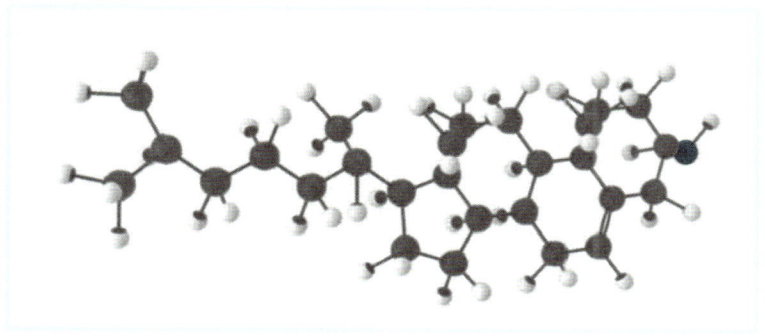

콜레스테롤은 4개의 고리와 막대기가 합쳐진 모양이며 호르몬, 비타민D, 세포막 원료 등 물질 구성 재료로 이용된다.

이상지질혈증 치료제인 스타틴에 관한 견해 차이는 세계적 현상입니다. 거대 제약사와 의사들이 야합했다고 주장하기도 하고 음모론이라고 반박하기도 합니다. 편의상 스타틴 사용을 찬성하는 그룹과 제한된 사용을 주장하는 그룹으로 나누겠습니다. 주된 견해차는 이것입니다. 찬성 그룹은 진료지침상 LDL콜레스테롤을 90㎎/$dl$ 이하로 낮춰야 할 때 스타틴 사용에 찬성합니다. 제한 그룹은 LDL콜레스테롤을 90㎎/$dl$ 이하로 낮추면 오히려 건강에 해롭기 때문에 수치 자체를 낮춰서도 안 된다고 주장하며 당연히 스타틴 사용도 반대합니다.

다음은 2024년 발표된 서울대학교 의과대학 논문에 나온 그래프입니다[1]. 가로축은 LDL콜레스테롤 수치이고 세로축은 심근경색과 뇌졸중 위험도입니다. 두 개 그래프 모두 위험도가 가장 낮은 범위는 90~110㎎/$dl$ 사이입니다. 이 범위보다 높아져도 또는 낮아져

### LDL콜레스테롤 수치에 따른 심근경색과 뇌졸중 위험도

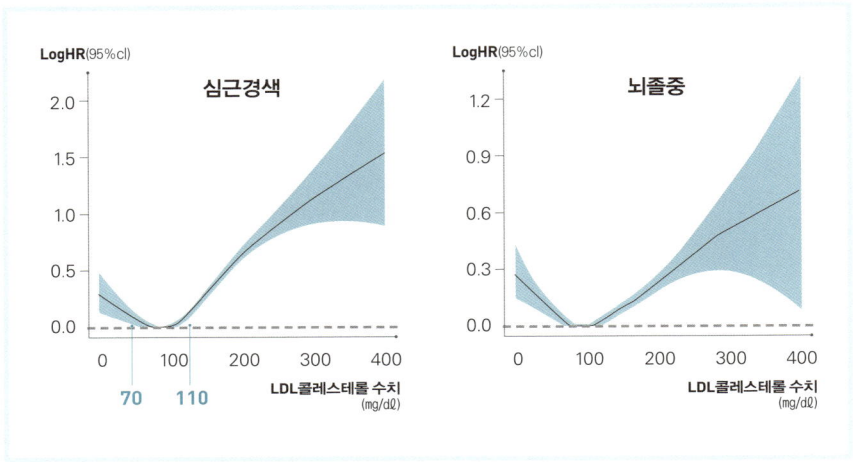

LDL콜레스테롤 수치가 90~110mg/dl 사이에서 가장 낮은 위험도를 보이고 110mg/dl 이상에서는 수치가 올라갈수록 위험도가 증가한다. 반대로 90mg/dl 이하에서는 낮을수록 위험도가 올라간다.

도 위험도는 상승합니다. 보통 LDL콜레스테롤 수치가 내려갈수록 심혈관 위험도는 감소한다고 알려졌는데 이 논문에서는 90㎎/$dl$ 미만에서는 수치가 낮을수록 위험도가 높아졌습니다. 상관관계가 반대로 나온 것을 역상관관계라고 말합니다. 이런 그래프 모양은 세계적으로 여러 연구에서 반복해서 나왔습니다.

LDL콜레스테롤이 110㎎/$dl$ 보다 높으면 생활습관 개선이나 스타틴 투여를 통해 LDL콜레스테롤을 낮춰야 한다는 데에 반대하는 의료인은 없을 겁니다. 견해 차이가 생기는 구간은 90㎎/$dl$ 보다 낮은 범위입니다. LDL콜레스테롤이 50㎎/$dl$ 미만인 사람은 보기 힘들기 때문에 사실상 50~90㎎/$dl$ 범위에서 견해차가 있습니다. 제

### 한국지질동맥경화학회에서 발표한 이상지질혈증 진료지침

| 질병에 따른 위험도 | LDL 콜레스테롤(mg/dL) | non-HDL 콜레스테롤(mg/dL) |
|---|---|---|
| 관상동맥질환[1] | <55 | <85 |
| 죽상경화성 허혈뇌졸중 및 일과성 뇌허혈발작* 경동맥질환* 말초동맥질환* 복부대동맥류* 당뇨병(유병기간 10년 이상 심혈관질환 위험인자* 또는 표적장기 손상을 동반한 경우)[2] | <70 | <100 |
| 당뇨병(유병기간 10년 미만, 주요심혈관질환 위험인자*가 없는 경우) | <100 | <130 |
| 중등도 위험군(주요 심혈관질환 위험인자* 2개 이상) | <130 | <160 |
| 저위험군(주요 심혈관질환 위험인자* 1개 이하) | <160 | <190 |

\* LDL 콜레스테롤 기저치 대비 50% 이상 감소시키는 것을 동시에 권고
\* 연령(남자≥45세, 여자≥55세), 조기 심혈관질환 발생 가족력, 고혈압, 흡연, 낮은 HDL콜레스테롤 수치(<40mg/dL)
[1] 급성심근경색은 기저치 LDL콜레스테롤 농도와 상관없이 바로 스타틴을 투약
[2] 표적장기손상(알부민뇨, 만성콩팥병(추정사구체여과율 60ml/min/1.73m² 미만), 망막병증, 신경병증, 좌심실비대) 또는 3개 이상의 주요 심혈관질환 위험인자*를 동반한 당뇨병의 경우: LDL콜레스테롤 목표치 <55mg/dL 선택적 고려 가능

최고 위험도는 관상동맥질환(협심증과 심근경색증)이고 아래로 내려갈수록 위험도가 내려간다. 관상동맥질환에서 LDL콜레스테롤 목표치는 55mg/dL 미만으로 가장 엄격한 수치이다. 그 다음은 뇌졸중, 죽상경화성 혈관질환, 10년 이상된 당뇨병 등인데 목표치는 70mg/dL 미만이다.

한 그룹 의료인들은 LDL콜레스테롤이 90mg/dl일 때에 추가로 낮추는 것에 반대합니다. 찬성 그룹은 90mg/dl 미만이라도 진료지침에 해당되면 스타틴 사용을 찬성합니다.

LDL콜레스테롤 수치 90~110mg/dl 범위가 최적 수치이고 이보다 높거나 낮으면 위험률이 증가하는 그래프를 보았습니다. 총콜레스테롤 연구 역시 비슷한 결과입니다. 다음은 2019년 발표된 관동의대 연구로 총콜레스테롤 수치에 따른 위험률 통계입니다[2]. 그래

### 총콜레스테롤 농도에 따른 심혈관질환 위험률

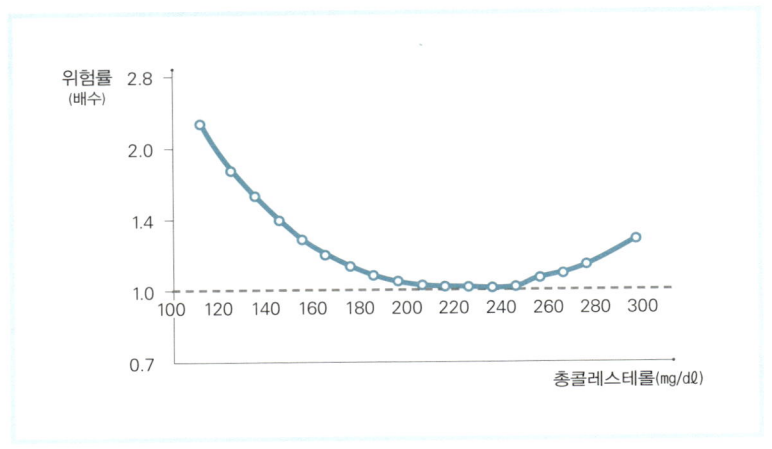

프를 보면 총콜레스테롤 농도가 200~240mg/dl일 때 위험도가 가장 낮습니다. 이 범위보다 높을수록 또는 낮을수록 위험도는 올라갑니다. 총콜레스테롤이 200mg/dl 미만에서는 낮을수록 사망 위험도가 상승하기 때문에 스타틴을 쓰면 안 되는 걸로 생각할 수 있습니다. 스타틴 제한 그룹에서 근거로 삼는 그래프이기도 합니다.

이처럼 총콜레스테롤이든 LDL콜레스테롤이든 기준치보다 낮을 경우 오히려 안 좋은 결과가 나왔습니다. 과연 낮은 수치가 정말로 건강에 해로울까요? 이에 관한 연구가 있습니다. 결론은 그렇지 않다고 나왔습니다. 다시 말해서 콜레스테롤 수치가 낮을수록 사망률을 증가시키지 않는다는 결과입니다. 위 그래프를 보아도 콜레스테롤이 너무 낮으면 사망률이 증가하는 결과가 나왔는데 실제로는 그렇지 않다는 것입니다.

콜레스테롤 수치에 영향을 주는 변수들이 많습니다. 나이, 성별, 인종, 폐경 여부, 비만, 당뇨, 고혈압, 암, 간경화, 신부전, 만성폐질환 등입니다. 예를 들어보겠습니다. 가령 건강한 유아의 LDL콜레스테롤 수치는 30$mg/dl$ 정도로 아주 낮습니다. 수치는 연령이 올라갈수록 점차 증가합니다. 성인 평균은 100~130$mg/dl$ 정도입니다. 나이에 따른 차이가 크기 때문에 똑같이 비교하면 안 됩니다. 따라서 나이를 보정해야 합니다. 또 폐경 직후부터 급격히 콜레스테롤 수치가 증가합니다. 폐경 여부를 보정해야 합니다. 비만한 사람은 그렇지 않은 사람에 비해 콜레스테롤 수치가 올라갑니다.

질병이 있는 경우도 변수가 많습니다. 콜레스테롤은 간에서 만듭니다. 가령 간경화 환자는 콜레스테롤 생성능력이 떨어지므로 수치가 낮게 나옵니다. 만성신부전 환자는 신장 손상을 최소화하기 위해 식이 제한이 많습니다. 영양상태도 안 좋고 전체적인 신체 기능이 감소합니다. 그러므로 콜레스테롤 수치가 떨어집니다. 암 환자는 영양 섭취가 부족하고 건강 상태가 좋지 않기 때문에 콜레스테롤 수치는 대체로 떨어집니다. 말기 암으로 진행할수록 더욱 떨어집니다. 암의 유무, 암의 진행 정도에 따른 콜레스테롤 차이를 보정해야 합니다.

이 외에도 콜레스테롤 수치에 영향을 주는 많은 변수들이 있습니다. 이런 변수들을 모두 보정한 후에 비교를 해야 해석 오류를 줄일 수 있습니다. 과거에 행해진 많은 논문들은 나이, 성별, 흡연 여부, 비만 여부, 당뇨와 고혈압, 심장병 변수 등은 보정을 했지만 간질환, 신질환, 폐질환, 암 등의 질병 보정은 간과한 면이 있습니다. 2023년 미국심장협회 저널에 발표된 연구에서는 콜레스테롤 수치에 영향을 주는 11가지 질병 변수를 보정했습니다[3]. 그리고 나온 결과에서는 역상관관계 그래프가 사라졌습니다.

   3개의 그래프가 보입니다. 가로축은 총콜레스테롤 농도이고 세로축은 심혈관 질환 사망 위험률입니다. 1번 선은 성별, 나이, 인종, 흡연 여부, 총 4가지를 보정했습니다. 2번 선은 1번 선의 보정값에 스타틴 복용 여부, 체질량지수, 고혈압, 당뇨병을 추가해 총

**총콜레스테롤 농도와 보정 요소에 따른 심혈관 질환 사망 위험률 그래프**

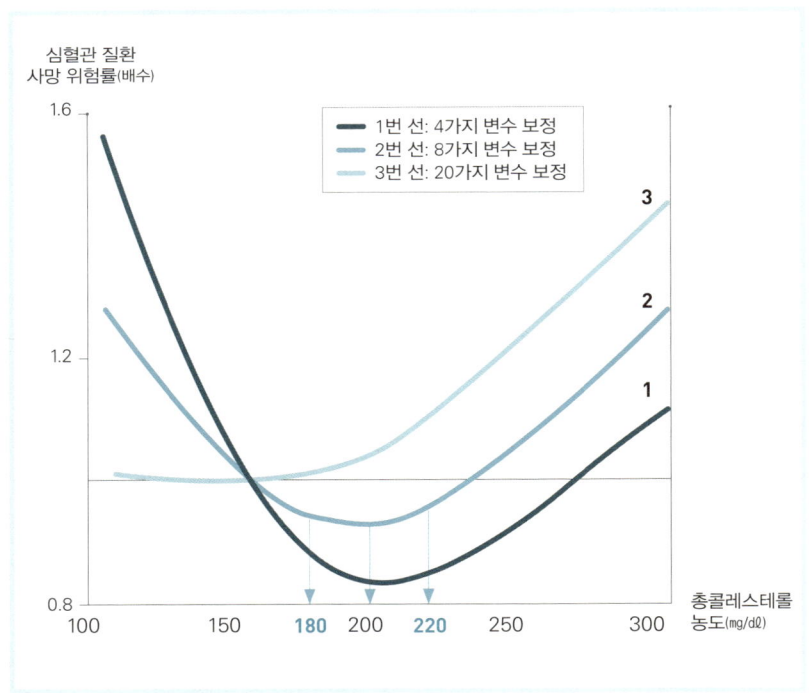

8가지를 보정했습니다. 3번 선은 2번 선의 보정값에 HDL콜레스테롤과 11가지 주요 질병을 추가해 총 20가지를 보정했습니다.

1번과 2번 그래프는 지금까지 연구와 동일한 U자 모양입니다. 위험도가 가장 낮은 총콜레스테롤 범위도 180~220mg/dl으로 비슷합니다. 하지만 보정을 좀 더 많이 한 2번 그래프의 역상관관계 기울기가 약해졌습니다. 그리고 3번 그래프는 HDL콜레스테롤과 11가지 질병을 추가로 보정한 결과인데 U자 모양이 사라졌습니다. 1번, 2번 그래프에서 보여준 역상관관계가 사라진 것입니다. 3번 그래프는 주로 질병 변수를 보정한 결과입니다. 따라서 총콜레스테롤 농도가 180mg/dl 미만 범위에서 사망 위험도가 올라갔던 원인은 낮은 총콜레스테롤 때문이 아니라 질병 자체 때문이란 것을 시사합니다.

3번 그래프를 보면 위험도가 가장 낮은 구간도 좌측으로 이동했습니다. 즉, 180~220mg/dl 구간이 아니라 150mg/dl 이하에서 위험도가 가장 낮습니다. 이 그림은 총콜레스테롤 관련 그래프인데 LDL콜레스테롤과 관련된 그래프에서도 마찬가지로 역상관관계가 사라졌습니다. 다시 말해서 LDL콜레스테롤이 낮아져도 사망률을 증가시키지 않았습니다. 또한 스타틴 투여 여부는 결과에 영향을 미치지 않았습니다. 스타틴을 써서 콜레스테롤 수치를 낮추더라도 사망률을 올리지 않았다는 의미입니다. 향후 새로운 연구 결과가 나와 현재 이론이 바뀔 수도 있습니다. 의료 지식은 아는 것보다 모르는 부분이 훨씬 많으니까요. 그래도 지금까지의 모든 연구에 근거해서 치료 방향을 짜야 합니다.

## 스타틴 음모론, 진실인가 거짓인가

스타틴은 지질 강하효과가 뛰어나서 복용하는 동안에는 확실히 수치가 떨어지지만 끊으면 대부분 다시 올라갑니다. 따라서 많은 의사들은 스타틴도 혈압약처럼 평생 먹으라고 얘기합니다. 혈관질환은 위치에 따라 뇌, 심장, 말초혈관 이렇게 3군데로 분류합니다. 한 곳만 좁아지는 경우는 없습니다. 가령 심근경색 환자라면 장차 뇌졸중이나 말초혈관질환이 나타날 확률이 높습니다. 그리고 뇌졸중은 흔한 병입니다.

뇌졸중 역시 일단 발생하면 심각한 후유증으로 평생 고생할 수 있으므로 예방이 최선입니다. 뇌졸중을 무려 80%나 예방할 수 있는 생활습관 5가지가 있습니다. 이걸 잘 지켜 생활한다면 뇌졸중 염려는 안하고 살 수 있다고 생각됩니다. 이 중에서 가장 큰 효과는 혈압 관리입니다. 혈압 관리, 금연, 금주 이 3가지만 잘 해도 60% 예방효과가 있습니다.

- 건강한 식습관
- 1회 20분씩 1주 2회 이상 하는 운동
- 금연과 금주
- 고혈압, 이상지질혈증, 당뇨병, 심방세동 관리
- 비만 관리

만약 뇌졸중이 발생했다면 어떻게 해야 할까요? 지체하지 말고 응급실을 방문하여 혈전용해제 주사 치료를 받아야 합니다. 치료는 빠를수록 효과가 좋고 반대로 늦으면 효과가 다예 없을 수도 있기 때문입니다. 5시간 이후에 주사하는 것은 효과가 적습니다. 최근엔 30~40대 젊은 나이에도 뇌졸중이 간혹 발생합니다. 원인은 비만과 고혈압입니다. 그러므로 젊은이들의 뇌즐중 예방은 혈압 관리와 체중 관리가 중요합니다.

스타틴은 전신 혈관을 건강하게 합니다. 한 번 뇌졸중을 경험한 사람이 재발할 경우 치명적 합병증을 겪을 위험이 높습니다. 스타틴의 2차 예방효과를 보면 뇌경색 재발을 34% 감소시켰지만 반대로 뇌출혈은 28% 상승시킨다는 연구가 있습니다. 발생 빈도는 뇌경색이 뇌출혈보다 5배 많습니다. 따라서 뇌출혈 위험도 증가보다는 뇌경색 위험도 감소효과가 최소 5배 이상 큽니다. 따라서 뇌경색 환자라면 스타틴 투여는 매우 유익한 방법입니다.

그런데 뇌출혈 환자라면 어떨까요? 스타틴을 쓰는 것이 좋을까요? 한번 뇌출혈을 경험한 환자는 뇌출혈이 재발할 가능성과 뇌경색이 올 가능성이 함께 있습니다. 이 경우는 주치의와 충분히 상의하고 결정하는 것이 좋겠습니다. 환자 개별적 상황과 약물 사용의 손익을 따져보고 혹시 쓰더라도 LDL콜레스테롤 목표치를 70mg/dl이 아닌 100mg/dl 정도로 느슨하게 잡는 것도 한 방법일 수 있습니다. 스타틴의 인지기능 저하는 염려할 정도로 크지는 않다고 알려져 있습니다.

스타틴 투여 목적은 혈관질환 예방입니다. 스타틴은 지질 수치만 내리는 게 아니고 혈관 내피세포 재생을 도와줍니다. 또한 혈관 확장물질인 산화질소를 증가시켜 혈압을 떨어뜨리는 효과도 있습니다. 주의해서 사용하면 심장과 뇌의 혈관질환 사망을 줄여주는 고마운 약입니다. 스타틴 부작용 염려로 투약이 꼭 필요한 분들까지 복용을 꺼려하는 경우를 가끔 보면서 스타틴 부작용은 실제보다 과장된 측면이 있다는 생각을 하게 됩니다.

그러나 스타틴 부작용을 염려할 수 있습니다. 52세 남성 이찬호 씨는 회계사입니다. 오랫동안 사람을 많이 만나고 술자리를 가진 덕분에 배도 많이 나왔습니다. 운동이라고는 가끔 걷기 운동이 전부입니다. 혈압약 복용한 지 5년째고 한 달 전부터 고지혈약도 복용 중입니다. 그런데 숨 차는 증상 때문에 내원했습니다.

"한번은 용기를 내어 달려보았습니다. 100m도 가지 못했어요. 고지혈증약을 최근부터 먹었는데 조금만 달려도 숨이 차는 거예요. 고지혈증약 먹고 싶은 맘이 싹 사라졌어요. 방법이 없을까요?"

"안 하던 달리기를 시작하면 당연히 숨이 찰 수 있습니다. 그런데 고지혈약이 근육 피로를 증가시킬 수 있습니다. '스타틴' 성분은 콜레스테롤 생성을 억제합니다만 코엔자임큐10(이하 코큐텐) 생성도 억제시킵니다. 코큐텐은 근육에서 에너지 생성을 도와주는데, 코큐텐이 부족하면 피로나 호흡곤란도 올 수 있습니다. 스타틴 중단 여부와 상관없이 코큐텐과 비타민C는 드시면 좋겠습니다. 고지혈약 처방하신 선생님께 증상을 말씀드리고 중단 여부는 상의하시기 바랍니다."

찬호 씨처럼 숨 가쁘고 피로를 느끼는데도 계속 먹어야 할까요? 스타틴을 먹고 힘이 빠지고 사방이 아프다고 호소하는 분도 간혹 있습니다. 먹지 않고 콜레스테롤을 내릴 방법은 없는 걸까요? 염려하는 마음은 부작용을 조기 발견하는데 도움을 줍니다. 스타틴의 부작용을 3가지로 요약합니다.

첫 번째로 스타틴을 복용한 사람들 가운데 통계적으로 10%에서 근육통을 호소합니다만 스타틴에 의한 근육통은 1%보다 적다는 연구가 있습니다. 스타틴 복용 후 근육통이 생겼는데 실제로는 스타틴이 원인이 아닌 경우가 대부분입니다. 아주 드물지만 근육이 심하게 손상되는 '횡문근 융해증'이란 부작용도 있습니다. 근육 손상 예방을 위해 코큐텐 보충제는 도움이 됩니다. 스타틴에 의한 근육통은 대부분 양측성으로 오고 한쪽만 오지 않습니다. 원인 모를 근육통이 있다면 일단 투약을 중지하는 게 좋습니다. 스타틴에 의한 근육통은 약을 중지하면 대부분 사라집니다.

두 번째로 약 1%에서 간 수치 상승이 나타납니다. 간 수치가 상승하더라도 아무런 증상이 없는 경우가 많으므로 처음 투여 후 한 달 후에는 꼭 피 검사를 해보는 것이 좋습니다. 흔한 증상은 이유 없이 피곤하거나 식욕이 감소하는 것입니다. 드물게 노란 소변과 피부색을 보이는 황달 증상이 생길 수 있습니다. AST, ALT 수치가 정상 범위보다 3배 이상 올라갔다면 약을 끊는 것이 좋습니다. 투약 중단 후에 대부분 간 수치가 정상화됩니다. 간 수치가 정상화 된 후에 적은 용량으로 다시 시작하거나 다른 약으로 바꿔서 시작할 수 있습니다. 비타민C는 간 수치 상승을 막아주는 탁월한 약리작용이 있습니다. 비타민C와 함께 투여하면 간 수치 상승 염려를 많이 줄일 수 있습니다.

세 번째로 당뇨 발생 가능성이 있습니다. 스타틴을 반대하는 사람들이 이 부작용을 강조합니다. 이 부작용이 나타나기 위해서는 두 가지 전제가 필요합니다. 오랜 기간 고용량을 사용했을 때 드물게 나타날 수 있습니다. 대부분 당뇨 전 단계인 사람에서 나타납니다. 당화혈색소가 정상인 사람은 염려하지 않아도 되고 당뇨 환자라면 스타틴 투여로 인해 추가로 당뇨가 심해지지는 않습니다. 심근경색, 뇌졸중 환자라면 당뇨 전 단계라 할지라도 스타틴 투여를 주저하지 말아야 합니다. 혹시 당뇨병이 발생한다 하더라도 심뇌혈관질환 2차 예방효과가 당뇨 발생 손해보다 훨씬 이득이기 때문입니다. 사실 식습관을 개선하면 스타틴을 투여하더라도 당뇨는 염려하지 않아도 됩니다.

스타틴 부작용은 대부분 1개월 이내에 나타납니다. 안전한 복약을 위해 스타틴 투여한 지 1개월 후에 피 검사를 권합니다. 항목은 간 수치(ALT), 근손상 검사(CK), 지질 수치(LDL, TG, HDL), 당화혈색소 등입니다. 이후 수개월 간격으로 검사합니다. 스타틴의 부작용은 알려진 것보다 드뭅니다. 그래도 피로감이나 근육통이 있다면 투약을 중단하고 검사를 받아보시기 바랍니다. 복용하면서 안심이 되지 않는다면 코큐텐과 비타민C 이 두 가지 보충제를 함께 먹어보세요. 혹시 있을 부작용을 아주 많이 줄여주는 효과가 있습니다.

## 콜레스테롤이 내려가지 않을 때 쓰는 5가지 방법

진료지침에 따라서 생활습관 조절을 먼저 해보고 안되면 스타틴 처방하는 경우가 있고 처음부터 스타틴과 생활습관 조절을 병행하는 경우가 있습니다. 저는 심근경색 환자가 아니면 가급적 식이와 운동을 우선 권합니다. 왜냐하면 식이와 운동지침을 잘 따랐을 때 효과가 좋아서 스타틴이 불필요한 경우가 많기 때문입니다.

중성지방 개선은 대체로 쉽습니다. 술, 담배와 탄수화물을 줄이면 한 달도 안돼서 정상으로 내려가곤 합니다. LDL콜레스테롤 개선이 실제로 어렵습니다. 간에서 만드는 정도를 인위적으로 조절할 수 없기 때문입니다. 콜레스테롤의 80%는 간에서 생성되며 20%는 음식에서 얻어집니다. 혈중 콜레스테롤의 대부분을 차지하는 간에서의 생성은 유전적인 경향이 있어서 약 없이는 조절이 쉽지 않습니다.

고콜레스테롤혈증 원인을 알려면 콜레스테롤의 사용처를 알아야 합니다. 콜레스테롤은 주로 세포막 원료, 성호르몬과 부신호르몬 원료, 비타민D 원료, 항산화제 용도로 쓰입니다. 이 4가지 사용처에서 요구량이 늘어난다면 간은 콜레스테롤 생성을 증가시킬 것입니다.

우선 세포막 원료입니다. 콜레스테롤은 새로운 세포를 만들 때와 혈관내피를 복구할 때 필요합니다. 인체의 세포는 40조 개나 되는데 1분에 100만 개의 세포가 죽고 새로운 세포로 교체됩니다. 만성염증이 있다면 병든 세포가 많으므로 콜레스테롤 필요량이 증가할 것입니다. 따라서 혈관염증이나 전신염증이 있으면 콜레스테롤 농도가 올라갑니다. 그러므로 만성염증을 줄이는 노력은 콜레스테롤 생성을 감소시킬 수 있습니다. 염증은 줄이지 않고 스타틴 약을 쓰면 약을 끊는 순간 콜레스테롤 수치는 바로 올라갑니다. 콜레스테롤 약을 끊지 못하는 이유는 이것입니다.

둘째로 호르몬 원료입니다. 특히 부신호르몬은 스트레스 상황에서 분비되는 호르몬입니다. 따라서 정신적 및 육체적 스트레스를 줄이는 노력은 콜레스테롤 수치를 내리는 효과가 있습니다. 그리고 비타민D와 항산화제 용도입니다. 어떤 염증 상황에서도 항산화제 수요가 증가하므로 염증을 줄이는 노력이 필요합니다. 만성 스트레스와 만성염증 상황에서 콜레스테롤 수치가 올라갈 수 있습니다. 여러분이 스트레스 상황에 마주친다면 스트레스를 받지 않을 방법이 있나요? 스트레스를 완전히 피할 수는 없을 것입니다. 하지만 스트레스의 피해를 줄일 수는 있습니다. 어떻게요?

비타민C는 모든 항산화제의 왕입니다. 활성산소를 중화시키는 가장 효과적이고 강력한 항산화제입니다. 또한 비타민C는 부신호르몬 생성에 필수 조효소입니다. 부신호르몬은 스트레스 대응 호르몬입니다. 비타민C는 항산화제 역할과 부신호르몬 생성의 조효소 역할을 하여 스트레스 피해를 줄이는 데 최고의 약물입니다. 비타민C는 만성염증의 불을 끄고 산화된 세포막을 회복시키므로 콜레스테롤 필요를 줄입니다. 종합비타민, 셀레늄과 아연, 오메가3 등을 병용한다면 더욱 효과적입니다. 비타민C가 혈중 콜레스테롤과 중성지방 수치를 꽤 떨어뜨리는 것은 여러 논문을 통해 증명되었습니다. 스타틴을 혹시 끊으려는 분이라면 비타민C를 열심히 드시기 바랍니다.

그런데 생활습관지침을 나름대로 잘 따랐는데 LDL콜레스테롤 수치가 만족스럽게 내리지 않는 경우도 있습니다. 콜레스테롤 수치는 유전적 소인이 일부 관여하기 때문입니다. 그렇더라도 정도 차이는 있지만 효과는 누구나 있기 때문에 지침은 잘 따라야 합니다. 콜레스테롤 수치가 잘 조절되지 않는 경우에 제가 쓰는 5가지 방법은 이것입니다.

첫째로 사과, 당근, 브로컬리, 블루베리 주스를 하루 1~2잔 마십니다. 아침 식전엔 꼭 마시고 저녁 식전에 추가로 마실 수 있습니다. 4가지 재료를 모두 해도 좋고 일부만 해도 괜찮습니다. 당근은 꼭 포함해야 합니다. 당근은 생당근으로, 브로컬리는 익히면 좋습니다. 당근을 익히지 않는 이유는 섬유질 때문입니다. 생당근의 섬유질은 익힌 당근에 비해 담즙으로 분비한 콜레스테롤 제거기능이 뛰어납니다. 여분의 콜레스테롤이 주스 섬유소에 흡착되어 변으로 배설됩니다. 또한 4가지 재료 모두 항산화능력이 우수할 뿐 아니라 비타민과 무기질도 많은 편입니다.

둘째로 차전자피를 하루 1포 먹습니다. 차전자피는 정말 좋은 식품이자 약입니다. 차전자피는 질경이 씨앗 껍질이며 변비약으로 쓰입니다. 장내에서 겔 형태를 만들고 콜레스테롤을 흡착해서 대변으로 배설하는 효과가 있습니다. 중금속이나 여러 독소도 배출합니다. 또한 당 흡수 속도를 줄여서 당뇨 조절효과까지 있습니다. 보통 1포 5g짜리를 하루 1회 먹습니다. 식사 전에 200cc 충분한 물과 함께 먹습니다.

셋째로 생야채, 익힌 야채를 많이 먹는 것입니다. 야채 샐러드를 한 접시 정도 먼저 먹고 식사합니다. 채소와 음식이 섞여서 흡수 속도를 느리게 합니다. 채소는 콜레스테롤과 노폐물 배출에 필수 음식입니다. 여분의 콜레스테롤은 간으로 회수된 후 담즙을 통해 대변으로 배출됩니다. 담즙에 포함된 콜레스테롤은 음식물의 섬유질에 흡착되어 대변으로 배설됩니다. 만약 섬유질이 없다면 소장에서 대부분 재흡수됩니다. 야채나 채소를 충분히 먹는다면 불필요한 콜레스테롤은 대변으로 배출됩니다. 그러므로 생야채든 익힌 야채든 채소 녹즙이든 충분히 먹어야 합니다. 고기나 생선 요리가 있다면 야채 다음으로 먹거나 야채와 함께 먹습니다. 밥은 가장 나중에 먹습니다.

유럽이나 북미의 백인들과 우리나라 사람의 지질을 비교해보면 LDL콜레스테롤은 백인들이 더 높고 중성지방은 우리나라 사람들이 더 높습니다. 식습관 차이 때문입니다. 우리나라는 탄수화물 섭취 비중이 높아 중성지방 수치가 높습니다. 혈관에 미치는 영향은 LDL콜레스테롤보다 약하지만 높은 중성지방 역시 영향을 미칩니다. 중성지방은 대사증후군의 직접적인 원인입니다.

염증을 줄이는 모든 노력이 콜레스테롤 수요를 감소시키므로 유익합니다. 특별히 음식이 중요합니다. 가령 튀긴 음식, 정제당, 알레르기를 일으키는 음식 등 염증을 일으키는 음식을 피하는 것도 큰 부분입니다. 밀가루 음식을 제한하고 쌀밥을 현미콩밥으로만 바꿔도 크게 떨어집니다. 과당도 중요한 원인입니다. 단맛 나는 과일과 과당 시럽을 줄이기 바랍니다. 음주는 중성지방을 크게 올립니다. 중성지방 농도가 500㎎/dl 이상 나온다면 췌장염 가능성이 올라갑니다. 술을 줄이기만 해도 중성지방은 떨어지고 금주하면 정상으로 떨어지는 경우도 많습니다. 즉, 강력한 치료제는 금주입니다. 이 정도만 하더라도 충분한 효과가 있을 것입니다.

넷째로 운동하기입니다. 가급적 땀 흘리는 운동이 좋습니다. 운동은 세포간질에 존재하는 피로물질을 소변과 땀으로 빠르게 배출합니다. 따라서 만성염증을 감소시킵니다. 또한 혈액순환을 개선시킵니다. 이 모든 효과가 콜레스테롤을 저하시킵니다. 근력 운동도 효과가 있습니다만 땀 흘리는 운동이 더 효과적입니다. 천천히 걷기는 효과가 적습니다. 하지만 빨리 걷기가 어렵다면 천천히라도 걷는 것이 훨씬 유익합니다. 어떤 형태의 운동이든 안 하는 것보다 하는 것이 100배 더 유익합니다. 단, 절대로 절대로 무리하면 안 됩니다. 운동 강도는 지속적으로 할 수 있을 정도로 힘들지 않아야 합니다.

다섯째로 야식 안 먹기입니다. 늦게 자면 식욕을 부르는 호르몬인 '그렐린' 분비가 증가합니다. 야식 먹을 가능성이 커집니다. 저녁 공복 유지는 고지혈증 관리에 매우 중요합니다. 밤에 먹는 야식은 혈당과 지질 수치를 올립니다. 또한 결정적으로 체내 염증 수치를 올립니다. 그러므로 LDL콜레스테롤 수치가 잘 내려가지 않습니다. 잠은 11시 이전에 자는 것이 유익합니다. 깊은 잠이 중요합니다. 깊은 잠을 못 자면 낮 시간에 쌓인 노폐물 배설을 충분히 할 수 없기 때문에 염증 수치가 올라가기 쉽습니다.

이 5가지를 잘 실천한다면 대체로 LDL콜레스테롤 수치를 상당 부분 감소시킬 수 있습니다. 충분한 생활습관 노력을 기울인 후에도 스타틴 복용 기준에 해당되면 저는 스타틴 투여를 주저하지 않습니다. 콜레스테롤 필요량이 많아져서 수치가 높아진 것인데 인위적으로 낮추면 해롭지 않을까 염려할 수 있습니다. 체내 염증이 많을 때 소염제 역할을 하는 콜레스테롤이 증가한다고 했습니다. 생활습관 교정을 해도 높다면, 일단 스타틴을 투여하고 다른 천연 소염제를 병용 투여하는 것을 권합니다. 가령 비타민C, 비타민D, 비타민K2, 요오드, 오메가-3, 비타민B군, 미네랄, 글루타치온 등을 병용합니다.

대사증후군은 한마디로 '잉여 칼로리 증후군'입니다. 많이 먹고 활동량이 적어서 생깁니다. 탄수화물은 글리코겐 형태로 근육에 저장됩니다. 활동하지 않으면 글리코겐이 소모되지 않습니다. 그러면 식사 후 포도당이 근육에 들어오지 못합니다. 당연히 혈당과 중성지방 수치가 올라갑니다. 이것이 인슐린 저항성입니다. 결국 남는 포도당이 중성지방으로 바뀌어 지방조직에 저장되므로 비만이 됩니다. 그러므로 중성지방 농도가 높다면 탄수화물 비율을 줄이고 운동하십시오. 이 두 가지로 중성지방은 잘 떨어집니다. 비만, 지방간, 당뇨, 고혈압 등의 대사증후군은 식습관만 조금 개선하고 운동하면 좋아집니다. 또한 모든 건강상태가 좋아짐은 두말할 나위가 없겠습니다.

특히 밀가루나 가공식품과 튀긴 음식 등이 콜레스테롤을 올리는 핵심 범인입니다. 이것을 철저히 제한하는 것이 필요합니다. 최종 목표는 스타틴을 끊어도 콜레스테롤 수치가 오르지 않는 것입니다. 한편 염증 지표인 hsCRP 수치가 정상이라면 LDL콜레스테롤 수치가 높게 나오더라도 사망률을 추가로 올리지 않는다는 연구도 있습니다. 그러므로 건전한 생활습관을 유지하고 염증 수치도 정상으로 나온다면 LDL콜레스테롤이 좀 높더라도 너무 염려 마시기 바랍니다.

### 콜레스테롤을 40까지 낮추면 위험하지 않을까요?

LDL콜레스테롤을 가장 적극적으로 관리하는 병이 심근경색증입니다. 심근경색 환자의 LDL콜레스테롤 목표치는 55mg/dl 미만입니다. 사실 55mg/dl 미만인 사람은 거의 없기 때문에 모든 심근경색 환자는 스타틴을 투여합니다. 스타틴과 에제티미브 두 약제를 쓰는 경우도 흔합니다. 산화된 콜레스테롤은 동맥경화를 빠르게 진행시킵니다. 콜레스테롤은 LDL콜레스테롤이 70%, VLDL과 IDL에 포함된 콜레스테롤이 30%입니다. LDL콜레스테롤이 가장 많습니다. 가령 심근경색 환자의 LDL콜레스테롤 농도를 40mg/dl 까지 낮췄다고 가정해 보겠습니다.

이때 염려는 콜레스테롤 절대량이 부족해서 인체의 필요를 채우지 못할까 하는 점입니다. 콜레스테롤은 비타민D와 몇 가지 호르몬 생성의 전구체인데 여기에 소요되는 양은 상대적으로 적은 양이므로 문제되진 않을 것입니다. 주된 사용처는 세포막 구성입니다. 인체는 정상적으로 1초당 100만 개의 세포가 죽고 똑같은 수의 새로운 세포가 만들어집니다. 콜레스테롤은 세포막의 필수 성분입니다. 또 염증이 있을 때 항산화제 역할을 합니다. 염증이 많을수록 필요량이 늘어날 수 있습니다.

LDL콜레스테롤 농도 40mg/dl이란 수치가 넉넉할지 부족할지를 알 확실한 방법이 아직은 없습니다만, 다음의 두 가지 예를 통해 영감을 얻을 수는 있습니다. 영유아기 LDL콜레스테롤 농도는 약 30mg/dl으로 매우 낮습니다. 영유아기 성장 속도는 전 생애를 통틀어 가장 빠릅니다. 새로운 세포를 만드는 속도가 빠르므로 그만큼 콜레스테롤 필요량이 많습니다.

그럼에도 불구하고 혈중 농도는 매우 낮은데 이렇게 낮은 농도로도 부족하지 않다는 의미입니다. 아기의 혈관과 세포가 건강하고 염증이 없기 때문이라고 생각됩니다. 나이를 먹으면서 혈관 염증과 동맥경화가 진행하면서 콜레스테롤 농도 역시 증가합니다. 항산화 역할을 하는 콜레스테롤 수치를 떨어뜨리는 대신 비타민C, 오메가-3, 비타민D, 요오드, 비타민E 등 여러 대체 항산화제를 복용하는 것은 좋은 방법입니다.

100년 전 미국인과 한국인들의 심혈관은 매우 건강했습니다. 현재 미국인의 심혈관질환 사망률은 전 세계에서 가장 높습니다. 우리나라도 마찬가지입니다. 심혈관질환 사망률이 암 다음으로 2위입니다. 그런데 지금도 심혈관이 건강한 사람들이 있습니다. 아마존 정글이나 아프리카에서 원시적 생활습관을 유지하는 사람들입니다. 이들의 혈관 상태는 미국인에 비해 무려 30년이나 젊게 나왔으며 LDL콜레스테롤 수치도 매우 낮게 나왔습니다. 이들의 특징은 활동량이 많고 가공되지 않은 음식을 먹고 트랜스지방을 먹지 않는다는 점입니다.

이들은 염증 수치가 낮습니다. 몸에 염증이 없으니 콜레스테롤이 올라갈 필요가 없게 되는 것입니다. 그러므로 염증을 줄이는 생활습관을 유지하고 몇 가지 항산화제를 섭취한다면 콜레스테롤 수치가 낮더라도 염려할 필요는 없다고 생각됩니다. 몸 안의 염증 상태를 알 수 있는 검사들이 있습니다. hsCRP 검사 수치가 1mg/dl 이하이면 양호합니다. 또 TG/HDL콜레스테롤 수치가 3 이하면 양호, 2 이하면 매우 좋은 것입니다. 4 이상이면 산화LDL콜레스테롤이 높다고 평가합니다. 총콜레스테롤/HDL콜레스테롤은 4 이하이면 양호합니다. 이처럼 간단한 피 검사를 통해서 나의 염증 상태를 확인해보고 염증이 있다면 생활습관 개선을 통해서 콜레스테롤 수치를 내려보는 것이 좋겠습니다.

참고로 가족성 고콜레스테롤혈증에 대해서 간단히 소개해드릴까 합니다. 높은 LDL콜레스테롤 수치가 유전되는 질환입니다. 심장병 가족력이 있고 콜레스테롤 수치가 매우 높다면 의심할 수 있습니다. 발생 빈도가 이형접합형의 경우 200~500명당 1명 정도로 흔한 병입니다. 치료하지 않으면 남자는 2명 중 1명, 여자는 4명 중 1명에서 조기에 심혈관질환이 발생합니다. 이 유전질환이 없는 사람과 비교하면 10배 이상 높은 발병률입니다. 16세 이상에서 총콜레스테롤 290mg/dl 이상, LDL콜레스테롤 190mg/dl 이상이라면 의심할 수 있습니다.

식습관 개선과 동시에 약물 치료를 병행합니다. LDL콜레스테롤을 70㎎/dl 이하까지 내리는 것이 목표지만 실제로 그 정도로 내려가지는 않으므로 최대한 낮추는 것이 목표입니다. 스타틴과 에제티미브 복합제를 쓰고도 수치가 계속 높다면 PCSK9 억제제를 추가할 수 있습니다. 이 제제는 효과가 뛰어난 대신 비싸다는 단점이 있습니다. PCSK9 억제제는 PCSK9 효소를 억제해서 LDL콜레스테롤을 강력하게 떨칩니다. 보험 기준이 까다롭고, 피하주사제입니다. 쓰고 남은 LDL콜레스테롤은 간으로 와서 간세포막의 LDL수용체와 결합하고 결합한 상태로 세포내로 들어와서 분해됩니다. LDL수용체는 다시 세포막으로 돌아가서 같은 일을 반복합니다. 그런데 PCSK9이라는 효소가 LDL수용체를 분해합니다. LDL수용체가 감소하면 LDL콜레스테롤 제거가 안 되므로 LDL콜레스테롤 수치가 증가합니다. 이 효소를 억제하면 LDL콜레스테롤 제거가 계속 일어나므로 수치가 내려갑니다.

# 당뇨약,
# 기능의학으로 끊을 수 있습니다

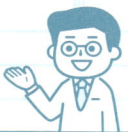

　포도당은 끈적거리는 성질 때문에 어디에나 잘 달라붙습니다. 솜사탕이나 물엿 등을 상상해보세요. 포도당이 혈관 벽에 붙으면 동맥경화의 시발점이 되며 지속적으로 혈당이 높다면 동맥경화는 빠르게 진행합니다. 포도당이 적혈구, 백혈구, 혈소판에 달라붙으면 기능을 방해하고 세포 생명도 단축시킵니다. 적혈구는 산소를 운반합니다. 적혈구에 포도당이 많이 달라붙을수록 산소 운반능력이 감소합니다. 당뇨 환자가 어지럼증이나 숨 가쁨 등을 자주 호소하는 이유 중 하나는 적혈구의 기능이 감소했기 대문입니다.

## 당뇨 환자 혈액에선 단맛이 나지 않습니다

한편 당뇨 환자는 감기, 방광염, 구내염 등 감염질환이 자주 발생합니다. 백혈구의 기능이 떨어졌기 때문입니다. 그리고 상처가 나도 피가 잘 안 멈추기도 합니다. 혈소판의 기능이 떨어졌기 때문입니다. 혈액 속에는 무지무지하게 많은 단백질과 호르몬 등이 섞여서 이동합니다. 이런 물질에도 포도당이 달라붙어 기능을 방해하고 염증을 일으킵니다. 포도당이 에너지원으로 반드시 필요하지만 높은 혈당은 건강에 치명적입니다.

포도당은 양날의 검입니다. 혈당이 높을수록 염증과 손상 정도는 증가합니다. 공복 혈당이 90mg/$dl$일 때 혈액 속 총혈당량은 3g 정도입니다. 각설탕 1개가 녹아 있는 셈입니다. 밥 한 공기는 포도당 양으로 약 60g입니다. 각설탕 20개 분량입니다. 식사하고 1시간 후쯤 최고 혈당을 찍습니다. 최고 혈당이 180mg/$dl$ 일 때 혈액 속 포도당 총량은 6g 정도입니다. 각설탕 2개 분량입니다. 밥 한 공기, 즉 각설탕으로 치면 20개를 먹었는데 혈당 증가분은 각설탕 1개뿐입니다.

나머지 19개는 어디로 갔나요? 포도당은 혈액 내로 들어옴과 동시에 인슐린에 의해 세포 내로 저장됩니다. 그리고 다음 식사 때까지 천천히 꺼내져 사용됩니다. 포도당은 물에 잘 녹습니다. 성인 총혈액량은 대략 3.5ℓ입니다. 3.5ℓ 혈액 속에 각설탕 20개 정도는 충분히 녹을 수 있습니다. 그런데 인슐린에 의해 대부분의 포도당이 세포 내로 이동한 이유는 혈당 상승을 막기 위해서입니다. 고혈당 피해를 예방하기 위해서지요. 당뇨병은 이 조절기능이 무너진 것이고요.

만약 밥 한공기의 포도당(60g)이 세포 내로 이동하지 않고 혈액 속에 모두 녹아 있다면 혈당은 무려 1,800mg/dl까지 올라갑니다. 혈당계로 측정할 수 있는 최대치는 500mg/dl이므로 혈당계로 측정할 수도 없습니다. 혈당이 1,800mg/dl이라면 혈관이 막혀서 즉시 사망할 수 있습니다. 뇌혈관이 막히면 뇌경색, 심장혈관이 막히면 심근경색으로 쓰러질 것입니다. 실제로는 일어날 수 없는 무시무시하게 높은 수치입니다.

혈당이 200mg/dl을 넘으면 당뇨병으로 진단합니다. 혈당 200mg/dl의 당도는 어느 정도일까요? 성인 혈액은 대략 3.5ℓ인데 여기에 각설탕 2개가 녹아 있는 당도입니다. 아마 단 맛을 거의 느낄 수 없을 겁니다. 이처럼 최대한 낮은 농도의 혈당을 유지하려는 이유는 혈당이 조금만 올라가도 혈관 건강을 해치기 때문입니다. 혈당은 자동 조절되는 온실의 온도나 습도보다도 훨씬 미세한 범위에서 제어됩니다.

혈당이 오르면 인슐린이 분비되어 내려주고 너무 낮으면 글루카곤, 코르티솔 등이 올려줍니다. 가령 봉지에 든 믹스커피 한 잔의 당 농도는 약 4,000mg/dl입니다. 콜라의 당 농도는 약 1만 800mg/dl입니다. 당뇨병 진단의 기준 혈당 200mg/dl에 비하면 믹스 커피는 20배, 콜라의 당 농도는 무려 54배나 높습니다. 현대인들은 믹스 커피와 콜라를 아무렇지 않게 마십니다. 지나치게 달고 짠 음식이 현대인의 입맛을 지배하고 있습니다. 달지 않고 가공되지 않은 자연 음식으로 돌아가야 합니다.

질문을 드리겠습니다. 혈당을 빨리 올리는 음식과 서서히 올리는 음식을 먹었을 때 혈당 손상 차이는 어느 정도 일까요? 이 때 총 칼로리는 같습니다. 당지수가 높은 음식의 혈당 손상이 100배 이상 크다는 것이 저의 견해입니다. 혈당을 올리는 속도를 알 수 있는 지표가 당지수입니다. 당지수가 높은 음식은 밀가루 음식, 쌀밥, 단 과일 등입니다. 가을철엔 단감과 홍시, 사과, 배 등 단 과일이 쏟아집니다. 당 조절이 어려운 계절이 바로 가을입니다.

당뇨병 발병이 폭증하고 있습니다. 우리나라 인구 5,000만 명 가운데 당뇨는 500만 명으로 10%, 당뇨 전 단계는 1,500만 명으로 30%가량입니다. 둘을 합하면 40%로 무려 2,000만 명이 최소한 당뇨 전 단계에 해당됩니다. 20세 이상 성인을 표본으로 한다면 50%에서 최소 당뇨 전 단계입니다. 성인 두 명 중 한 명꼴입니다. 당뇨에 관한 한 세계적으로 예외가 없습니다. 10년 후에는 인류의 절반

**당지수 높은 음식의 혈당 그래프**

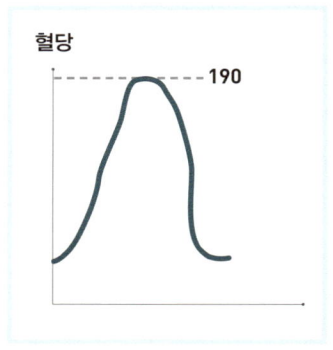

**당지수가 낮은 음식의 혈당 그래프**

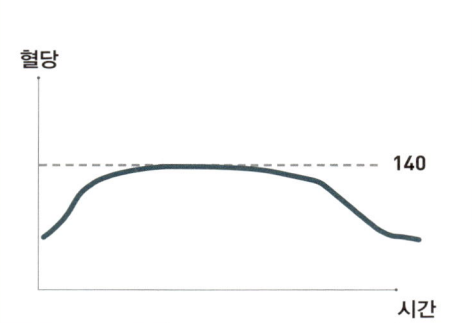

이상이 당뇨 또는 당뇨 전 단계에 이를 것으로 예상합니다. 고혈당은 인류의 가장 심각한 문제가 되었습니다.

당뇨병은 1형과 2형으로 나눕니다. 1형 당뇨병은 흔히 유소아기나 청소년 시기에 발병하며 자가 항체가 췌장의 인슐린 분비세포를 파괴하는 질환입니다. 따라서 인슐린이 분비되지 못합니다. 인슐린이 발견된 1922년 이전에는 1형 당뇨병이 발병하면 대개 몇 개월 만에 사망하는 무서운 병이었습니다.

2형 당뇨병은 인슐린 수치가 정상인보다 대개 높습니다. 즉, 인슐린 부족이 아니고 인슐린 저항성이 원인입니다. 당뇨를 오래 앓은 경우엔 췌장이 지쳐서 인슐린 농도도 떨어집니다. 이땐 인슐린 주사가 필요할 수 있습니다. 지금 당뇨 전 단계라고 진단되면 어떻게 해야 할까요? 현재 당뇨약을 먹거나 인슐린 주사를 맞고 있는 사람은 어떻게 해야 할까요? 평생 약이나 인슐린에 의존하면서 운명처럼 살아야 할까요?

많은 사람은 궁금해합니다. 약이나 인슐린을 끊을 수는 없는 거냐고? 전부는 아니겠지만 가능합니다. 사실 혈압약을 끊는 것보다 당뇨약을 끊는 것이 상대적으로 쉽습니다. 그리고 당뇨가 오래되지 않을수록 용이합니다. 의료기술이 빠르게 발전하고 있습니다. 불치병으로 여기던 암도 5년 생존율이 현저하게 개선되었습니다. 반면에 당뇨병, 고혈압 등의 대사질환의 유병률은 빠르게 증가하고 있으며 그 결과 심근경색, 만성신부전, 망막병증, 뇌경색 등의 합병증도 비례해서 증가하고 있습니다.

당뇨, 고혈압은 생활습관병입니다. 약이나 주사로 치료할 것이 아니라 생활습관을 바꾸면 저절로 예방도 되고 치료도 가능합니다. 잘못된 생활습관이 원인인데 이걸 바꾸지 않고 약이나 주사로 치료하려는 접근이 잘못됐습니다. 생활습관은 크게 식습관, 운동, 수면, 스트레스 관리, 음주와 흡연 등이 있는데 으뜸은 식습관입니다. 그리고 식습관 중 으뜸은 혈당 관리입니다. 식습관을 개선하면 대부분의 대사질환을 예방할 수 있고 치료도 될 수 있습니다.

당뇨병과 비만의 원인은 고혈당입니다. 고혈당은 모든 장기와 혈관을 망가뜨리는 주범입니다. 고혈당은 저강도의 유해물질입니다. 인체는 혈당을 내리려고 인슐린 분비를 늘립니다. 인슐린의 핵심 역할은 근육세포 내로 포도당을 넣는 것입니다. 평소 운동을 한 사람의 근육은 당 저장고가 비워진 상태입니다. 따라서 혈당이 근육 내로 잘 들어오므로 혈당 조절이 잘됩니다. 운동을 하지 않는 사람은 당 저장고가 가득 찬 상태입니다. 식후 혈당이 들어오기 힘들고 식후 혈당은 높게 오릅니다.

그런데 평소 운동하지 않던 사람도 식후 가벼운 운동만으로 혈당이 쑥 내려갑니

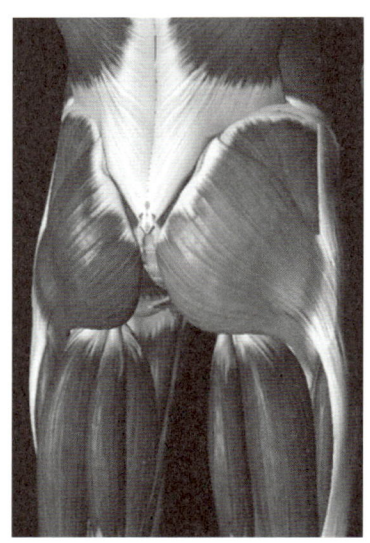

**엉덩이와 허벅지 근육의 모습**

엉덩이와 허벅지 근육은 총근육의 70%를 차지한다. 따라서 혈당을 내리는데 하체 운동이 효과적이다.

다. 운동에 의한 혈당 감소는 혈당이 높을수록 값이 떨어집니다. 식사를 3번 하면 3번 운동이 유익합니다. 하루 한 번만 운동하면서 한 시간 하는 것보다 식사 때마다 10분씩이라도 하는 것이 효과적입니다. 엉덩이와 허벅지 근육이 전체 근육 양의 70%를 차지합니다. 그러므로 걷기, 줄넘기, 자전거 타기, 계단 오르기 등 하체 운동이 상체 운동보다 훨씬 효과적입니다.

## 가방에 초콜릿이 항상 있는 이유, 저혈당 증후군 물리치기

51세 여성 장려원 씨는 23년째 회계사무소에서 근무 중입니다. 혈압약을 먹고 있고 고지혈약은 투약 중에 본인 의사로 중지한 상태입니다. 려원 씨는 한 달 전부터 양 손가락 끝 부위의 감각이 무뎌지는 느낌이 있습니다. 양 발목 아래로 시리고 찬 느낌도 있습니다. 추운 날엔 양말을 신고 잔다고 합니다. 운동은 거의 하지 않고 일주에 한두 번 걷기 운동이 전부입니다.

가끔씩 핑 도는 어지럼으로 벽에 머리를 살짝 부딪친 적도 있습니다. 려원 씨 핸드백엔 과자나 초콜릿이 항상 있습니다. 저혈당 증후군 때문입니다. 식후 2~3시간 후엔 어김없이 배가 고프고 간식이 당깁니다. 려원 씨의 당화혈색소는 6.1이고 쌀밥 위주의 식사를 합니다. 쌀밥은 혈당을 빠른 속도로 올립니다. 놀란 췌장에서 인슐린을 약간 과도하게 분비합니다. 급하게 올라가던 혈당이 빠르게 내려갑니다.

문제는 혈당이 과도하게 내려가서 저혈당 증상을 일으키는 것입니다. 려원 씨는 오전 11시경 그리고 오후 3~4시경이 되면 기운이 쭉 빠지고 어지럼을 느낍니다. 머리가 아프거나 식은땀이 나기도 합니다. 간식을 먹지 않고는 견딜 수 없습니다. 과자나 초콜릿을 먹는 즉시 증상은 거짓말처럼 사라집니다. 그래서 핸드백에 단 음식이 있는 것입니다. 려원 씨가 당지수가 낮은 음식을 먹는다면 혈당은 빨리 오르지 않을 것이고 인슐린은 정확히 필요한 만큼만 서서히 분비될 것입니다. 따라서 저혈당 증후군도 나타나지 않을 것입니다.

저혈당 증후군 치료는 간단합니다. 당지수가 낮은 음식을 먹고 식후 간단히 운동하는 것입니다. 려원 씨에게 아침은 무탄식, 점심과 저녁은 당질제한식을 권했습니다. 점심도 도시락을 준비토록 권했습니다. 1주가 지나지 않아 려원 씨는 간식을 끊었고 어지럼 증상도 호전되었습니다. 한 달쯤 지나자 손가락 끝 감각이 무딘 증상이 절반쯤 좋아졌고 발 시림도 조금 좋아졌습니다. 모두가 정제당으로 인한 작은 혈관의 동맥경화 때문에 발생한 것인데 겨우 한 달 조심한 결과 증상이 호전된 것입니다.

려원씨는 군고구마나 삶은 감자를 간식으로 싸오곤 했었습니다. 삶은 감자와 군고구마 모두 당지수가 90이 넘습니다. 당지수가 60 이상이면 높다고 하는데 90 이상은 거의 설탕과 가깝습니다. 고구마와 감자가 자연 식품으로 건강에 유익한 부분도 있지만 당지수가 너무 높으므로 제한해야 합니다. 그래도 고구마, 감자를 너무나 먹고 싶다면 많은 채소와 함께 드십시오. 채소를 함께 먹으면 당지수가 내려가는 효과가 있습니다.

## 27년 된 당뇨로 망가진 눈이 밝아졌어요

68세 여성 신순금 씨는 당뇨병이 온 지 27년째입니다. 당뇨병이 41세에 비교적 일찍 찾아왔습니다. 신장기능도 감소했고 경동맥에 플라크도 있습니다. 안과에서 당뇨병성 망막증으로 3차례 레이저 시술을 받았지만 시력이 좋지 못합니다. 당뇨병을 오래 앓았다면 장기간 혈관 손상을 받았기 때문에 시력을 되돌리기는 사실상 어렵습니다.

당뇨를 처음으로 진단받으면 즉시 안과 진료가 필요합니다. 왜냐하면 처음 진단받을 때부터 망막병증이 있는 경우도 있고 즉시 시술을 하지 않으면 시력을 잃을 수도 있기 때문입니다. 당뇨병성 망막병증은 망막 혈관의 출혈이나 부종, 새로운 혈관신생, 작은 동맥류 등 다양합니다. 출혈이 과다하면 시력이 갑자기 떨어지거나 실명할 가능성도 있기 때문에 매년 한 두 번 안과 진료가 필요하며 출혈 가능성이 있는 혈관에 대한 예방적 치료가 필수입니다.

순금 씨가 진료실에 오실 때마다 하시는 말씀이 "원장님 제 눈 좀 밝혀주이소"입니다. 순금 씨의 소원은 큰 글씨 성경을 원 없이 읽는 것입니다. 낮에만 더듬더듬 읽을 수 있고 밤엔 불을 환하게 켜도 글씨가 흐리게 보인다고 합니다. 환자분의 경제적 형편으로 최소한의 검사만 하고 주 1회씩 10회 정도만 수액 치료를 해보기로 했습니다. 수액 치료는 증상과 검사 수치 등을 종합해 판단하고, 항산화제, 비타민류, 미네랄 등을 적절히 조합하여 투여합니다. 망막 합병증은 비가역적 변화입니다. 밑져야 본전이라는 생각으로

**당뇨병성 망막병증**

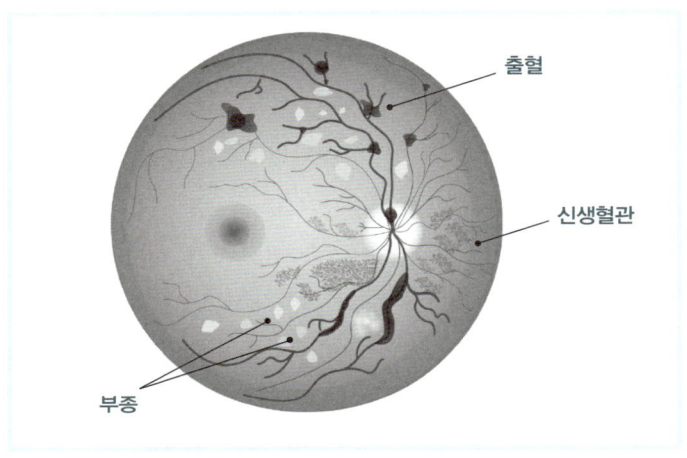

해보자고 했는데 신씨는 20회나 주사를 맞았습니다. 10회 치료가 끝났을 때도 시력이 뚜렷이 호전된 것은 아니었습니다.

그런데 피로감이 줄고 잠도 전보다 잘 주무시게 됐다고 합니다. 숨 가쁜 것도 훨씬 좋아졌고 양 정강이가 부어서 손가락으로 누르면 자국이 깊게 나곤 했었는데 부종도 줄었습니다. 여러 증상들이 좋아지고 기운도 더 나서 수액 주사를 10회나 더 맞으신 것입니다. 20회 치료를 마쳤을 때 6개월 정도가 지났습니다. 안과에서 레이저 치료가 예약되어 있었는데 할 필요가 없어졌다고 안 하고 오셨습니다. 큰 차이는 모르겠는데 글씨가 조금은 또렷하게 보인다고 하셨습니다. 너무 오랫동안 혈관을 방치한 것이 안타까웠습니다.

킬레이션을 계속하면서 음식 교육에 특히 신경 썼습니다. 동맥 경화를 가속시키는 음식은 가공식품과 정제 탄수화물과 튀긴 음식 등입니다. 엑스트라버진 올리브유나 들기름을 많이 드시게 했고 비타민C와 비타민A·D·E·K2를 합쳐서 만든 지용성 비타민을 함께 드시게 했습니다. 특히 생야채와 익힌 야채를 충분히 드시도록 했습니다. 그리고 아침 식전에 생당근 1개씩 주스로 만들어 드시게 했습니다. 순금 씨의 망막이 좀 더 회복되어 성경책을 마음껏 읽을 수 있기를 기원합니다.

### 다음 목표는 당뇨약을 끊는 것!

52세 남성 진상식 씨는 비염과 천식 때문에 오셨습니다. 천식은 겨울에 심하지만 감기에 걸리면 언제라도 천식이 심해집니다. 비염은 1년 내내 비강 스프레이를 자기 전에 뿌리고 있습니다. 당뇨약을 투약한 지 6년째입니다. 167㎝에 76kg이므로 체질량지수는 27kg/㎡이며 비만입니다. 당화혈색소는 7.1%입니다. 초음파상 경도의 지방간도 있습니다. 허리둘레를 재지 못했지만 100㎝가 넉넉하게 넘어 보입니다. 치료한 지 3개월이 지난 후 체중은 6kg이 줄었고 비염과 천식 증상은 많이 호전되었습니다. 당화혈색소는 6.1%로 내려갔습니다. 환자분께 반복해서 교육한 3가지는 건강한 식습관, 식후 운동, 식후 비타민C 복용하기입니다.

비염과 천식은 알레르기와 염증이 함께 있는 상태입니다. 알레르기는 항원 검사를 하고 회피요법을 쓰는 것이 기본입니다. 그리고 염증을 줄이고 혈당을 낮추기 위해선 식습관 개선이 중요합니다. 밀가루 음식, 튀긴 음식, 가공식품 등을 제한합니다. 무엇보다도 혈당 스파이크 즉, 고혈당이 염증을 일으키고 천식과 비염 증상을 악화시킵니다. 혈당이 오른 만큼 인슐린 분비도 많아집니다.

체중을 증가시키는 유일한 호르몬이 인슐린이라고 말씀드렸습니다. 인슐린이 증가하면 배가 나오고 지방간은 심해집니다. 인슐린 분비를 줄이면 체중이 자연스럽게 감소하고 지방간도 좋아집니다. 지방과 단백질은 많이 먹더라도 인슐린 분비를 거의 자극하지 않습니다. 탄수화물을 줄이고 지방과 단백질은 적당히 먹는 것이 원칙입니다. 당뇨가 없는 사람의 공복 혈당은 80~100mg/dl, 식후 최고 혈당은 150~160mg/dl 정도입니다. 혈당이 높을수록 활성산소가 많이 발생하여 세포 손상이 많지만 130mg/dl 이하는 자가치유작용으로 손상이 적습니다. 130mg/dl 이상의 혈당은 염증 손상으로 혈관은 좁아지고 세포는 파괴됩니다. 혈당이 높을수록 염증은 심해집니다.

사람마다 매우 다양한 자신만의 식사 방식이 있습니다. 획일적으로 어떤 방식이 옳다고 할 수는 없습니다. 그래도 원칙은 있습니다. 상식 씨는 당뇨약을 줄이고도 당화혈색소가 6.1%로 떨어졌습니다. 3개월 전에는 7.1%였습니다. 3개월 만에 당뇨약까지 줄이게 된 상식 씨에게 과연 무슨 일이 일어난 걸까요? 비결이라면 4가지 정도를 들 수 있습니다.

### 무탄식과 당질제한식

상식 씨의 식사법은 아침 무탄식과 점심, 저녁 당질제한식입니다. 무탄식은 탄수화물을 먹지 않고 지방과 단백질, 채소 등을 먹는 것입니다. 출근해야 하는 아침은 식후 운동하기 어렵습니다. 그런데 지방과 단백질은 혈당을 거의 올리지 않습니다. 그러므로 아침을 먹는다면 당질제한식보다 무탄식이 적당합니다.

점심과 저녁의 당질제한식은 기존에 알던 방식과 다릅니다. 탄수화물을 제한하는 대표적인 3가지 다이어트 방식이 있는데 미묘한 차이가 있습니다. '케토제닉' 방식은 탄수화물을 5% 이내로 극도로 제한하는 것이고 '저탄고지'는 케토제닉과 비슷하지만 탄수화물을 10% 이내로 조금 더 허용하는 것이며 '당질제한식'은 저탄고지와 비슷하거나 좀 더 탄수화물을 허용한 방식입니다. 단백질 비율은 20% 내외이고, 지방 비중이 70% 내외로 가장 높습니다.

1부에서 소개한 것처럼 제가 제안하는 당질제한식의 탄수화물:지방:단백질 비율은 1:1:1입니다. 탄수화물 비중이 33%나 됩니다. 기존에 알려진 당질제한식의 탄수화물 비중이 10%인 것에 비하면 훨씬 높습니다. 제가 권하는 당질제한식을 달리 표현하자면 '동일 비중 식이'라고 할 수 있습니다. 비율을 외우기도 쉽습니다. 그런데 3가지 영양소 비중을 정확하게 맞추어 음식을 준비하는 것은 쉬울까요? 사실 불가능에 가깝습니다. 그러므로 맞추려고 노력하는 것으로 충분하고 정확하지 않아도 됩니다.

팁은 이것입니다. 우리나라 사람의 평균적인 식습관에서 탄수화물:지방:단백질 비중은 5:3:2 정도입니다. 저의 당질제한식을 하기 위해서는 탄수화물은 절반으로 줄이고, 지방과 단백질을 조금씩 늘린다고 생각하면 될 것입니다. 탄수화물을 10%까지 극도로 줄인 다이어트 방식은 오래 지속하기 어렵습니다. 식사는 즐거

위야 하고 만족감을 느껴야 합니다. 그러기 위해선 억지로 마지못해 하거나 힘들면 안 됩니다. 식사가 숙제처럼 되선 안 됩니다. 또한 오래오래 평생 지속할 수 있어야 합니다.

하루 3번 식사했을 때의 혈당 그래프는 식후 혈당 피크가 3번 있으며 최고 혈당은 $160mg/dl$ 정도이고 혈당이 $130\sim160mg/dl$ 범위의 면적만큼 혈당 손상이 발생합니다. 아침 무탄식에 점심과 저녁은 당질제한식일 때는 오전 혈당 피크가 없습니다. 전날 저녁~다음날 점심까지 약 15시간 동안 낮은 혈당 상태를 유지합니다. 점심과 저녁 식후 최고 혈당도 $140mg/dl$으로 낮습니다. 혈관이 손상을 복구하고 조직은 염증을 가라앉히는 데 충분한 시간입니다. 아침을 굶으면 16:8 또는 18:6 단식이 되는데 아침 무탄식은 혈당 측면에선 아침 단식과 비슷한 효과를 볼 수 있습니다. 한편 탄수화물 비중이 50% 이상이라면 당뇨가 없더라도 최고 혈당이 $160mg/dl$을 쉽게 넘어갑니다. 하지만 당질제한식은 최고 혈당을 $20mg/dl$ 이상 낮출 수 있고 이렇게 되면 최고 혈당이 $140mg/dl$ 이하로 내려가므로 혈당 피해는 더욱 적어집니다.

상식 씨의 아침 식사는 20분이면 준비됩니다. 아내가 준비하면 좀 더 세련되게, 본인이 준비하면 좀 투박하게 되지만 나무랄 데 없습니다. 오늘 아침엔 계란 프라이 2개, 양파와 당근 볶음입니다. 볶음에는 엑스트라버진 올리브유를 최소 40cc를 넣습니다. 소주잔을 적당히 채우면 40cc입니다. 이렇게 많이 넣는 이유는 지방을 양념이 아니고 식량으로 먹겠다는 의도입니다. 기름 자체를 마시는 것은 거부감이 들 수 있지만 요리에 섞으면 거부감 없이 먹을 수

**하루 3회 보통 식사할 때의 혈당 피크**

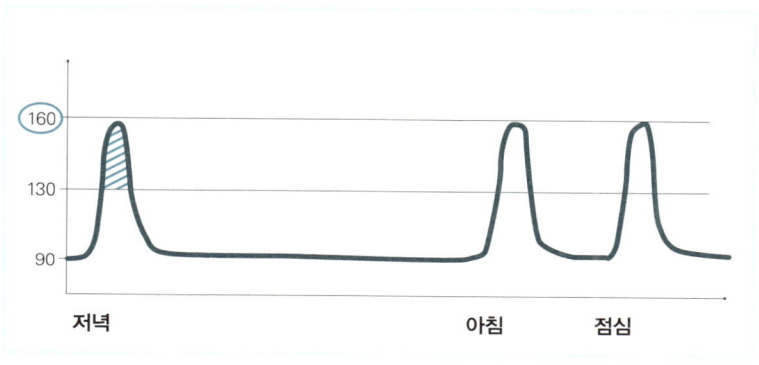

**아침 무탄식, 점심·저녁 당질제한식 때의 혈당 피크**

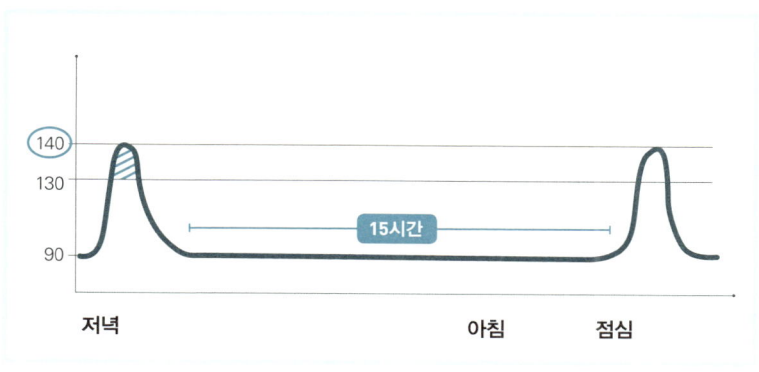

있습니다. 올리브유를 잔에 따라 마시는 경우도 있는데 기름은 음식과 함께 먹는다면 많은 양을 자연스럽게 먹을 수 있습니다. 공복에 기름만 마시거나 약간의 견과류와 먹는다면 즐거움보다는 고역이 될 수 있습니다.

### 아침 무탄식의 예

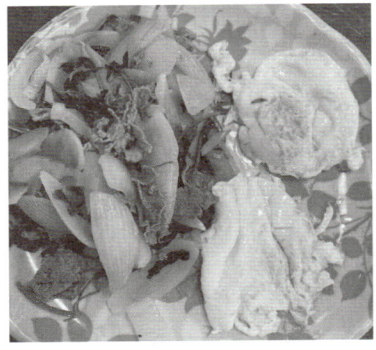
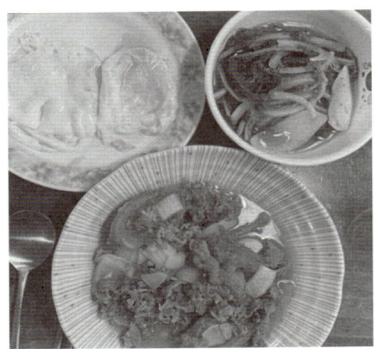

최고 혈당이 120mg/dℓ 이하로 유지된다.

### 당질제한식의 예

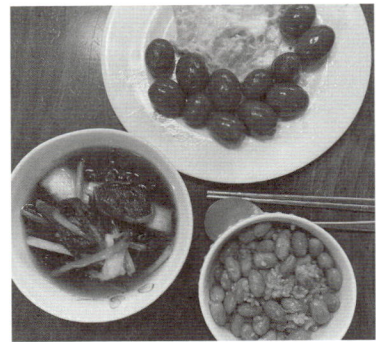
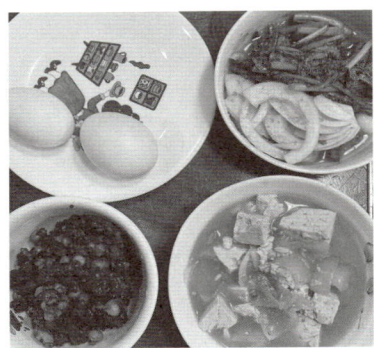

최고 혈당이 140mg/dℓ 이하로 유지된다. 요령은 밥보다 콩이나 잡곡을 많이 넣는 것이다. 콩은 3가지 영양소를 골고루 갖춘 훌륭한 영양소이며 당을 많이 올리지 않는다. 단백질, 지방, 야채 요리를 곁들인다.

방탄 커피도 준비했습니다. 방탄 커피라 하면 커피에 코코넛 오일이나 MCT 오일(Medium chain triglyceride의 약자, 코코넛 오일에서 중쇄지방산을 추출한 것으로 에너지 전환이 빠르며 대신 가격이 비쌈)과 버터를 듬뿍 넣은 것인데 상식 씨의 방탄 커피는 드립 커피에 코코넛 밀크를 적당히 넣으면 끝입니다. 코코넛 밀크는 그냥 마시기는 진하고 시원한 물에 희석해서 틈나는 대로 마십니다. 코코넛 밀크를 커피에 넣으면 밀크 커피색이 나고 맛도 고소해서 훌륭한 조합입니다. 코코넛 밀크는 당과 단백질은 적고 대부분이 지방이며 지방 품질도 뛰어납니다. 코코넛 밀크는 훌륭한 지방 섭취원입니다. 가격도 저렴합니다. 대신 구매할 때 당이나 감미료가 첨가되지 않은 제품을 골라야 합니다. 코코넛 밀크는 간식이 당길 때나 배가 고플 때 등 언제든지 먹을 수 있는 좋은 식품입니다. 견과류와 함께 먹으면 금상첨화입니다.

상식 씨가 아침 무탄식을 하고 나서는 최고 혈당이 120㎎/㎗ 이하가 나왔습니다. 보통 식후 1시간 혈당이 최고 혈당인데, 이 정도면 만족스럽습니다. 점심, 저녁의 혈당 피크도 줄여야 합니다. 점심과 저녁에는 콩을 많이 넣은 잡곡밥 3분의 1 공기 정도를 먹고 두부청국장은 자주 먹습니다. 나머지는 야채나 고기를 올리브유 등 기름으로 요리해서 먹습니다. 이렇게 하면 훌륭한 당질제한식이 됩니다. 사실 식사 방식 바꾸기가 가장 어렵고도 중요한 항목입니다.

### 식사 순서 바꾸기

당질제한식이를 하더라도 혈당 손상이 없을 수는 없습니다. 아침 무탄식은 혈당 피크가 없으므로 점심과 저녁 당질제한식 때 혈당 피크를 줄여야 합니다. 소화, 흡수 속도가 탄수화물은 빠르고 채소나 고기는 느립니다. 단백질, 야채 등의 요리를 먼저 먹고 밥을 나중에 먹는다면 혈당 상승 속도는 상당히 느려집니다. 고기, 야채 요리를 먹은 후에는 밥을 조금만 먹어도 포만감이 들기 때문에 밥 양을 자연스럽게 줄일 수 있는 장점도 있습니다. 한편 밥의 당지수를 떨어뜨리는 방법이 냉장 보관입니다. 냉장 보관한 밥은 탄수화물 결합이 단단해져서 소화흡수 속도가 느려집니다. 작은 용기에 소분하여 냉장 보관했다가 식사 때마다 레인지에 데워 먹는 것은 당지수를 낮추는 좋은 팁입니다.

**식후 운동**

식후 운동만큼 혈당을 내리는 효과가 강력한 방법은 없습니다. 식전이 아니고 식후 운동입니다. 식후 30분 이내에 운동을 시작하면 되는데 산책을 추천합니다. 산책은 저강도 운동이므로 식후 바로 시작해도 괜찮습니다. 약간 빠르게 걷는 것이 효과적입니다. 외출할 상황이 안 되면 실내 운동을 합니다. 가짜 줄넘기, 제자리 뛰기, 실내 자전거, 맨손 체조 등 어떤 방식도 상관없습니다.

상식 씨는 점심 식후에는 산책을 나갔고 저녁 식후에는 아파트 계단을 30층 정도 올라갔습니다. 15층 아파트를 2번 올라가면 30층입니다. 이렇게 하면 최고 혈당이 적으면 20mg/dl 많게는 70mg/dl 정도 내려갑니다. 혈당이 높게 지속되는 시간도 짧아졌습니다. 운동 시작하고 10분쯤 후부터 혈당은 내려가기 시작하여 30분쯤에 가장 최저로 내려갑니다. 어느 날 저녁 7시에 식사를 마치고 30분 후 상식 씨 혈당은 164mg/dl였습니다. 계단 오르기 운동 후에 113

mg/dl까지 떨어졌습니다.

운동 전에 비해 50mg/dl이 떨어진 것입니다. 이때가 8시경입니다. 통상 식후 1시간 후에 최고 혈당을 보이는데 최고 혈당이 나올 시간에 공복 혈당이 나왔습니다. 어떤 날은 식후 240mg/dl이 나와서 운동을 하고 돌아오니 130mg/dl까지 내려가기도 했습니다. 무려 110mg/dl이 감소한 것입니다. 결론적으로 식후 운동은 혈당 피크를 내리는 가장 강력하고 효과적인 방법입니다.

남미 아마존 정글, 태평양의 섬들, 아프리카 등에는 아직까지 전통적인 생활방식을 유지하는 부족들이 있습니다. 그곳 사람들의 탄수화물 섭취 비율은 60~90%로 매우 높습니다. 하지만 당뇨병이나 심혈관질환, 이상지질혈증, 비만 등의 성인병은 매우 적습니다. 탄수화물 비중이 아주 높았지만 건강한 이유에 관해 과학자들이 내린 결론은 다음과 같습니다.

- 신체 활동량이 많음
- 정제당이 아닌 복합 탄수화물 섭취
- 가공식품, 트랜스지방 섭취 적음

이 부족들의 생활방식을 통해 배울 점이 활발한 신체활동입니다. 부족민들은 음식을 얻기 위해 최소한 하루에 수 킬로미터를 이동하며 몸을 움직인다고 합니다. 50년쯤 전에는 세탁기, 청소기, 냉장고, 자동차 등이 드물었습니다. 지금은 가까운 거리도 차로 이동하고 리모컨으로 모든 걸 조절합니다. 식사 후엔 소파에 앉아 텔레비전을 보거나 졸기 십상입니다. 자전거에도 축전기를 달아 페달을 밟는 수고를 하지 않습니다. 편리를 추구하니 신체활동은 줄고 성인병이 폭증했습니다.

과거에는 식후 혈당이 한 번이라도 200㎎/dl을 넘으면 당뇨병으로 진단했습니다. 간편한 당뇨 측정 기구가 보급된 후로 당뇨가 없는 사람도 정제 탄수화물을 먹고 200㎎/dl 이상 올라가는 걸 흔히 볼 수 있습니다. 현대인은 하루 종일 돌아다닐 수 없습니다. 대신 식후 운동에 신경을 써야 합니다. 탄수화물 비중을 줄여서 먹되 식후 운동으로 혈당 피크를 떨어뜨리는 것입니다.

혈당 손상을 극대화하는 최악의 방법이 있습니다. 식사 직후 눕는 것입니다. 가령 점심 식사 직후에 낮잠을 자는 것입니다. 자는 동안 높은 혈당에 의해 혈관과 세포에 염증이 발생합니다. 염증이 반복되면 혈관은 좁아지고 각종 대사질환이 발생할 수 있습니다. 식사 직후 눕는 것은 정말 피해야 할 최악의 행동입니다.

**식사 직후 비타민C 복용**

혈당은 낮을수록 손상이 적습니다만 비록 낮은 혈당이라도 손상이 없을 수는 없습니다. 포도당이 혈관 내벽에 달라붙으면 활성산소가 발생하고 염증이 시작됩니다. 염증이 오래되면 혈관은 동맥경화로 좁아지며 각종 성인병도 발생합니다. 그런데 혈당에 의한 염증을 비타민C가 중화시킵니다. 비타민C는 직접적으로 혈당을 내리지는 않지만, 염증의 불을 끄는 소방수 역할을 합니다. 얼굴을 물티슈로 닦는 것처럼 혈관에 포도당이 붙어 생기는 염증을 비타민C가 가라앉히는 것입니다.

식사 직후 비타민C를 먹습니다. 어쩌다 달콤한 간식을 먹었다면 비타민C를 추가로 먹습니다. 성인병의 대부분은 혈관 손상이 원인이고 혈관이 손상되는 원인의 대부분은 고혈당입니다. 비타민C는 혈관 손상을 치료도 하고 예방도 하는 최고의 치료제입니다. 비타민C는 이 세상에 존재하는 수만 가지 약 중에서 가장 효과적이고 강력하며 부작용이 거의 없는 보약 중의 보약입니다.

이제 상식 씨의 목표는 지금부터 3개월 후에 당뇨약을 완전히 끊는 것입니다. 체중도 6kg나 줄고 근력은 증가해서 건강에 자신감이 붙었습니다. 당뇨가 없는 사람도 이와 같이 하면 더욱 건강해지고 성인병도 예방할 수 있습니다. 아침 무탄식과 점심 저녁 당질제한식, 식사 순서 바꾸기, 식후 운동, 식후 비타민C 먹기. 이 4가지를 잘 실천하면 누구든지 더욱 건강해질 것이라 확신합니다.

# 침묵의 살인자, 고혈압 물리치기

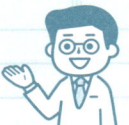

　53세 오영미 씨는 행정공무원입니다. 159㎝ 키에 49㎏ 체중으로 약간 마른 체격입니다. 혈압약을 17년째 먹고 있고 수년 전부터 고지혈약도 투여중입니다. 최근 식단을 조절하고 운동을 평소보다 더 하면서 혈압이 평소보다 조금 감소했습니다. 그러자 영미 씨는 혈압약을 끊고 싶은 소망이 생겼고 저에게 오셨습니다. 영미 씨는 혈압약을 끊을 수 있을까요? 끊을 수 있다면 어떤 방법으로 가능할까요?

　고혈압 기준은 140/90㎜Hg 이상입니다. 수년 전 미국은 이 기준 혈압을 130/80㎜Hg으로 낮추었습니다. 가령 수축기 혈압이 130㎜Hg 이상이거나 이완기 혈압이 80㎜Hg 이상이면, 즉 둘 중 하나라도 높으면 고혈압입니다. 기준을 낮춘 이유는 혈압을 추가적으

### 연령대별 고혈압 유병률

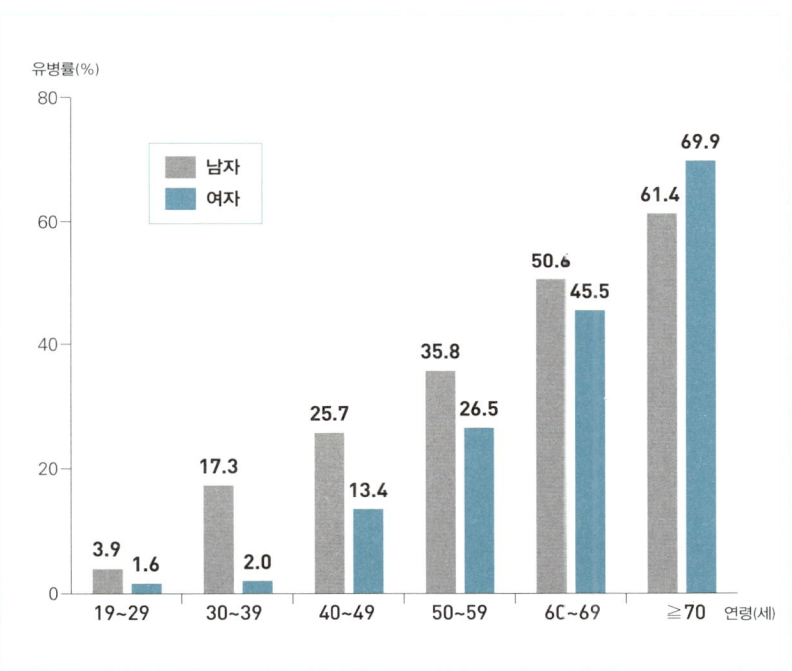

70세 이상은 70%가 고혈압이다. 그런데 130/80mmHg을 기준으로 하면 70세 이상 노인의 90% 이상이 고혈압이 된다.

출처: 국민건강통계

로 낮추었을 때 심뇌혈관질환에 의한 사망률이 더 감소했기 때문입니다. 하지만 대다수 나라에서 혈압 기준을 낮추지 않고 있습니다. 그 이유는 혈압약을 먹어야 할 대상이 너무나 많아지기 때문입니다. 하지만 수년 내에는 강화된 기준을 적용할 거라고 생각됩니다.

## 고혈압 약이 없어 사망한 루스벨트 대통령

보편적으로 혈압약을 처방한 시기는 1960년대입니다. 루스벨트 미국 대통령은 재임기간이 1933년부터 1945년으로 미국 역사상 유일무이한 4선 대통령입니다. 루스벨트는 2차 대전이 끝나갈 무렵인 1945년 4월 뇌출혈로 사망했습니다. 당시 그의 나이 62세였습니다. 평소 혈압이 200/100mmHg이 넘었고 300/200mmHg까지 올라가기도 했습니다. 당시에는 고혈압의 위험성에 관해 명확히 알지 못했습니다. 고혈압이 병이란 걸 몰랐고 당연히 혈압약이 존재하지도 않았습니다.

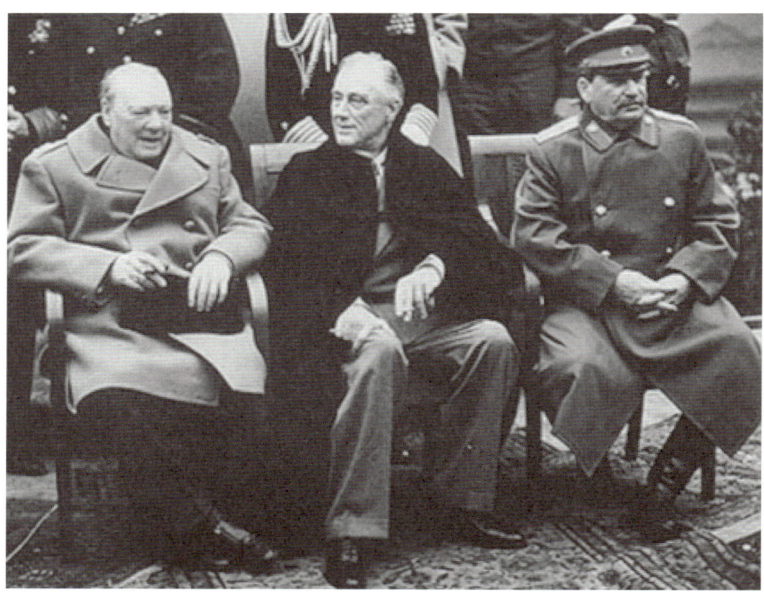

좌로부터 처칠, 루스벨트, 스탈린의 모습. 세 사람 모두 뇌졸중으로 사망했다.

고혈압은 특별한 증상이 없습니다. 두통이나 뒷목이 뻐근한 증상은 99%는 고혈압 증상이 아니고 다른 원인이 있습니다. 루스벨트 대통령은 심한 두통을 자주 호소했는데 혈압이 200/100mmHg 이상으로 올라갔기 때문이며 이 정도로 높은 혈압에서나 두통이 올 수 있습니다. 증상도 없는 고혈압 때문에 매일 약을 먹는 수고가 필요할까요? 네! 혈압을 그냥 두면 심근경색이나 뇌졸중 등의 합병증 발병률이 훨씬 높아집니다. 심근경색과 뇌졸중은 암을 제외하고 가장 많은 사망원인입니다. 이 두 질환의 가장 큰 원인이 고혈압입니다. 당뇨병이 아니고요.

고혈압을 일명 '침묵의 살인자'라고 말합니다. 고혈압이 있는 사람이 아무 증상 없이 살다가 갑자기 심근경색이나 뇌졸중으로 사망하기 때문에 붙여진 이름입니다. 그러므로 고혈압을 증상이 없다고 그냥 놔두면 안 되겠지요. 고혈압 환자의 5% 정도는 원인을 알 수 있고 2차성 고혈압이라고 부릅니다. 하지만 대부분은 원인을 모릅니다. 그래서 '본태성 고혈압' 또는 '1차성 고혈압'이란 용어를 사용합니다.

어느 날 우연히 재보니 높아진 혈압! 과연 원인은 있는 걸까요? 원인을 찾아 없앤다면 혈압약을 평생 먹는 수고를 할 필요가 없을 텐데 말입니다. 이제 고혈압의 원인에 대해 말씀드리겠습니다. 그 전에 혈압의 개념을 이해해야 합니다. 적당한 혈압은 생명을 유지합니다. 피를 멀리까지 보내야 하기 때문이죠. 혈압이 너무 낮으면 즉시 의식을 잃거나 사망할 겁니다.

혈압은 큰 동맥의 압력인데요. 원리는 쉽습니다. 심장이 수축할

### 혈관 위치에 따른 혈압의 정도

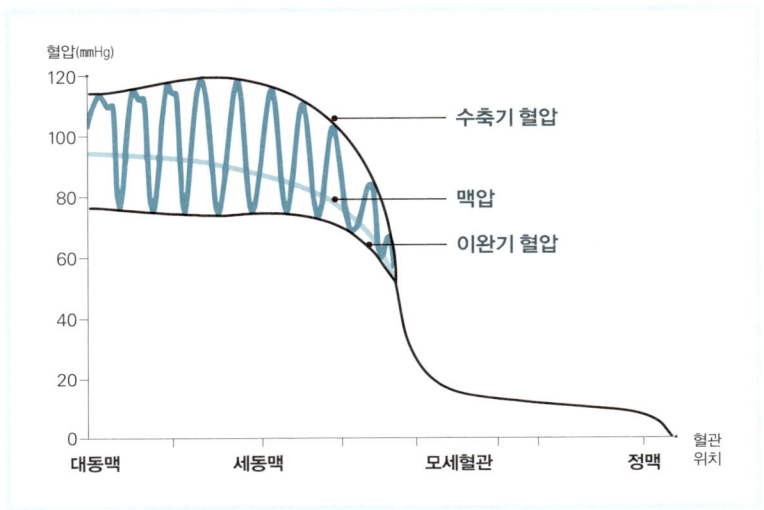

혈압은 대동맥압이다. 혈압은 동맥 직경이 작아질수록 점점 감소하며 정맥은 0에 수렴한다.

때가 수축기 혈압, 이완할 때는 이완기 혈압입니다. 가령 혈압이 120/80mmHg일 때 120mmHg은 수축기 혈압이고 80mmHg은 이완기 혈압입니다. 심장이 수축하는 동안 심장 압력과 동맥압(혈압)이 같습니다. 심장이 이완하는 동안 심장 압력은 0에 가깝지만 동맥 압력은 80mmHg을 유지합니다. 그 이유는 대동맥판막이 있어서 동맥피가 심장으로 되돌아가는 것을 막아주고 동맥을 둘러싸는 근육이 수축해서 적당한 장력을 유지하기 때문입니다.

본태성 고혈압도 원인이 있습니다. 이제 고혈압이 발생하는 4가지 원인을 살펴보겠습니다.

### 동맥경화

동맥은 탄력이 있습니다. 혈관을 둘러싼 근육과 탄력조직 때문입니다. 심장이 수축하는 동안 동맥은 이완되어 과도한 혈압 상승을 방지합니다. 동맥경화가 있으면 이완이 잘 안되므로 혈압이 올라갑니다. 그러므로 동맥경화는 혈압 상승의 중요한 원인입니다.

### 스트레스

아드레날린, 코티졸, 알도스테론 등은 '스트레스' 호르몬입니다. 정신적이든 육체적이든 스트레스를 받으면 분비되죠. 이 호르몬들은 우선 심장을 흥분시킵니다. 심장이 과도하게 수축하고 맥박수도 빨라집니다. 그리고 동맥 근육도 수축시켜 동맥이 좁아집니다. 결국 혈압을 상승시킵니다.

### 내피세포 손상

혈관 내피세포가 손상되면 혈소판이나 적혈구, 백혈구 등이 벽에 달라붙고 염증이 발생합니다. 파이프에 찌꺼기가 쌓이면 좁아지듯이 혈관도 좁아집니다. 또한 염증은 혈관 벽을 부풀게 합니다. 비염으로 비강이 좁아지듯이 염증이 있으면 혈관 내경은 좁아집니다. 결국 혈압이 상승합니다.

위 3가지 경우는 대체로 오랜 기간 서서히 진행합니다. 잘못된 생활습관이나 환경 인자 등에 의해 발생합니다.

**이차성 고혈압**

　이차성 고혈압은 어떤 질병이나 약물 등의 원인으로 대체로 단기간에 혈압이 올라가는 것입니다. 이차성 고혈압은 원인을 제거하면 혈압이 내려갑니다. 뇌하수체질환, 신장질환, 부신질환, 갑상선 기능항진증, 혈관질환 등과 진통소염제, 항우울제, 스테로이드, 항정신병약제 등의 장기 사용 등이 이차성 고혈압을 일으킵니다.

　본태성 고혈압은 위에 열거한 여러 원인들이 복합적으로 작용한 결과입니다. 스트레스나 내피세포 손상에 의한 혈압 상승은 좋아질 여지가 많습니다. 스트레스가 사라지면 수축된 혈관이 이완되고 내피세포 손상은 자가치유 기전으로 회복되는 것입니다. 즉, 비교적 회복이 잘되는 원인입니다.

　그런데 동맥경화는 회복이 쉽지 않습니다. 50대 이전엔 대체로 동맥경화가 심하지 않습니다. 60대 이후는 점점 딱딱해집니다. 그러므로 나이가 50세 전이라면 혈압약을 끊을 여지가 더 있지만 나이가 많아질수록 또는 혈압 유병 기간이 길수록 끊을 여지가 줄어듭니다. 동맥경화는 말 그대로 동맥이 딱딱해지고 탄력이 감소한 상태입니다. 내막이 두터워지거나 근육이 수축하면 혈관이 좁아집니다. 심장이 수축하는 동안 동맥이 이완되지 못합니다. 따라서 수축기 혈압이 과도하게 올라갑니다. 따라서 수축기혈압과 이완기 혈압의 차이인 맥압도 커집니다.

### 혈압약 먹을 필요가 있을까요?

　혈압약을 먹을 필요가 없다거나 더 나아가 혈압약이 오히려 건강을 해칠 수 있다는 견해가 있음을 압니다. 어떤 이유에서든 혈압이 올라간 것은 말초 장기까지 필요한 혈액을 보내기 위한 신체 반응이므로 높은 혈압을 유지할 필요가 있는 것이고 혈압을 낮추면 오히려 해로울 수 있다는 견해입니다.

　일리는 있지만 높은 혈압을 놔두면 훨씬 손해가 큽니다. 그 이유는 혈압에 관한 많은 연구 결과 높은 혈압을 낮추는 것이 모든 건강 측면에서 유익했기 때문입니다. 수축기 혈압이 20㎜Hg 증가할 때마다 심뇌혈관질환 위험은 2배씩 증가합니다. 가령 120/80㎜Hg인 사람에 비해 160/90㎜Hg인 사람은 4배, 180/110㎜Hg인 사람은 8배나 높습니다.

　고혈압 환자의 혈관은 높은 압력으로 인해 손상받기 쉽습니다. 상처 입은 혈관 벽은 동맥경화가 잘 발생합니다. 동맥경화는 시간이 지나면 뇌졸중이나 심근경색 등 치명적 합병증을 일으킵니다. 혈압을 빠르게 낮추면 힘이 빠지고 어지럽고 피로한 증상이 올 수도 있습니다. 하지만 이런 부작용은 용량을 줄이거나 다른 약물로 바꾸어서 조절할 수 있는 것들입니다.

　다른 약물로 대체할 수 없는 경우도 있습니다. 심근경색증 환자에게는 혈압약 '베타 차단제'를 사용합니다. 베타 차단제는 심장 박동수도 줄이고 수축력도 떨어뜨립니다. 심장을 억지로 살살 일하게 만드는 것입니다. 말초 장기에서 충분한 혈액 공급을 못 받을 수 있고 따라서 피로감, 숨 가쁨, 어지럼 등이 올 수 있습니다. 그럼에도 불구하고 이 약을 쓰는 이유는 심장 과부하로 인한 심정지를 예방하는 효과가 뛰어나기 때문입니다. 부작용을 감수하면서 약을 쓰는 것은 훨씬 이득이 되기 때문입니다.

혈압약을 투여하는 또 다른 이유는 심장병을 예방하기 위해서입니다. 고혈압을 그냥 두면 심장 벽이 두터워집니다. 높은 혈압을 이기고 혈액을 보내주다 보니 심장근육이 두터워지는 것인데 근육이 커지는 긍정적인 효과와는 다릅니다. 사람은 가만히 있기도 하고 빨리 달리기도 하며 하루 종일 힘든 일을 하기도 합니다. 즉, 필요한 혈액양이 변화무쌍하게 변합니다. 심장은 이에 유연하게 대처해야 합니다.

그런데 심장 벽이 두터워지면 유연성이 떨어집니다. 그리고 대개 관상혈관의 노화도 함께 오게 됩니다. 게다가 높은 혈압이 오래되면 심장 벽이 늘어나서 심부전에 이르기도 합니다. 고혈압의 대표적 합병증인 심부전은 수축력이 뚝 떨어지기 때문에 혈액 공급이 대폭 감소합니다. 따라서 늘 숨이 가쁘고 붓고 피로감을 느끼게 됩니다. 심부전은 삶의 질을 현저히 떨어뜨릴 뿐 아니라 실질 수명을 대폭 단축시킵니다.

동맥경화는 혈압을 올리는 큰 원인입니다. 동맥경화는 20대 청년 시기부터 시작하여 평생 진행됩니다. 동맥경화의 진행을 최대한 억제하는 것이 혈관 건강의 핵심이고 혈관 건강은 모든 건강의 기본입니다. 혈관이 건강하면 고혈압 뿐 아니라 치매, 파킨슨, 뇌졸중, 심근경색 등 암을 제외한 대부분 질병의 유병률을 크게 낮출 수 있습니다.

동맥경화는 중년 이후부터 더욱 심해지는데 생활습관이 나쁘면 훨씬 젊은 나이부터 심해질 수 있습니다. 동맥경화는 혈관내벽 손상에서 시작됩니다. 동맥경화 정도를 알 수 있는 좋은 검사가 '경동맥 초음파 검사'와 '동맥경화도 검사'입니다. 초음파 검사상 '내막중막 두께'가 기준치보다 두텁다면 동맥경화가 있다고 판단합니다. 대개 0.9mm보다 두터우면 동맥경화가 있습니다. '플라크$_{plaque}$'는 국소 부위에 동맥경화가 심해서 혈관 내로 튀어나온 것을 말합니다. 플라크가 떨어져나와 뇌혈관을 막으면 뇌졸중이 생길 수 있습니다.

### 정상 심근과 심부전일 때의 얇아진 심근

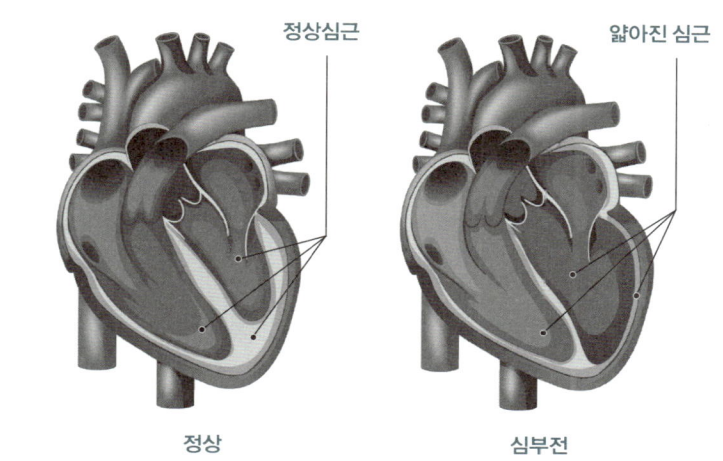

심부전은 심근이 늘어나서 수축력이 대폭 감소한다.

고혈압 진단을 받는다면 일단 혈압약 복용을 시작하기 바랍니다. 혈압약을 먹으면서 생활습관을 바꾸고 노력하면 혈압약을 끊을 가능성도 얼마든지 있습니다. 생활습관 변화만으로도 혈압을 내릴 수 있겠지만 정상 혈압으로 되기까지의 기간 동안 혈관 손상을 받기 때문입니다.

'가짜 고혈압'은 치료가 필요 없습니다. 특별한 건강 문제가 없고 고혈압만 있는 경우의 목표 혈압은 140/90㎜Hg 이하로 잡습니다. 만약 당뇨병, 협심증, 뇌졸중, 동맥경화 등 건강 문제가 있다면 목표 혈압은 130/80㎜Hg 이하를 권장합니다. 혈압은 매우 민감하여 변화가 큽니다. 저희 의원은 2층입니다. 들어오자마자 대기실에 있는 혈압측정기 의자에 앉아 혈압을 재는 환자분들이 있습니다. 이땐 실제보다 혈압과 맥박이 높게 나옵니다. 다음과 같이 해야 합니다.

- 편안한 상태에서 최소 5분간 앉아 휴식
- 커프 하단이 팔꿈치보다 2~3cm 높게 위치하도록 자세 잡기
- 소변을 본 후에 측정하기(소변이 마려우면 교감신경이 흥분되어 혈압이 높게 나올 수 있음)
- 측정 직전 커피, 흡연, 알콜 금지(교감신경이 흥분할 수 있음)

실제로는 정상 혈압인데 병원만 가면 높은 혈압이 나오는 경우가 의외로 많습니다. 의사 가운이 흰색이기 때문에 '백의 고혈압'이

라고 부릅니다. 여성이나 노인에게 더 흔합니다. 병원에서 잰 혈압이 140/90㎜Hg 내외로 측정된다면 일단 의심해 보아야 합니다. 이때는 혈압계를 사서 집에서 자주 측정해봐야 합니다. 대개 집에서 잰 혈압이 더 낮게 나옵니다. 자가 측정 혈압이 정상이라면 혈압약은 불필요합니다.

### 대부분 모르는 혈압약의 치명적 부작용

혈압약의 심각한 부작용은 드뭅니다. 혈압약은 몇 가지 계열이 있고 환자 상황에 따라 지침에 의거해 처방하면 부작용 염려는 적습니다. 흔한 부작용은 기립성 저혈압입니다. 이땐 용량을 줄이면 됩니다. 바닥에 떨어진 물건을 줍는 행동이나 앉았다 일어서는 행동으로 어지럼을 느끼는지 스스로 살펴보고 이런 증상이 느껴지면 주치의와 상의해서 약물을 조절하시기 바랍니다. 칼슘채널 차단제는 다리 부종이나 홍조 등이 가끔 나타날 수 있는데 다른 약으로 바꿔서 해결할 수 있습니다.

그런데 꼭 주의해야 하는 경우가 있습니다. 혈압약과 전립선 비대증약을 드시는 남성이 음주를 한 후에 갑자기 쓰러지는 경우가 있습니다. 전립선 비대증약도 혈압을 조금 내리는 효과가 있고 알콜도 혈압을 내립니다. 평소 아무렇지 않았는데 반주를 곁들여 저녁 식사를 하고 식당을 나오거나 또는 화장실에서 소변을 보면서 순간적으로 혈압이 떨어져 실신하는 경우입니다. 실제로 골절이나 뇌진탕 사고로 입원하는 경우까지 종종 있습니다. 알콜은 혈관을 확장하고 혈압을 떨어트립니다. 음주 직후 주의가 필요합니다.

- 복부 비만(허리둘레 남자 90cm이상, 여자 85cm 이상)
- 공복 혈당 100mg/dl 이상 또는 당뇨병
- 중성지방 150mg/dl 이상
- HDL콜레스테롤 남성은 40mg/dl 미만, 여성은 50mg/dl 미만
- 혈압 130/85mmHg 이상

다음은 대사증후군에 동반된 고혈압입니다. 위의 항목 5개 중 3개 이상이면 대사증후군입니다. 대사증후군이 있다면 심뇌혈관질환 발병률은 2배, 당뇨 발병률은 4배 증가합니다. 당뇨 환자는 고혈압 발병률이 2배 높고 고혈압 환자는 당뇨 발병률이 2배 높습니다. 한편 당뇨와 혈압이 모두 있는 환자는 정상적인 야간 혈압 강하가 사라집니다. 밤에 교감신경 저하로 혈압이 하루 중에서 최저가 되는데 만성혈관염증으로 인해 혈압 강하효과가 소실된 결과입니다. 대사증후군은 모든 성인병의 원인입니다. 가장 효과 좋은 치료법은 식습관 개선입니다.

80세 이상 고령 노인의 고혈압도 치료해야 할까요? 네. 적극 치료해야 합니다. 노인 고혈압은 심뇌혈관질환 발병률과 사망률을 모두 증가시키기 때문입니다. 노인은 이완기 혈압이 정상이고 수축기 혈압만 높더라도 치료해야 합니다. 대신 노인 고혈압은 혈압 변동이 심하고 기립성 저혈압 발생도 흔합니다. 따라서 혈압도 자

주 체크하고 증상의 변화 등을 자주 파악해야 합니다. 그러므로 노인에게 혈압약을 수개월씩 장기 처방하는 것은 바람직하지 않습니다. 만약 기립성 저혈압을 호소하면 수축기 혈압을 130㎜Hg 아래로 내리지 않는 것이 유익합니다.

심부전의 가장 흔한 원인이 고혈압입니다. 철저한 혈압 관리는 심부전 증상을 호전시킵니다. 하지만 역시 지나친 혈압 감소는 위험할 수 있어서 자주 측정하고 세심하게 조절하는 것이 필요합니다. 만약 협심증, 심근경색, 심부전이 동반된 고혈압이라면 130/80㎜Hg 미만을 목표로 하되 110/70㎜Hg 미만에서는 심혈관질환 발병률이 상승하므로 이 이하로는 내리지 않는 것이 좋습니다. 심혈관질환이 동반된 고혈압 역시 수개월씩 장기 처방은 가급적 지양해야 합니다.

우리나라에서 60대는 2명 중 1명, 70세 이상은 10명 중 7명이 고혈압입니다. 당뇨병 역시 성인의 절반이 당뇨 전 단계 또는 당뇨입니다. 정상인이 오히려 드뭅니다. 당뇨병과 고혈압의 엄청난 유병률을 바라보면서 범국가적인 건강 문제라는 생각이 안 드시나요? 그런데 유병률은 지금도 계속 올라가고만 있으니 심각한 보건 문제라 할 수 있습니다. 고혈압도 당뇨병도 혈관질환입니다. 혈관을 건강하게 만드는 생활습관지침은 이 책의 여러 곳에 자세히 기술했습니다.

한편 고혈압이나 당뇨가 있다면 다른 혈관질환 발생 가능성도 늘 염두에 두어야 합니다. 가령 신장과 망막을 정기적으로 체크해야 합니다. 혈관 건강은 모든 건강의 기본입니다.

## 혈압약을 끊는 5가지 효과적인 방법

혈압 감소는 단시간 내에 되진 않습니다. 하지만 노력하면 조금씩 호전될 수 있습니다. 어떻게요? 혈압을 내리는 5가지 방법을 소개합니다. 이 방법을 꾸준히 실천한다면 혈압이 내려가고 혈압약을 줄이거나 끊을 수 있습니다.

첫 번째로는 조금 싱겁게 먹기입니다. 여러 학회에서 권장하는 하루 소금 섭취량은 6g 이내입니다. 나트륨으로는 2.4g입니다(소금량÷2.5=나트륨량). 우리나라 국민 실제 평균 소금 섭취량은 9g입니다. 기준이 명확하게 정해진 것은 아니지만 6g 이하는 저염식, 6~10g은 보통, 10g 이상은 고염식으로 생각하면 대략 맞습니다.

연구 결과 6g 이하로 섭취했을 때 혈압 강하효과는 약 5mmHg입니다. 생각보다 크지 않습니다. 세계보건기구에서 권장하는 하루 섭취량은 5g입니다. 소금 섭취량에 관하여 다양한 의견이 있음을 압니다. 소금을 충분히 먹어야 유익하다는 주장도 많은 줄 압니다. 저의 의견은 5~10g 범위에서 각자 기호대로 드시는 것은 크게 문제없다고 생각합니다.

단, 3g 미만의 극저염식이나 10g 이상의 고염식은 특별한 사유가 없는 한 권하지 않습니다. 충분히 섭취하라는 의미가 10g 이상의 고염식을 의미한다고 생각하진 않습니다. 하루 소금 섭취량을 정확히 알기도 어렵습니다. 조금 싱겁게 먹는다는 생각으로 드신다면 잘하시는 거라고 생각합니다.

그런데 고혈압, 뇌졸중, 심장병, 당뇨, 비만 등의 건강 문제가 있는 분들은 어떨까요? 이런 질환이 있을 경우는 사망률과 여러 합병증 발병률이 소금 섭취량에 비례해서 증가한다는 연구가 많습니다. 그러므로 이런 분들은 가급적 6g 이내로 드시기 바랍니다. 충분한 소금 섭취를 권장하는 분들도 심혈관질환, 비만 등이 있는 사람까지 마음껏 드시라고 하지는 않는다는 점을 주의하시기 바랍니다. 결론적으로 현재의 식습관에서 아주 조금만 싱겁게 드시기 바랍니다. 딱 1g만 줄이면 어떨까요?

두 번째로는 건강한 식습관과 꾸준한 운동입니다. 식습관 개선과 꾸준한 운동은 혈관염증이 감소하고 체중도 감소하기 때문에 가장 중요한 항목입니다. 혈압 강하효과도 확실하고 낮아진 혈압이 다시 오르지 않고 유지됩니다. 혈관염증을 일으키는 최악의 음식 3가지는 정제 탄수화물, 튀기고 구운 음식, 가공식품입니다. 사실 달콤하고 맛있는 음식은 모두 해당된다고 보면 맞습니다. 이런 음식을 피하고 채소와 통곡물 위주의 식사를 하고 좋은 기름과 좋은 단백질 식품을 먹는 것입니다. 식습관 개선에 관해서는 영양편에서 자세히 설명하였으므로 생략하겠습니다.

운동은 땀 흘리는 유산소 운동이 효과적입니다. 일주일에 3~5회 정도 추천합니다. 걷기는 시간 대비 효과는 떨어지지만 꾸준히 한다면 효과는 분명히 있습니다. 근육 모세혈관의 대부분은 평소에 혈류가 닫혀 있다가 운동하면 열립니다. 또한 운동은 추가적으로 모세혈관 신생을 촉진합니다. 따라서 꾸준히 운동하면 혈류가 증가하고 혈압은 감소합니다. 또한 운동하는 동안 혈관 내에서 산화질소 생성이 증가합니다. 산화질소는 혈관을 확장하고 혈압을 감소시킵니다. 한편 체내에 쌓인 노폐물은 염증을 일으켜 혈압을 높이는 원인이 되는데 유산소 운동은 노폐물 배설에 아주 효과적입니다. 이처럼 운동은 여러 가지 기전으로 혈압을 효과적으로 내려줍니다.

세 번째로는 체중 감량과 절주입니다. 체중을 1kg 감량할 때마다 수축기 혈압 1mmHg가 감소한다고 합니다. 가령 10kg 감량하면 10mmHg이 감량합니다. 꽤 효과가 큽니다. 체중감량은 식습관 개선과 꾸준한 운동을 함께 할 때 더 큰 효과를 봅니다. 또 하루 1잔 이내로 절주했을 때 혈압 감소효과는 4mmHg입니다.

네 번째로는 수면입니다. 스트레스는 교감신경을 흥분시켜 혈압을 올립니다. 반대로 부교감신경을 활성화시키면 혈압이 내려갑니다. 부교감신경을 활성화하는 가장 효과적 방법은 깊은 수면입니다. 깊은 수면 하는 동안 교감신경은 가장 억제되고 부교감신경 활성은 최대로 됩니다. 따라서 밤에 자는 동안 혈압은 하루 중에 최저로 내려갑니다. 부교감신경을 활성화하는 여러 방법이 있으나 잠 잘 자는 것에 비교할 바가 못됩니다. 혈압약을 끊고 싶다면 잠을 잘 자도록 노력을 기울여야 합니다.

다섯 번째로는 보충제입니다. 혈압강하에 도움되는 보충제가 있습니다. 비타민C, 오메가-3, 마그네슘, 셀레늄, 아연, 비타민 A·D·E·K2 등은 혈관 내 염증을 감소시키고 혈관근육 이완을 유도합니다. 따라서 혈압 강하효과를 증가시킵니다. 혈관 건강을 위해 가장 중요한 것은 아무리 강조해도 지나치지 않는 건강한 식습관입니다. 당뇨든 혈압이든 협심증, 심근경색, 뇌졸중이든 건강한 식습관과 운동습관, 수면습관 이 3가지가 제일 중요한 예방약이고 치료약입니다.

## 혈압약을 끊은 사람들

혈압약을 끊거나 줄인 3분 사례를 살펴보겠습니다. 혈압이 높으시다면 타산지석 삼아 교훈을 얻을 수 있을 것입니다. 여러분의 혈압약을 끊는데 참고가 되기 바랍니다.

### 고등학교 3학년 때 생긴 고혈압이 2년 만에 사라지다

21세 남자 오정후 군의 수축기 혈압은 140~150㎜Hg, 이완기 혈압은 90~105㎜Hg 정도의 고혈압입니다. 고3 때부터 고혈압이 생겼습니다. 보통 체격이고 고혈압 가족력은 없습니다. 아직 혈압약을 먹지 않고 있지만 약을 먹어야 할지 고민 중입니다.

정후 군이 저에게 온 건 얼굴과 등에 난 여드름 때문입니다. 대학에 입학 후 여드름 치료를 위해 방학 때 내원했습니다. 여드름은 식습관 때문으로 추정됩니다. 정후 군은 채소를 싫어합니다. 김치는 아예 먹지 않고 상추 쌈이나 배추 쌈처럼 생야채도 거의 먹지 않습니다. 익힌 야채는 조금 먹습니다. 청소년들이 좋아하는 치킨, 햄버거, 라면, 피자 등은 1주에 두세 번 정도 먹습니다. 다행히 빵, 과자, 음료수는 좋아하지 않습니다.

검사상 요오드 부족, 알레르기 항체 상승, 수은·납·알루미늄 중금속 상승 소견이 나왔습니다. 정후 군과 어머니께 여드름은 야채를 먹지 않아서 생긴 것이고 야채를 먹고 가공식품을 줄이면 여드름은 저절로 사라질 것이라고 말해주었습니다. 그리고 아들이 야채를 먹을 수 있는 방법을 연구해보시라고 했습니다. 그리고 비타민C와 요오드, 오메가-3 등 몇 가지 보충제를 추천했고 수액 치료를 병행했습니다. 한 달쯤 후에 여드름의 절반이 사라졌습니다. 어머니가 몇 가지 야채를 종종 썰어 볶음밥처럼 해주는데 익힌 야채를 조금씩 먹고 있다고 했습니다. 그리고 다시 두 달 후에는 여드름이 거의 사라졌습니다. 이젠 생야채도 김치도 제법 먹는다고 합니다.

그리고 정후 군은 군대를 갔습니다. 휴가를 왔는데 얼굴이 여드름 하나 없고 윤기 나는 피부였습니다. 고혈압도 사라졌습니다. 정후 군은 게임을 좋아해서 새벽까지 게임할 때도 자주 있었습니다. 새벽 3시 넘어 잘 때도 많았습니다. 그런데 군대에선 10시에 자고 일찍 일어납니다. 규칙적인 생활을 합니다. 헬스를 열심히 해서 '몸짱'이 되어 왔습니다. "제가 저희 소대에서 야채를 제일 잘 먹습니다"라고 자랑합니다. 얼굴은 어린 아이처럼 빛나는 피부로 바뀌었습니다. 혈압은 정상이 되었고 상체는 역삼각형인 멋진 청년이 되었습니다.

정후 군의 변화를 복기해봅시다. 정후 군의 여드름은 피부의 염증이지만 몸 전체에 만성염증이 있음을 의미합니다. 오군의 고혈압은 첫째 가공식품에 의한 혈관의 염증으로 혈관 벽이 부어서 발생한 것으로 생각됩니다. 또 새벽까지 자지 않아서 혈압의 자연 강하효과가 사라진 때문입니다. 그리고 야채의 섬유질은 담즙에 포함된 지용성 노폐물을 흡착해서 대변으로 배설합니다. 그런데 야채를 먹지 않으니 노폐물이 재흡수된 것이고 계속 노폐물이 몸에 쌓여서 만성염증을 일으킨 것입니다. 만성염증이 있으면 혈압이 내려가기 힘듭니다. 그랬던 오군이 야채를 먹고, 규칙적인 수면 생활과 적절한 운동을 한 결과 염증이 사라지고 혈압이 정상으로 돌아왔던 것입니다. 이처럼 염증에 의한 고혈압은 회복되기 쉽습니다.

### 만성장염을 치료했더니 고혈압이 사라지다

37세 정도현 씨는 체질량지수 27kg/m²로 과체중입니다. 혈압약 먹은 지 3년째이고 혈압은 130/85mmHg 이내로 유지하고 있습니다. 가벼운 지방간이 있고 당화혈색소 6.0%로 당뇨 전 단계입니다. 반찬 가게를 하는데 밤 10시쯤 귀가해서 오트밀에 우유 한 컵을 부어 먹고 잠자리에 듭니다.

도현 씨가 내원한 이유는 무른 변 때문입니다. 음식물 알레르기 검사에 우유단백질인 카세인 알레르기가 높게 나왔습니다. 아무리 좋은 음식도 잠자기 전에 먹는 것은 좋지 않습니다. 잠자는 동안 위와 장도 휴식이 필요하기 때문입니다. 정씨는 우유 알레르기가 있는데 우유를 먹은 것, 그리고 자기 직전에 음식을 먹은 것이 실수였습니다. 우유 대신에 유기농 두유로 바꾸도록 했습니다. 오트밀을 먹는 시간은 퇴근 전 가게에서 먹고 퇴근하도록 조정했습니다. 10시 이전에 오트밀을 먹고 12시쯤 잠을 자므로 최소한 2시간 간격이 있습니다. 그리고 평소에 야채를 많이 드시게 하고 정장제는 종류를 달리해서 한 종류는 기상과 동시에, 한 종류는 취침 직전에 드시게 했습니다.

한 달도 되기 전에 무른 변은 사라졌습니다. 그런데 혈압이 조금씩 떨어지더니 내원한 지 3달쯤 지나자 100/55㎜Hg까지 떨어졌습니다. 혈압약 용량을 절반으로 줄이고 다시 한 달이 지났는데 낮아진 혈압이 유지되었습니다. 혈압약을 끊고 유산소 운동을 하도록 했습니다. 혈압약을 끊었는데도 혈압은 올라가지 않았습니다. 도현 씨는 무른 변 치료하러 와서 장도 좋아지고 5개월 만에 혈압약도 끊는 행복한 결과가 나왔습니다.

복기해보겠습니다. 우유로 인해 오랫동안 장 점막염증이 생겼고 변이 무르게 나왔습니다. 장 누수 현상으로 소화되지 않은 음식물 조각이 혈액으로 흡수되어 혈관염증이 발생했습니다. 혈관이 부어서 혈압이 올라갔습니다. 이것은 도현 씨의 혈압이 올라간 분명한 한 가지 이유입니다.

또 한 가지 이유가 있습니다. 자는 동안 교감신경은 억제되고 부교감신경이 활성화되어야 깊은 잠을 잘 수 있습니다. 깊은 잠을 잘 때 혈압도 최저로 내려갑니다. 정씨의 위와 장은 자는 동안에 일을 하고 쉬지 못합니다. 또한 우유가 들어와서 장염을 악화시킵니다. 이런 이유로 자는 동안 부교감신경이 충분히 활성화되지 못합니다. 따라서 혈압의 자연 강하현상이 충분히 일어나지 못했습니다. 정씨처럼 젊은 나이의 고혈압은 동맥경화가 많이 진행되지 않은 상태이므로 몇 가지 노력으로 약을 끊을 수 있었던 것입니다.

**21년 된 고혈압이 호전되다**

이번엔 중년 남성 고혈압 환자 김성환 씨 사례입니다. 고혈압약을 복용한 지 21년째이고 수년 전부터 협심증약도 투여 중입니다. 관상동맥 3곳이 좁아졌지만 스텐트 시술을 할 정도는 아니어서 약물 치료 중입니다. 성환 씨는 농사일을 하는데 힘든 일을 하거나 계단을 빨리 올라갈 때면 기분 나쁜 흉통을 느꼈고 아울러 호흡도 답답해지곤 했습니다. 대학병원에선 특별한 조치를 취해주지 않아서 저에게 오셨습니다.

경동맥 초음파상 동맥경화와 함께 플라크도 보였는데 플라크는 심하지 않았습니다. 플라크는 동맥경화가 심해지면 내막부터 중막의 두께가 1.5mm 이상으로 두터워지고 혈관 내로 불룩 튀어나오는 부분을 말합니다. 성환 씨는 유튜브를 보고 오셨는데 킬레이션 치료를 원하셨습니다. 킬레이션 치료는 중금속을 배설하는 주사 치료인데 협심증 치료에 효과가 좋습니다. 수십 년 전부터 외국에서는 협심증 환자에게 킬레이션 치료를 하고 있습니다. 이걸 알고 오신 것입니다.

성환 씨가 처음 내원했을 때의 혈압은 150/100mmHg로 높았습니다. 성환 씨의 바람은 농사일할 때 흉통과 호흡곤란이 일어나지 않는 것입니다. 치료 2개월 후부터 흉통은 줄어들었고 5개월 후부터는 전혀 나타나지 않았습니다. 또한 높았던 혈압도 정상으로 내려왔고 혈압약은 용량을 조금 줄여서 복용 중입니다. 킬레이션 치료를 계속했는데 1년 3개월 만에 플라크가 깨끗이 사라졌습니다. 성환 씨의 플라크는 두께 1.6mm로 비교적 작고 길이도 길지 않았지만 말끔히 사라진 것에 매우 기뻐하였습니다.

  하지만 혈압약을 완전히 끊지는 못했습니다. 혈압약, 협심증약, 항혈소판제는 아마 계속 복용해야 할 것입니다. 성환 씨 사례처럼 나이가 많거나 동맥경화가 있거나 혈압약을 오래 투여한 경우에 혈압약을 완전히 끊는 일은 쉽지 않습니다. 하지만 치료와 노력을 통해 혈압약을 줄일 수 있으며 혈관 상태도 어느 정도 회복할 수 있습니다. 그러므로 나이가 많더라도 비록 90세가 넘었을지라도 혈관 건강을 되돌리려는 노력을 포기해선 안 됩니다. 혈관 건강은 모든 건강의 핵심이며 건강한 노년 생활의 필수 조건이기 때문입니다.

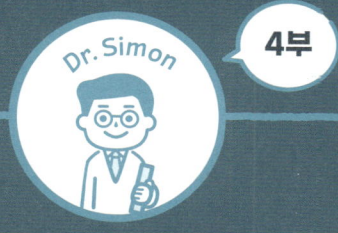

# 내 몸을 살리는

## 기적의 3가지 영양소

# 모든 약 중 최고의 약,
# 비타민C 100% 활용하기

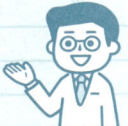

　현대인의 돌연사는 흔히 볼 수 있습니다. 보통 돌연사하는 경우 심근경색증이 가장 많습니다. 대부분은 고혈압, 당뇨병, 협심증 등 기저질환이 있습니다. 그런데 아무런 질병이 없는데 갑자기 돌연사하는 경우도 자주 발생하고 있습니다. 젊고 건강한 사람이 과로와 스트레스로 비타민C 소모량이 많아지다가 고갈되면 심장의 기능이 떨어지고 결국 심실부정맥으로 사망하는 것이 바로 이런 돌연사입니다. 원래 괴혈병은 비타민C 만성결핍질환이고 오래 전에는 흔한 병이었습니다. 그런데 현대에도 괴혈병이 발생하고 있습니다. 젊은이들의 과로사가 바로 현대인의 괴혈병입니다.

## 젊은 나이 돌연사, 괴혈병이 원인입니다

콜롬버스가 신대륙을 발견한 이래로 장거리 항해가 활발해지면서 많은 선원들이 괴혈병으로 쓰러졌습니다. 1700년대 영국 해군에서는 10만 명 이상이 괴혈병으로 사망했습니다. 비타민C가 결핍되면 생기는 병이 괴혈병壞血病, scurvy입니다. '파괴하다'의 '괴'이므로 혈관이 파괴되고 피가 나는 병입니다. 비타민C는 신선한 야채와 과일에 들어있지만 저장성이 떨어지므로 배에 싣지 않았기 때문에, 한두 달 후에는 선원들에게 심한 비타민C 결핍이 발생했습니다.

비타민C는 콜라겐 합성의 필수 조효소입니다. 혈관을 에워싸는 콜라겐 합성이 안 되면 혈관 벽이 얇아지고 쉽게 터집니다. 피부 어디에나 출혈이 발생하지만 특히 잇몸출혈이 흔합니다. 비타민C는 부신호르몬 합성에 꼭 필요합니다. 부신호르몬이 감소하면 혈압이 떨어집니다. 또한 심장근육이 쉬지 않고 일하려면 비타민C의 항산화작용이 필요합니다. 비타민C가 결핍되면 심장의 기능이 저하되어 부정맥이나 심정지가 올 수 있습니다. 즉, 괴혈병의 사인은 심정지입니다.

지금은 비타민C 섭취를 못하여 괴혈병이 오는 경우는 없습니다. 하지만 극도의 만성 스트레스로 인해 체내 비타민C가 모두 소모되면 저혈압성 쇼크나 심정지가 올 수 있는데 '돌연사' 또는 '과로사'가 바로 그것입니다. 20대 젊은이가 PC방에서 며칠간 쉬지 않고 게임을 하다가 책상에 앉은 채로 사망한다거나 직장인이 큰 프로젝트를 수행하면서 무리한 결과 과로사하는 경우가 바로 비타민C 고갈에 의한 심정지일 가능성이 높습니다.

저를 주치의 삼아 병원에 다니셨던 43세 여성 양을손 씨가 돌연사했다는 소식을 들었습니다. 을손 씨는 작은 키와 결코 살찔 수 없을 것 같은 마른 체격의 소유자입니다. 건강 체질이었고 오직 심방세동약만 복용 중이었습니다. 을손 씨의 심방세동 원인을 저는 스트레스로 추정합니다. 키 크고 나이가 9살이나 많은 남편은 부인을 늘 무시했습니다. 그리고 술만 마시면 행패를 부리거나 부인과 아들에게 폭력을 휘두르기도 했습니다. 을손 씨는 여러 번 불안 증세를 호소했습니다.

어느 날 을손 씨가 몹시 상기된 얼굴로 저를 찾았습니다. 남편이 바람이 났고 들통 나자 오히려 살림을 부수고 더 난폭한 행동을 했다는 겁니다. 그 얘기를 들은 지 몇 년 지났는데 양씨의 돌연사 소식을 들은 겁니다. 겨우 43세에 말입니다. 심방세동의 중요한 합병증이 뇌경색입니다. 돌연사여서 부검을 했는데 사인은 뇌경색이 아니고 심장마비입니다.

양을손 씨는 남편 때문에 오랫동안 심한 스트레스를 받았습니다. 스트레스는 부신호르몬과 아드레날린을 자꾸 분비시켜 심장을 빠르고 강하게 수축시킵니다. 부신과 심장은 비타민C를 과도하게 소모합니다. 심장에 과부하가 걸리지만 심장은 잠시도 휴식할 수 없는 운명입니다. 심장근육에 피로가 누적된 상황에서 강한 스트레스를 받게 되면 지친 심장은 치명적인 부정맥이 생기고 심정지에 이르게 될 수 있습니다.

**장기별 비타민C 농도**

| 장기 | 비타민C 농도(mg/100g) |
|---|---|
| 뇌하수체 | 40~50 |
| 부신 | 30~40 |
| 눈 렌즈 | 25~30 |
| 간, 비장, 신장, 심장, 뇌 | 10~15 |
| 골격근 | 3~5 |
| 혈장 | 0.4~1 |

표에서와 같이 인체 내에서 비타민C 농도가 뇌하수체 다음으로 가장 높은 장기는 부신입니다. 부신은 신장에 붙어있는 작은 장기로 여러 호르몬을 생성하며, 특히 스트레스를 받으면 대응하는 호르몬을 생성해서 스트레스에 반응합니다. 부신은 비타민C를 많이 소비합니다. 종합 비타민, 코큐텐, 마그네슘 등도 심장에 필요하지만 보통의 식사를 통해 심한 결핍에 이르지는 않습니다. 하지만 비타민C는 수용성이고 저장량이 많지 않습니다. 비타민C도 포도당처럼 적은 양만 저장됩니다. 과로와 스트레스가 많은 현대인들에게는 식사만으로는 결핍될 가능성이 있습니다. 비타민C 소모가 많은 현대인에게 비타민C 투여가 꼭 필요합니다.

을손 씨는 비타민C 보충제를 먹지 못했던 것으로 보입니다. 비타민C가 고갈된 심장에 치명적인 심실빈맥과 같은 부정맥이 나타나고 몇 분 내에 심정지로 사망한 것입니다. 을손 씨의 만성적인 스트레스 상황이 괴혈병과 같은 상황이었을 겁니다.

과거 선원들은 섭취를 못했고 현대인은 과도하게 소모한 것인데, 결국 괴혈병의 최종 원인은 비타민C 고갈입니다. 1700년대에 발생한 괴혈병이 현대인에게도 발생한 것입니다. 현대인의 특징이 많은 업무량과 스트레스, 만성피로입니다. 그럴수록 비타민C 소모량이 많아지므로 현대인의 대부분은 비타민C 부족상태라고 봐도 무방합니다.

비타민C에 관한 최초의 임상실험은 영국 군의관인 제임스 린드 James Lind에 의해 행해졌습니다. 바다로 나간 지 한두 달쯤 후에 괴혈병이 발생하자 선원들에게 일부는 감귤류 과일을 주고 일부는 다른 음식을 주었습니다. 감귤류를 먹은 선원들은 모두 회복되었지만 다른 선원들은 악화되거나 사망했습니다. 당시엔 괴혈병을 치료한 성분이 비타민C라는 사실은 알지 못했지만 신 과일을 먹으면 좋아진다는 것은 알았습니다. 1795년 영국 해군 병사는 하루에 감귤 두 개를 먹어야 한다는 법이 만들어졌습니다. 그 후부터 무서운 괴혈병은 사라졌습니다. 감귤 두 개의 비타민C 함량이 100mg입니다. 나중에 100㎎은 비타민C 하루 권장량이 되었습니다.

결국 권장량 100㎎은 괴혈병을 예방할 용량이고 건강을 증진하기엔 너무 부족한 양입니다. 저는 성인 권장량으로 하루 6~12g 분복(몇 번에 나누어먹음)을 추천합니다. 비타민C를 공부하지 않은 의사는 지금도 하루 500㎎ 이상은 불필요하다고 말합니다. 과거 100㎎에 비하면 5배 올린 거지만 6g(=6,000㎎)에 비하면 12분의 1에 불과합니다.

1928년 센트 지오르지 알버트 Szent-Györgyi Albert 박사는 오렌지에서 비타민C를 최초로 분리했습니다. 이 공로로 박사는 노벨상을 수상했습니다. 비타민C 고용량 투여는 1950년대에 시작됩니다. 당시 소아마비 치료를 위해 비타민C 고용량 투여가 최초로 시행되었습니다. 게르하르트 클라이너Gerhard Kleiner와 아브람 호퍼Abram Hoffer는 소아마비가 유행하자 비타민C를 10~80g까지 투여했고 탁월한 효과를 보았습니다. 비타민C를 투여한 군은 후유증 없이 완치되었으나 투여하지 않은 군은 영구 장애 후유증이 남았습니다.

대부분의 동물과 식물은 스스로 비타민C를 생성합니다만 사람과 극소수 동물들은 그렇지 못합니다. 음식이든 보충제든 투여가 필요합니다. 현대인은 야채와 과일만으로는 비타민C가 부족하다고 판단됩니다. 그러므로 피곤할수록 비타민C를 꼭 챙겨드시기 바랍니다. 다행히 비타민C는 저렴한 편이고 쉽게 구할 수 있습니다. 현대인의 과로사를 예방하고 생명을 지키는 최고의 약이 바로 비타민C입니다. 스트레스가 많으신가요? 육체적으로 너무 피곤하시나요? 귀찮지만 비타민C 한 가지만이라도 꼭 챙기기 바랍니다.

## 비타민C로 항암 치료한 지는 50년이나 되었습니다

암세포는 자신을 둘러싼 단단한 콜라겐 조직을 녹이는 효소를 분비합니다. 콜라겐이 녹고 흐물흐물해지면 주위를 침범하고 혹시 림프관이나 혈관을 만나면 원격 전이의 기회를 얻기도 합니다. 비타민C는 콜라겐 합성을 촉진하여 암세포 침범을 차단하는 효과를 냅니다. 암 환자 치료에 비타민C를 사용한 때는 1970년대입니다.

앨런 캠벨Alan Campbell이 말기암 환자에게 하루 10g의 비타민C를 투여했습니다. 당시 비타민C 하루 권장량은 100㎎에 불과했으므로 무려 100배를 투여한 것입니다. 현재 암 환자에게 투여하는 비타민C 용량은 100g을 초과하기도 합니다.

역시 1970년대에 라이너스 폴링Linus Pauling과 유안 카메런Ewen Cameron은 비타민C 치료의 대중화를 이끌었습니다. 라이너스 폴링 박사는 노벨상을 두 번이나 수상한 화학자였고 의사는 아닙니다. 유안 카메런은 외과의사입니다. 두 사람은 대용량 비타민C 정맥 주사로 말기암 환자의 삶의 질이 향상되고 생존 기간이 연장됐음을 발표했습니다. 이 발표 이후 비타민C에 대한 관심이 폭발적으로 일어났습니다.

하지만 비타민C에 대한 뜨거운 관심에 찬물을 끼얹은 연구가 발표됩니다. 1985년 메이오 클리닉에서 비타민C 고용량 투여가 암 치료에 효과가 없다는 연구 결과를 발표하자 비타민C 열풍은 빠르게 사그라들었습니다. 사실 의사들은 비싼 항암제 치료를 선호했고 돈이 되지 않는 비타민C 치료는 꺼려했습니다. 메이오 클리닉 발표는 비싼 항암제 치료에 정당성을 부여한 것입니다. 메이오 클리닉 연구로 인한 비타민C에 관한 부정적 사고는 지금까지도 영향을 주고 있습니다.

그런데 메이오 클리닉 연구는 경구 투여 실험이었고 라이너스 폴링 연구는 주사 투여 실험이었습니다. 경구 투여와 주사 투여는 혈중 농도가 다릅니다. 경구 투여는 많은 양을 먹더라도 대개 200μmol(마이크로몰. 1밀리몰은 1,000마이크로몰) 이상 올라가지 않습니다. 소장 흡수율의 한계 때문입니다. 반면 주사 투여는 용량에 따라서 2만 μmol 이상도 가능합니다. 경구 투여에 비해 100배 이상입니다.

경구 투여는 항산화작용을 하며 건강증진 목적으로 복용합니다만 항암효과는 내지 못합니다. 반면에 주사에 의한 높은 혈중 농도는 산화작용을 하여 암세포 살상효과를 냅니다. 1985년에 메이오 클리닉은 이 사실을 알지 못했습니다. 그런데 2004년 미국의 마크 레빈 박사가 이 차이를 발견했습니다. 미국 국립보건원에 근무하던 마크 레빈 박사는 비타민C 주사 투여만 항암효과가 있으며 정상세포는 그대로 두고 암세포만 파괴한다는 사실을 밝혀냈습니다. 다시 말하면 경구 투여는 항산화효과를 내고 고용량 주사 투여는 반대로 산화효과, 즉 항암효과를 낸다는 것입니다.

1980년대부터 현재에 이르기까지 비타민C 주사 치료를 집중적으로 한 병원은 미국의 리오단 클리닉입니다. 리오단 클리닉은 40

### 미국 리오단 클리닉

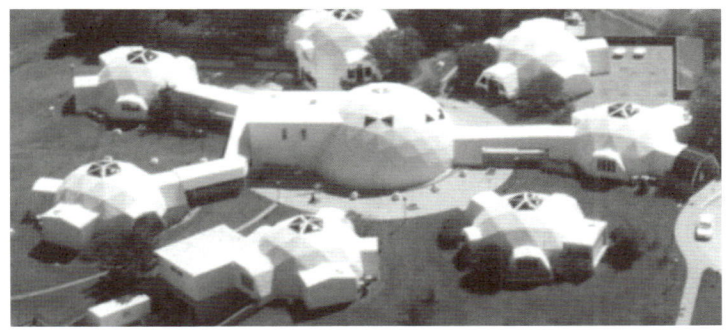

비타민C 주사 치료의 대중화를 이끌었다.

여 년간 수만 명의 환자에게 비타민C 주사 치료를 시행했으며 많은 논문을 발표했습니다. 또한 전 세계 의사들이 이 클리닉을 방문하여 배우고 갔습니다. 이제 비타민C 주사 치료는 세계적 추세이며 기능의학 병의원뿐만 아니라 국내 대학병원 가운데에도 시행하는 곳이 증가하고 있습니다. 지금부터 비타민C 주사가 암세포를 죽이는 기전에 대해 설명해보려고 합니다.

### 암세포 산화 스트레스 증가

비타민C는 포도당으로 만듭니다. 원료는 옥수수나 밀입니다. 비타민C와 포도당은 구조가 아주 비슷합니다. 암세포는 정상세포에 비해 포도당 소비량이 몇 배나 많습니다. 비타민C를 주사하면 굶주린 암세포는 비타민C를 포도당으로 착각하고 세포 내로 끌어들입니다. 즉, 포도당 통로를 이용해서 비타민C가 들어옵니다. 특히 간헐적 단식 후에는 훨씬 더 많은 비타민C를 암세포가 끌어들입니다. 정상세포에도 유입되지만 암세포가 훨씬 많은 비타민C를 받아들입니다. 암세포 내에서 비타민C에 의해 과산화수소가 다량 생성됩니다.

과산화수소는 활성산소의 일종입니다. 정상세포에서도 과산화수소가 조금 생성되지만 이를 중화시키는 효소인 카탈라아제가 정상세포에는 많습니다. 카탈라아제는 과산화수소를 물과 산소로 분해해버립니다. 암세포는 카탈라아제 양이 적습니다. 암세포 내에 과산화수소로 인해 산화 스트레스가 증가하고 결국 암세포가 사멸됩니다. 이것이 비타민C의 암세포 사멸 원리의 핵심입니다.

비타민C가 세포 내로 유입되는 통로는 또 있습니다. SVCT1과 SVCT2입니다. 이것은 비타민C를 통과시키는 세포막 단백질입니다. 여러 종류의 암마다 숫자가 다릅니다. 같은 종류의 암이라도 사람마다 다를 수 있습니다. 가령 SVCT2를 통해 비타민C가 유입되는데 암세포에 이 단백질의 수가 많다면 비타민C 치료에 더 효과적입니다.

항암 기전은 역시 산화 스트레스 증가입니다. 혈액 검사로 SVCT2를 검사하는 방법이 최근 소개되었습니다. 하지만 혈액 검사상 SVCT2 수치는 모든 세포의 SVCT2의 총합을 의미하는 것이고 암세포의 수치만을 의미하는 것은 아닙니다. 그러므로 항암 목적의 비타민C 주사를 맞기 전에 이 검사를 반드시 해야 하는 것은 아닙니다.

### 포도당과 비타민C의 구조

| 포도당 | 비타민C |

구조가 유사해서 암세포는 비타민C를 포도당으로 착각하여 받아들인다.

### 백혈구 살상능력 증가

암과 싸우는 중요한 백혈구는 자연살해세포와 세포독성 T세포입니다. 백혈구 내 비타민C 농도가 증가하면 백혈구 살상력이 증가합니다. 항암 치료가 잘될 것인가를 알아보고 싶을 때 '자연살해세포 활성도 검사'를 하기도 합니다. 이 검사는 자연살해세포의 숫자를 보는 것이 아니고 살해능력을 평가하는 것입니다. 이 능력을 증가시키는 수단이 비타민C입니다. 독한 항암제에도 죽지 않는 강력한 암세포와 싸우는 백혈구의 살상력은 암과의 싸움에서 이기기 위한 필수 조건입니다.

### 면역회피 약화

암세포는 백혈구에게 발각되지 않으려는 방향으로 진화했습니다. 정상세포인 양 가장하기도 하고 염증을 유발하는 물질을 주위

세포독성 T세포

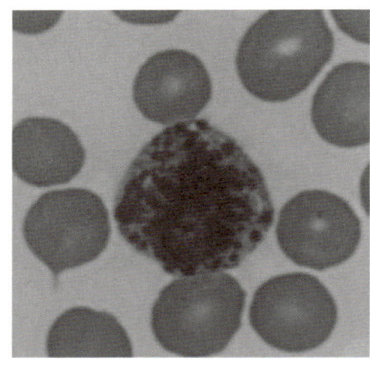

자연살해세포

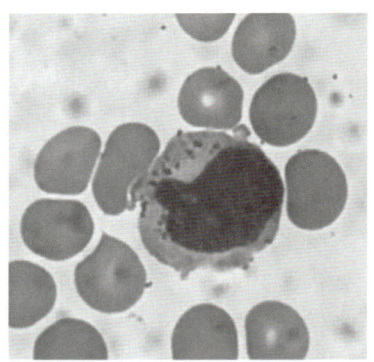

두 세포의 세포질 내 보라색 과립에는 암세포를 죽이는 독소가 있다.

에 뿌려놓고 숨기도 합니다. 이것을 면역회피 기전이라고 말합니다. 비타민C는 이 기전을 약화시킵니다. 이 밖에도 비타민C는 강력한 항산화 기전으로 염증을 가라앉힙니다. 염증은 암세포가 자라기 위한 필수 조건이고 최적의 조건입니다. 염증을 제거하면 암세포가 자랄 환경이 사라지는 것입니다.

그런데 비타민C는 왜 경구 투여는 효과가 없고 주사 투여만 항암 효과가 있는 것일까요? 혈중 농도 차이 때문입니다. 항암효과가 있으려면 비타민C 혈중 농도가 적어도 1,000μmol/ℓ 이상은 되어야 하지만 경구 투여는 많은 양을 먹더라도 이 농도를 달성하기 어렵습니다. 장 흡수에 한계가 있기 때문입니다. 하지만 주사 투여는 경구 투여에 비해 많게는 100배 이상 높은 혈중 농도를 달성합니다. 무려 2만 μmol/ℓ 농도도 가능합니다.

그래프를 보면 비타민C 혈중 농도가 10mmol/ℓ(=1만 μmol/ℓ)일 때 암세포 생존율이 40%입니다[1]. 즉, 60% 암세포가 사멸했습니다. 하지만 정상세포는 비타민C 농도가 무려 20mmol/ℓ(=2만 μmol/ℓ)까지 올라가더라도 90% 이상 생존합니다. 비타민C 고용량 주사 치료가 암세포에만 독성이 있음을 보여줍니다.

항암 목적의 비타민C 주사 용량은 체중 kg당 0.5g~2g까지 범위에서 상황에 따라 개별화될 수 있습니다. 적은 용량에서 시작하여 점차 올립니다. 체중 60kg이면 보통은 50~70g 정도를 투여하고 필요시 100g을 투여하기도 합니다. '항암, 방사선, 수술', 이 3가지는 항암 치료의 기본입니다. 이 치료와 비타민C 주사 치료를 병합하면 항암효과를 증강시킬 수 있고 무엇보다 항암의 부작용을

**비타민C 농도에 따른 암세포와 정상세포 생존율 비교 그래프**

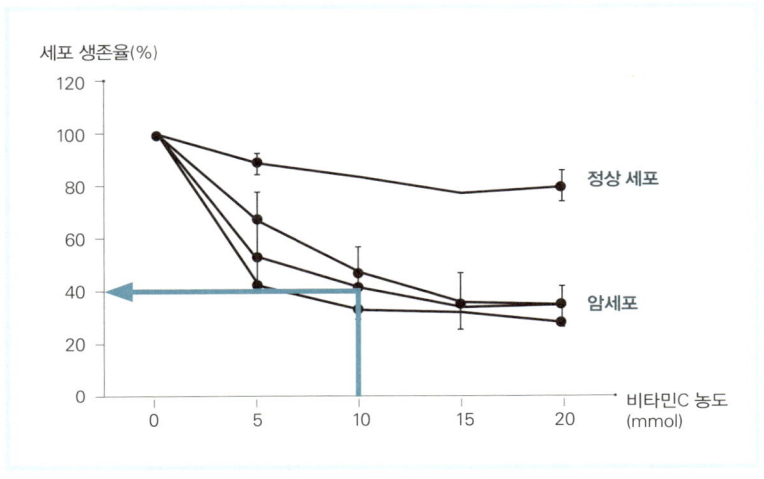

출처: 이수정(Lee, S. J.) 외(2019), "Effect of high-dose vitamin C combined with anti-cancer treatment on breast cancer cells", *Anticancer Research*, Vol. 39, No. 2, pp. 751–758.

대폭 경감시킬 수 있습니다.

가령 항암제 투여는 암세포가 사라질 때까지 계속 반복 투여합니다. 그런데 혈구 수치가 너무 떨어지거나 전신 상태가 너무 약해지면 항암제 투여를 부득이 중단할 수밖에 없습니다. 그런데 항암제 치료와 비타민C 주사 치료를 병행한다면 이런 가능성을 대폭 줄일 수 있습니다. 비타민C는 혈구 감소를 억제하고 전신 컨디션을 유지하는 데 어떤 약보다 효과가 뛰어납니다. 수술 후 상처와 컨디션 회복에도 비타민C는 매우 효과적입니다. 대학에서 하는 3가지 항암 치료와 비타민C 치료를 동시에 하는 것을 강력히 권합니다.

## 백내장은 노인병인데 20대에 생겼다면

28세 남성 정철수 씨는 컴퓨터 관련 회사에 다닙니다. 몇 달 전부터 모니터 글씨가 겹치고 흐리게 보여서 안과를 찾았습니다. 진단은 백내장 초기입니다.

"사무실에서 밖에 나가는 순간 눈이 부셔서 눈뜨기가 힘들었어요. 백내장은 노화에 의해 생기는 병이라는데 저에게 이런 병이 올 줄은 상상도 못했어요."

휴대폰과 컴퓨터의 과도한 사용으로 인한 부작용이 백내장입니다. 제 진료실엔 큰 모니터가 두 개 있습니다. 하루에 8시간은 모니터를 보아야 합니다. 대부분 직장인들 또한 마찬가지 상황일 것입니다. 30년 가까이 모니터를 보고 사는 저 역시 한동안 눈이 뻑뻑하고 눈 통증이 심했던 적이 있었습니다. 그래서 모니터 밝기를 최저로 낮추었습니다. 모니터 자체 밝기를 낮추고 밝기 조절 앱을 깔고 추가로 낮춥니다.

어두운 화면은 동공을 확대시켜 오히려 눈 건강에 좋지 않을 것을 염려하는데 그렇지 않습니다. 밝을수록 각막, 수정체, 망막에 대한 빛 자극이 커집니다. 빛에는 열이 있어서 밝을수록 각막의 기름막을 건조시켜 안구건조증을 악화시킵니다. 핸드폰 화면도 최고로 어둡게 하고 글씨만 간신히 분간할 정도로 봅니다. 저는 이렇게 한 후부터 눈 통증이 사라졌습니다.

유아기 때부터 디지털 기기를 접합니다. 유치원과 초등학교 아동들에게 영상 기기를 교육 수단으로 사용하는 추세입니다. 안경 쓰는 유치원생도 흔하게 볼 수 있습니다. 백내장은 원래 노인병입니다. 주로 60대 이후에 수정체 노화에 의해 생깁니다. 그런데 최근 조사에 의하면 30~40대 젊은이 30%가 백내장이 있으며 심지어 20대 청년들에서도 발생한다고 합니다. 과거엔 자외선에 오래 노출되는 농부들의 병이었습니다.

백내장은 수정체가 혼탁해져서 시야가 흐려지는 병입니다. 수정체는 투명한 구조로 단백질과 물로 채워져 있는데, 수정체 단백질이 활성산소에 의해 산화되면 변성되고 섬유화되어 혼탁해집니다. 백내장은 약 10%에서 실명을 하는 매우 심각한 병입니다. 백내장이 오면 사물이 흐려 보이거나 겹쳐서 보입니다. 밝은 곳에서 눈을 뜨기 힘들고 빛이 번져 보이기도 합니다. 백내장 원인은 노화, 당뇨병, 중금속, 미세 먼지 등 다양합니다. 수정체 내에 중금속이 유입되면 염증반응으로 백내장이 발생할 수 있습니다.

흡연은 백내장 발병 위험을 2.8배 높입니다. 중금속은 수정체 내에 많이 축적됩니다. 중금속은 활성산소를 다량 발생시켜 수정체 혼탁을 일으킵니다. 백내장 환자의 활성산소 수치는 정상인의 20배 이상이며 비타민C 농도는 6분의 1밖에 안 된다는 연구가 있습니다. 원래 활성산소를 중화시키는 비타민C는 수정체 내에 매우 높은 농도로 존재합니다. 비타민C 농도가 부족하면 백내장이 빠르게 진행될 것입니다.

어떻게 하면 수정체와 눈 건강을 지킬 수 있을까요? 우선 광학기기 사용 시간을 줄여야 하고 50분마다 5분 정도 눈에 휴식을 줘야 합니다. 다음은 음식입니다. 몸 전체에 염증을 일으키는 음식은 수정체에도 똑같이 염증을 일으킵니다. 정제 탄수화물, 당 독소, 튀긴 음식, 가공식품 등을 피하고 야채와 잡곡밥, 건강한 지방과 단백질을 먹습니다. 해산물은 중금속이 많으므로 절제합니다.

비타민C는 수정체의 산화 손상을 강력하게 막아줍니다. 수정체 내에 비타민C 농도가 저하되면 활성산소에 의해 손상받기 쉬워집니다. 비타민C는 수정체 속에 든 중금속을 배출하기도 합니다. 평소에 충분한 비타민C와 함께 아연, 셀레늄, 마그네슘 등의 미네랄을 드십시오. 이들은 중금속 배설과 항산화작용을 보조합니다. 오메가3와 비타민E는 지용성으로 눈 건강에 유익합니다. 특히 침대에서 불 끄고 핸드폰을 보는 것은 눈 건강에 가장 해롭습니다. 50분마다 눈에도 휴식 시간을 주기 바랍니다.

## 강력한 소화제이자 위암도 예방하는 비타민C

식사 직후 비타민C 한 포씩 드시면 최고의 소화제입니다. 혹시 과식을 했거나 체기가 있을 때는 두 포를 드시면 다른 소화제 안 드셔도 대개 해결됩니다. 많은 사람들은 비타딘C를 복용합니다. 목적은 피로 회복과 면역력 증강입니다. 그런데 비타민C는 강력한 소화제입니다. 이 사실을 모르는 사람이 많지요. 어떤 소화제보다 비타민C의 소화력은 강력합니다. 왜 그럴까요?

음식이 위에 들어오면 위산과 소화액이 분비됩니다. 빠른 소화를 위해서 충분한 위산이 필요합니다. 위산은 음식물을 부드럽게 만드는 동시에 다른 소화 효소를 활성화시킵니다. 그런데 대부분 사람들은 위산 분비 저하입니다. 위산이 부족하면 소화 시간이 오래 걸리므로 음식물이 위에 머무르는 시간이 길어집니다. 결국 점액층 방어막이 뚫리는 곳이 생기고 위산에 노출된 점막세포는 상처를 받습니다. 이때 속 쓰림이나 통증이 생깁니다. 위산이 충분하면 소화가 빨라지고 죽처럼 된 음식물은 십이지장으로 신속히 내려갑니다. 관건은 음식물이 위에 머무르는 시간입니다. 머무르는 시간이 길어질수록 점막세포가 손상 받을 확률이 높아집니다.

소화와 관련하여 비타민C는 크게 두 가지 역할을 합니다. 산성이므로 부족한 위산을 보충합니다. 또 소화 과정에서 발생하는 활성산소를 중화시키고 염증을 완화시킵니다. 그 외에도 비타민C는 발암물질인 니트로스아민 생성을 억제하므로 위암 예방효과도 있습니다. 피로 회복을 위해 먹었던 비타민C가 강력한 소화제이자 위염 치료제이고 위암 예방효과까지 있다는 사실에 놀랄 수밖에 없습니다. 이렇게 유익한 물질을 안 먹는다는 것은 너무 큰 손해라고 생각합니다.

비타민C는 식사 30분 후가 아니고 식사 직후 복용하시기 바랍니다. 비타민C는 산성인데 속 쓰릴 때 먹으면 속을 더 쓰리게 하지 않나요? 이런 질문을 많이 받습니다. 음식물이 위에 머무르는 시간은 보통 2~4시간 정도입니다. 물이나 음료수는 순식간에 내려갑니다. 탄수화물은 체류 시간이 비교적 짧고 고기와 채소는 상대적으로 오래 머뭅니다. 식사 후 여러 시간이 지났는데도 위에 음식물이 남아 있다고 생각해 볼까요? 점액층 보호막이 군데군데 파괴되어 위산이 점막세포에 닿으면 속 쓰림과 위통을 느낍니다. 이 때 비타민C를 먹는다면 속이 좀 더 쓰릴 가능성은 있습니다. 제산제나 산 분비 억제제가 도움이 될 겁니다.

하지만 속 쓰림의 정도가 약하다면 비타민C를 먹고 소화를 촉진시켜 음식물을 빨리 내려보내는 것이 나은 방법일 수 있습니다. 요점은 비타민C를 먹는 시간입니다. 위가 불편함을 느끼는 즉시 지체하지 말고 비타민C를 먹는 것이 가장 효과적입니다. 꼭 기억하시기 바랍니다. 속 쓰림이 심해진 후에 급하게 드시지 말고 증상이 시작되자마자 가급적 빨리 복용하세요. 이것이 최선의 방법입니다.

음식물이 내려간 직후부터 손상된 위 점막세포는 복구 작업을 시작하고 다음 식사에 대비합니다. 점액층도 보강하고 소화액도 보충합니다. 손상받은 세포는 건강한 세포로 바뀝니다. 식사와 식사 사이에 충분한 공복 시간 확보는 꼭 필요합니다. 또한 일주일에 한 끼 금식은 모든 부위에 유익할 뿐 아니라 위 건강에도 매우 유익합니다. 밤에 야식을 안 먹는 것도 중요합니다. 온몸의 세포가 잠을 자는 동안 소화기관도 휴식이 필요합니다. 야식을 먹고 소화기관이 밤새 일을 한다면 위장 건강에 좋지 않을 것입니다.

소화를 위해 대개 비타민C 복용만으로 충분합니다만 그래도 소화가 덜 된다면 유기농 식초가 있습니다. 감식초, 사과식초 등을 식사 직전에 소주잔으로 한 잔 정도 마신 후 식사합니다. 농도는 먹기에 편안한 정도로 하면 되고 먹기 불편할 정도로 진하게 할 필요는 없습니다. 비타민C와 식초 복용으로도 부족하다면 소화 효소제나 베타인 등을 드시는 것도 괜찮겠습니다.

비타민C는 세상에 나온 모든 약 중에서 최고의 명약입니다. 위 건강뿐 아니라 장 건강에도 유익합니다. 크론병, 궤양성 대장염, 과민성 장증후군 등의 시작은 장점막의 염증입니다. 비타민C는 장점막을 건강하게 해줍니다. 대장암 발병률 세계 1위라는 불명예를 벗을 수 있는 방법은 장에 좋은 음식과 비타민C를 먹는 것입니다.

42세 여성 김소영 씨는 특별한 건강 문제가 없는 주부입니다. 매운 음식을 먹고 나면 무른 변이 나오곤 했는데 이번엔 무른 변에 피가 섞여 나온다고 오셨습니다.

"전에도 피가 나온 적이 있나요?"

"피는 처음이에요. 그리고 항문이 매웠어요. 평소에도 식후에 배꼽 주위가 더부룩한 느낌이 들곤 했어요."

"엊그제 평소 안 드신 음식 드신 것이 있나요?"

"어제 오후에 애들 떡볶이 해주면서 저도 먹었어요. 매콤한 맛이 너무 맛있어서 조금 많이 먹었습니다. 저는 제 방귀 냄새가 독해서 신경이 쓰입니다. 제가 맡아도 역겨운데 다른 사람들은 오죽하겠어요. 어쩌면 좋아요?"

매운 떡볶이를 먹고 평소 약했던 장이 나빠져서 무른 변이 나왔고, 무르고 매운 대변 때문에 항문 주위가 헐어서 피가 나온 것이었습니다. 항문 연고와 약 복용으로 증상은 수일 후에 좋아졌습니다. 대장 내시경을 해봤는데, 발갛게 부은 장점막이 관찰되었습니다. 소장은 내시경으로 검사가 곤란하지만 틀림없이 염증이 있었을 것입니다.

원래 장내 세균의 99%는 대장에만 존재하고 소장엔 매우 적은 수만 존재합니다. 그런데 대장염이 지속된다면 대장 세균이 올라가서 소장 염증도 일으킵니다. 소위 소장 세균 과증식SIBO, small intestinal bacterial overgrowth이라고 불립니다. 매운 밀가루 음식, 가공식품, 튀긴 음식, 첨가물이 많은 음식 등을 즐겨 먹기 때문입니다. 이런 음식을 끊고 대신 청국장과 된장국, 생야채와 익힌 야채를 먹는다면 장은 건강해질 수 있습니다. 대장의 유익균이 특별히 좋아하는 먹이는 뿌리채소입니다. 우엉, 당근, 도라지, 무 등 뿌리채소와 잎채소를 골고루 먹는 것이 바람직합니다.

소장과 대장이 건강해지기 위해 한 가지 조건이 더 필요합니다. 비타민C와 정장제입니다. 나빠진 장점막엔 유해균이 많고 유익균이 적습니다. 비타민C는 약산성이고 유산균은 약산성 환경을 좋아합니다. 반면에 유해균은 비타민C를 싫어합니다. 비타민C를 먹으면 유익균은 증가하고 유해균은 감소합니다. 비타민C는 점막의 염증도 가라앉힙니다. 비타민C를 처음 먹기 시작하면 한두 달 동안은 방귀가 자주 나옵니다. 장내 세균 불균형이 바로잡히는 과정에서 나타나는 현상입니다. 장내 세균 환경이 건강하게 바뀐 후에는 장 점막도 건강해지고 방귀도 잘 나지 않습니다. 혹 방귀가 나오더라도 냄새가 거의 없습니다. 정장제는 몇 개월 정도 드시고 장이 건강해진 후에 중지하면 됩니다.

소영 씨는 식습관을 지침대로 잘 따르고 정장제를 아침과 취침 전으로 하루 두 번 먹고 비타민C 복용도 서서히 늘려갔습니다. 한 달도 못되어 식후 가스 찬 증상은 사라졌습니다. 기다란 황금변을 볼 뿐 아니라 배 속이 너무 편안해졌다고 행복해하셨습니다.

# 오케스트라 지휘자와 같은
# 만능 조절자 비타민D

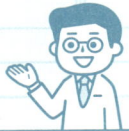

비타민D의 중요한 기능 중 한 가지는 장에서 칼슘 흡수를 증가시켜 뼈 밀도를 유지하거나 성장시키는 것입니다. 여름철 오전 10시에서 오후 3시 사이에 반팔 상의와 반바지를 입고 햇빛에 20분 노출하면 약 3,000~6,000IU 정도 비타민D가 생성됩니다. IU<sub>international unit</sub>는 물질의 생물학적 활성도를 나타내는 국제단위입니다(섭취량 40IU=1$\mu$g, 혈중 농도 1ng/$ml$=2.5nmol/$l$). 자외선B가 비타민D를 만듭니다. 자외선A는 비타민D를 못 만들기 때문에 아파트 베란다에서 햇빛을 쪼이면 생성이 안 됩니다. 자외선B는 유리를 통과하지 못합니다. 그러므로 밖으로 나가시기 바랍니다.

생성량은 사람 차이가 많습니다. 피부가 검을수록 멜라닌 색소가 많은데, 멜라닌 색소가 많으면 자외선 투과율이 낮으므로 적게 생성됩니다. 백인은 흑인보다 비타민D를 2배 이상 많이 생성합니다. 노인은 청년에 비해 4분의 1 정도만 생성됩니다. 햇빛 아래서 종일 일하는 농부들도 대부분 비타민D 농도가 결핍되어 있습니다. 나이를 먹을수록 생성량이 감소하기 때문입니다. 위도 35도를 기준으로 대략 북쪽에 거주하는 경우 생성량이 감소합니다. 햇빛이 내려앉는 각도 차이 때문입니다. 우리나라의 대부분은 북위 35도 북쪽에 위치합니다.

## 우리나라 청소년은 약한 구루병 상태입니다

비타민D는 여름철에 만들고 저장해서 겨울까지 사용합니다. 그런데 비타민D 보충제를 먹지 않는 한 우리나라 국민 99%가 부족합니다. 저는 모든 환자에게 비타민D 검사를 하는데 이 통계와 일치합니다. 사무실에서 일하는 직장인은 점심 시간에 일부러 나오지 않는 한 햇빛 볼 일이 거의 없습니다. 영유아에서 20세까지는 단단한 뼈 성장을 위해 충분한 비타민D가 꼭 필요한 시기입니다. 한국 학생들은 학교와 학원을 오가느라 햇빛에 노출되는 절대 시간이 부족합니다. 체육 시간을 좀 더 늘리고 반드시 야외 수업을 하도록 권장해야 합니다.

1920년대 산업혁명 시기에 공장에서 일하던 근로자들은 구루병이 흔했습니다. 구루병은 비타민D가 부족해서 뼈가 약해지는 병입니다. 다리 뼈가 휘어져 안짱다리가 되기도 하고 골절도 자주 발생했습니다. 비타민D 보충제를 먹지 않는 한국 청소년들의 비타민

D 수치는 99%가 20ng/$ml$ 이하로 심한 결핍 상태입니다. 약한 구루병 상태로 뼈 성장에 심각한 지장을 줄 수 있습니다.

비타민D 농도는 여름에 살짝 올라갔다가 가을이 끝나기도 전에 결핍 농도로 떨어집니다. 여름철 최고 농도도 평균이 20ng/$ml$가 안됩니다. 기능의학적인 관점에서 권장 농도는 40ng/$ml$인데 여름철 최고 농도일 때도 권장 농도의 절반밖에 안 되는 것입니다. 사실 부족 현상은 전 세계 사람이 공통입니다. 비타민D 부족은 전 인류가 해결해야 할 중대한 건강 문제입니다. 통계를 보면 세계적으로 한국인의 비타민D 부족이 가장 심각합니다.

### 한국인 월별 평균 혈중 비타민D 농도

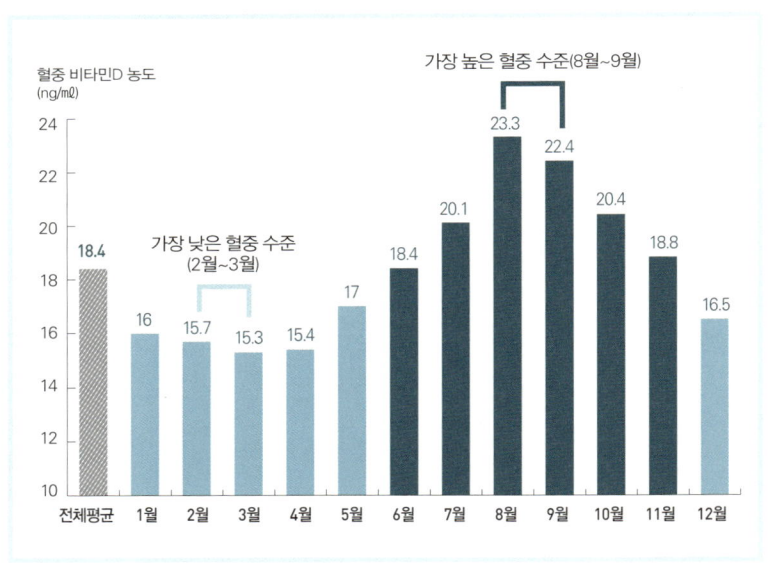

최고 농도는 8월 23ng/㎖, 최저 농도는 2월 15ng/㎖, 1년 평균 평균 농도는 18.4ng/㎖이다.
출처: 식품의약품안전처, 2012

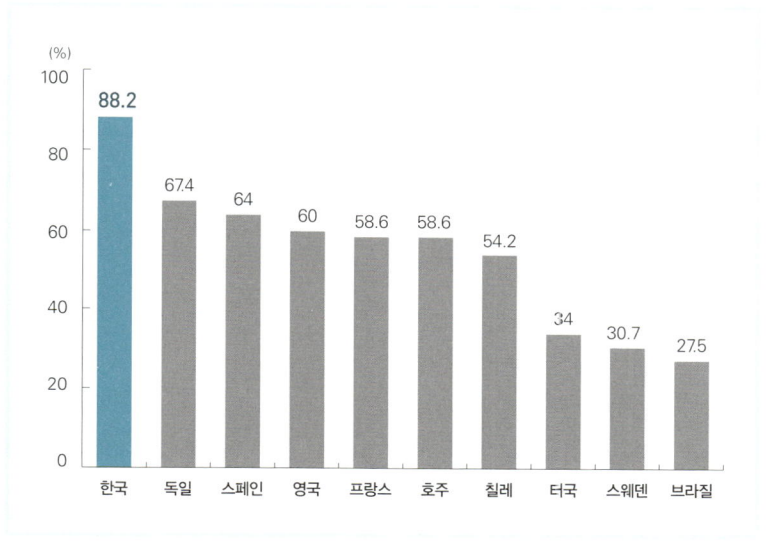

한국인의 비타민D 부족 비율은 88%로 비교 국가 중 가장 높다.          출처: 세브란스병원 내분비내과

    비타민D는 0세부터 100세까지 보충이 필요합니다. 비타민D가 가장 많은 음식은 대구 간유인데 5cc에 약 1,000IU가 포함됩니다. 이 용량은 영유아의 하루 필요량 정도이고 성인에겐 적은 양입니다. 대구 간유는 비타민D 보충제가 없던 시절에 많이 섭취했습니다. 대구 간유를 제외하면 함량이 너무 낮기 때문에 음식으로 충분한 비타민D를 보충하기는 어렵습니다. 비타민D는 지용성 비타민으로 알약의 크기가 매우 작고 위장 장애도 거의 없어서 부담 없이 복용할 수 있습니다. 성인은 하루 3,000~5,000IU를 권합니다. 목표 혈중 농도는 40~70ng/$ml$입니다.

연령별 1일 권장량은 다음과 같습니다. 분유에는 비타민D가 보통 첨가되지만 모유에는 부족합니다. 1세 미만 영아는 하루 400~800IU를 권장하며 이 용량은 미국과 캐나다 소아과학회 권장량입니다. 1세 이상 유아는 1,000IU이며 이후 용량은 체중 증가를 보아 정합니다. 임산부의 비타민D 보충은 어떤 사람보다 절실하게 필요합니다. 임신성 고혈압이나 임신성 당뇨병을 경험했던 임신부에게 비타민D를 충분히 공급한 결과 이런 임신 합병증이 나타나지 않거나 약하게 나타났던 연구도 있습니다. 또한 태어난 신생아도 저체중아, 신생아 폐렴이나 중이염, 감기 등이 감소했다는 연구가 있습니다. 임산부는 보수적으로 접근합니다. 목표 농도는 40~60ng/*ml*가 적당하다고 생각합니다. 하루에 용량 1,000IU를 복용했을 때, 대략 혈중 농도 10ng/*ml* 정도가 증가한다고 봅니다. 가령 혈액 농도가 20ng/*ml*가 나왔다면 하루 2,000~4,000IU가 적당할 것입니다.

## 매년 걸리는 독감, 이젠 걱정 안 합니다

"선생님 저는 매년 겨울만 되면 독감에 걸립니다. 독감 백신은 꼭 맞습니다. 이번 겨울이 다가오니 너무 걱정돼요."

"그러시군요. 감기나 독감에 예방효과가 뛰어난 두 영양제가 비타민C와 비타민D입니다. 비타민C는 하루 6~12g 정도 분복하세요. 비타민D는 하루 5000IU(국제 단위) 정도 드세요. 이 두 가지 비타민은 많은 연구에서 면역을 가장 잘 올려주는 것으로 밝혀졌습니다. 혹시 감기나 몸살이 느껴지면 즉시 1주일 정도 비타민C는 두 배로 늘려서 드세요. 비타민D도 하루 25,000IU를(평소 용량의 5배) 1주일 정도 복용하면 충분합니다. 증상이 사라지면 평소대로 드시면 됩니다."

비타민D가 골다공증에 유익하다는 점은 많이 알려졌습니다. 하지만 비타민D가 면역 조절기능까지 있다는 사실을 아는 사람은 많지 않습니다. 비타민D가 약한 면역은 높여주고 과민한 면역은 낮추는 이중작용을 한다는 것입니다. 가령 세균, 바이러스 등의 감염질환에는 면역력을 올려서 유해 미생물을 퇴치하도록 돕습니다. 또한 암의 발생, 성장, 전이 등을 억제하기도 합니다. 한편 알레르기나 자가면역질환과 같이 면역이 과민해서 생기는 질병의 경우 적절하게 눌러줍니다. 마치 오케스트라의 지휘자와 같은 역할입니다.

감기나 독감 바이러스를 물리치는 면역세포는 자연살해세포와 세포독성 T세포입니다. 비타민C와 비타민D는 이 두 세포의 활성을 올립니다. 비타민C와 비타민D가 백혈구를 도와줍니다. 두 비타민은 저하된 면역을 올려주고 과도한 면역은 내려주어 적당한 면역상태를 유지시키는 효과가 있습니다. 면역이 약하다면 감염질환이나 암과 같은 병이 잘 올 수 있습니다. 면역이 너무 과도하면 알레르기나 자가면역질환에 걸릴 수 있습니다. 적당한 면역이 필요한데 비타민C와 비타민D가 이 역할을 도와주는 것입니다. 감기나 독감을 예방하는 효과가 있고 혹시 걸리더라도 증상을 가볍게 해 줍니다.

거의 모든 동물과 식물은 비타민C를 자체 생산합니다. 극소수 예외가 있는데 사람은 생산하지 못합니다. 음식이나 보충제로 먹어야 합니다. 비타민C는 인플루엔자A 바이러스(H3N2) 감염 초기 단계에서 인터페론-$\alpha/\beta$ 생성을 통한 항바이러스 면역 반응에 필수적인 요소입니다. 2013년 서울대학교 의대에서 낸 논문이 좋은 예입니다[2].

야생형 쥐인 A그룹은 비타민C를 스스로 생산합니다. 비타민C를 스스로 만들지 못하는 생쥐(B와 C그룹)에게 각각 홍콩독감 바이러스를 주입한 후 B그룹에게는 비타민C를 주었고 C그룹에게는 주지 않았습니다. B그룹은 한 마리도 죽지 않았습니다. 반면에 C그룹 대부분은 1주 후에 죽었습니다. 감염된 며칠 후에 쥐들을 희생시켜 폐 분비물을 검사했습니다. 부검 결과 C그룹 생쥐 폐에서 염증성 사이토카인은 (TNF-$\alpha$, IL-$\alpha/\beta$) 증가하고 항바이러스 효과를 내는 인터페론은 감소했습니다. 또한 독감 바이러스 숫자도 C그룹이 B그룹에 비해 10배 이상 증가했습니다.

또 인터페론 농도도 달랐습니다. 인터페론은 감염 초기에 바이러스를 퇴치하는 데 핵심 역할을 하는 중요한 사이토카인입니다. A와 B그룹은 C그룹에 비해 인터페론 농도가 훨씬 높았습니다. 중요한 사실은 바이러스 주입 전에도 A와 B그룹이 C그룹보다 인터페론 농도가 높았습니다. 이것은 평소에 비타민C를 복용한다면 독감에 걸릴 확률도 낮출 수 있고 걸리더라도 가벼운 증상만 겪고 나을 수 있음을 보여줍니다.

인터류킨(IL)과 암괴사인자(TNF-a) 농도는 어떻게 달랐을까요?

A와 B그룹에서 C그룹에 비해 적은 양이 검출되었습니다. 인터류킨과 암괴사인자는 염증을 유발하는 사이토카인으로, 많이 분비될 경우 사이토카인 폭풍 현상을 일으킬 수 있습니다. 게다가 바이러스 주입 전에도 A와 B그룹이 C그룹에 비해 적게 검출되었습니다. 이 사실도 중요합니다. 평소 비타민C를 복용한다면 사이토카인 폭풍이 올 가능성을 줄일 수 있다는 의미입니다. 이렇게 의미가 큰 논문이 우리나라에서 발표되었다는 사실이 매우 자랑스럽습니다.

이제 '건강한 면역이란 무엇일까?'에 대한 답을 짐작하시리라 생각합니다. 강한 면역반응은 사이토카인 폭풍을 일으켜 사망까지 이르게 할 수도 있습니다. 그러므로 침입균을 퇴치하면서도 우리

**홍콩독감 바이러스를 주입한 쥐 실험으로 관찰한 비타민C의 항바이러스 효과**

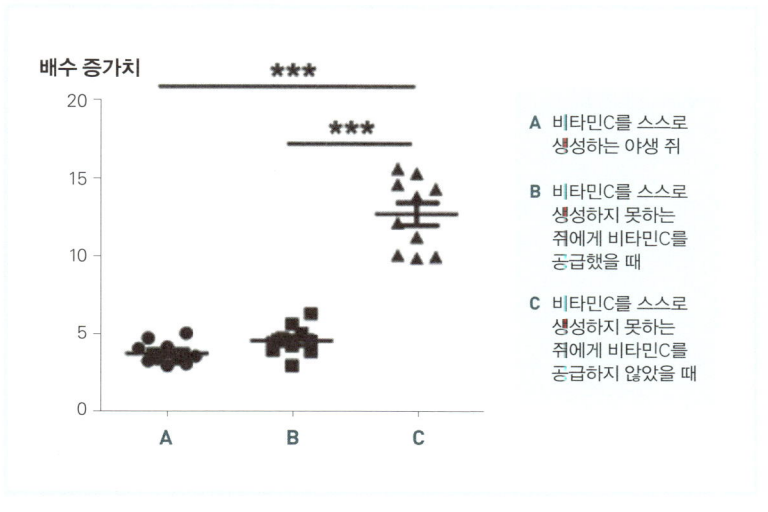

C그룹에서만 독감 바이러스가 높게 증식함을 관찰할 수 있다.

몸의 피해를 최소화하는 절제된 면역반응이 건강한 면역이라고 할 수 있겠습니다. 평소에 비타민C와 비타민D를 섭취하는 것은 건강한 면역을 유지하는 필수 조건이라고 생각합니다. 진료실에서 꼭 드시라고 권하는 두 가지가 비타민C와 비타민D입니다.

독감에 걸린 환자의 혈중 비타민C 농도는 0에 가깝게 떨어집니다. 비타민C 소모가 증가하기 때문입니다. 그러므로 독감에 걸린 후에는 평소보다 비타민C를 더 먹어야 합니다. 사실 바이러스를 사멸하는 특효약이 아직 없습니다. 아연, 셀레늄, 요오드는 미네랄이며 면역력을 올려주는 효과가 있습니다. 증상이 좀 심한 경우는 비타민C와 미네랄 등을 병원에서 주사로 맞는 것도 유익할 것이라 생각합니다. 비타민C 주사는 10~30g 정도 용량으로도 충분한 효과를 볼 수 있습니다.

이 논문을 통해 비타민C는 3가지 기전으로 항바이러스 효과를 낸다는 것을 알 수 있습니다. 비타민C는 항바이러스 효과를 내는 인터페론 분비를 증가시키고, 염증성 사이토카인 분비는 감소시키며, 자연살해세포와 세포독성 T세포의 활성을 증가시킵니다. 평소 비타민C를 꾸준히 복용하고, 특히 감기나 독감에 걸렸을 때는 초기부터 평소보다 용량을 높여서 복용한다면 가벼운 증상만으로 이겨낼 수 있습니다.

가장 중요한 점은 감기나 독감의 '초기'에 비타민C와 D를 먹어야 합니다. 빨리 먹을수록 효과가 좋습니다. 바이러스 복제는 기하급수적으로 증가하므로 복제가 일어나는 초기에 먹는 것이 효과가 가장 좋습니다. 무엇보다 잠을 많이 자고 충분한 휴식을 취해주는 것은 꼭 필요합니다. 그리고 감염이 완전히 나을 때까지 가습기 사용을 꼭 추천합니다. 수면 중에 비강이나 인후가 건조하면 점막의 끈적끈적한 방어층이 무너지고 바이러스가 증식하기 쉬워집니다. 그러므로 가습기도 충분히 틀고 물수건까지 바닥에 깔아서 충분히 습도를 올려주는 것이 필요합니다.

## 가장 오래된 결핵 치료제, 비타민D 이야기

우리나라 최초의 여의사는 '박에스더'입니다. 의사 선교사인 로제타 셔우드 홀Rosetta Sherwood Hall을 따라 미국으로 건너가 의과대학을 졸업하고 의사가 되었습니다. 남편 박유산은 미국에서 아내를 뒷바라지하는 도중 결핵에 걸려 사망했습니다. 한국으로 돌아온 박에스더는 많은 여성 환자들을 진료하면서 틈틈이 시골 오지까지 나귀를 타고 다니며 왕진을 갔습니다. 몸을 돌보지 못한 그녀는 결핵에 걸렸고 1910년 사망합니다. 당시 그녀의 나이는 34세였습니다.

당시 한국의 결핵 유병률은 20%나 되었습니다. 5명 중 1명입니다. 결핵약이 없던 당시에 폐병으로 불린 결핵은 불치의 병이었습니다. 걸리면 시름시름 앓다가 피를 토하고 죽습니다. 결핵 환자는 한센병(나병)처럼 가족과 이웃으로부터 외면받았습니다. 한센병보다 사망률이 더 높은 무서운 감염병이기 때문이지요. 결핵에 걸리면 자살하는 사람도 나왔습니다.

셔우드 홀은 황해도 해주에 우리나라 최초의 결핵병원을 설립

합니다. 전국에서 환자들이 몰려들었습니다. 당시에 현미경으로 결핵균을 관찰하고 엑스레이로 폐 사진을 찍어 진단할 수 있었지만 항생제가 없던 시절입니다. 치료 원칙은 3가지입니다. 잘 먹기, 잘 쉬기, 일광욕하기.

주목할 만한 점은 병동마다 일광욕 장소가 있었고 별도로 자외선 치료를 했다는 점입니다. 일광욕과 자외선이 결핵 치료에 효과가 있었다는 점을 알았지만 그 이유는 몰랐습니다. 자외선이 피부에서 비타민D를 만드는 것은 나중에 밝혀졌습니다. 그리고 비타민D가 면역을 강하게 해준다는 사실은 최근에야 증명되었습니다.

결핵균은 세균인데 보통의 세균과는 다른 독특한 특징이 있습니다. 번식 속도가 상대적으로 느린 점과 대식세포에 잡아먹힌 후

**해주 구세요양원의 정원에서 일광욕을 하고 있는 환자들**

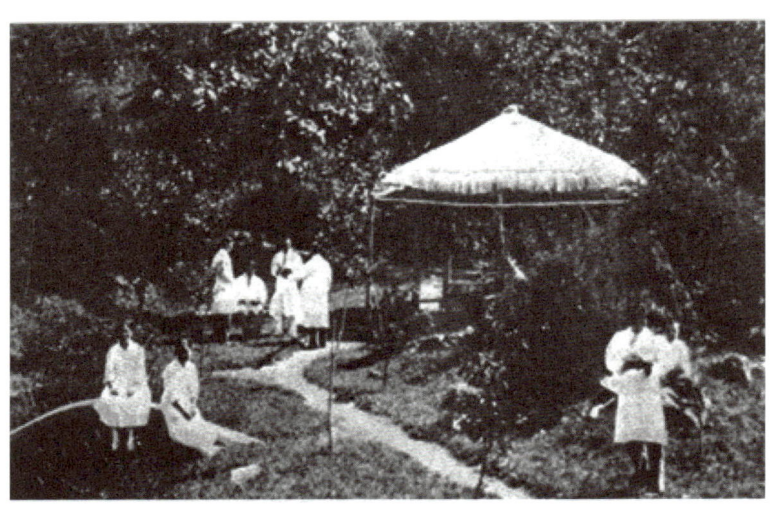

에도 잘 죽지 않는다는 점입니다. 대식세포 내에는 붉은 과립낭 속에 카텔로시딘, 디펜신 같은 항생물질이 들어있습니다. 비타민D는 이 카텔로시딘과 디펜신이라는 살균물질 생성을 증가시켜 백혈구 살상력을 높입니다. 쉽게 설명하자면 비타민D 혈중 농도 $20ng/ml$에서는 백혈구 1개가 세균 100마리를 죽이고 자신도 죽습니다. 그런데 $40ng/ml$에서는 200마리를 죽일 수 있습니다.

그뿐 아니라 림프구, 자연살해세포 등 다른 면역세포의 증식과 분화도 촉진해서 공격력을 강화시킵니다. 예를 들어, 방광염은 여성에게 흔한 질병이며 한번 발병한 사람은 자주 재발합니다. 마치 감기와 같습니다. 감기는 호흡기 점막에 감기 바이러스가 공생하고 있다가 면역력이 일시 떨어지면 생깁니다. 방광염도 손상되고 흉터 난 방광점막에 세균이 거주하다가(또는 요도를 타고 올라오기도 합니다) 면역력이 떨어지면 발생합니다. 그런데 비타민D를 평소 섭취한다면 백혈구 살상력이 높기 때문에 방광염 발생이 억제됩니다. 혹시 생기더라도 약한 증상으로 끝납니다.

건선과 아토피는 흔히 보는 알레르기성 피부질환입니다. 면역계가 항원에 너무 과민하게 반응해서 생기는 질병인데 비타민D는 과민한 면역을 살짝 눌러줍니다. 면역억제제는 면역을 전체적으로 심하게 억제시켜 여러 부작용을 야기합니다. 하지만 비타민D는 전체적인 면역기능은 적절히 유지하면서 과민한 부분만 억제시키므로 부작용이 없습니다. 소아청소년들의 천식, 비염, 알레르기성 피부질환들과 성인의 각종 자가면역질환 등이 폭증하고 있습니다. 많은 자가면역질환에서 비타민D를 최소 $50ng/ml$ 이상으로 유지하는 것만으로도 증상이 현저히 감소한다는 사실이 여러 연구에서 밝혀지고 있습니다.

비타민D는 다양한 감염질환뿐 아니라 거의 모든 암의 예방과 치료에도 효과적이란 사실이 밝혀지고 있습니다. 다음과 같은 기전이 작용합니다. 비타민D는 세포자멸사와 세포분화를 촉진합니다. 암세포는 분화능력을 상실했을 때 빠른 속도로 증식하는데, 암세포를 분화시키면 이러한 암세포 성질을 상실합니다. 또 비정상 혈관 신생을 억제합니다. 암세포가 덩어리를 만들기 위해서는 전용 혈관이 필요합니다. 비타민D가 이러한 비정상 혈관신생을 억제합니다. 마지막으로 비타민D는 암세포 전이를 억제합니다. 이와 같이 여러 기전이 보고되고 지금도 밝혀가는 중이지만 분명한 사실은 충분한 비타민D 농도를 유지하면 많은 암을 예방할 수 있고 치료에도 유익하다는 점입니다.

**비타민D가 효과 있는 질환들**

| 바이러스 감염 | 세균 감염 | 암 | |
|---|---|---|---|
| · 단순 감기<br>· 독감<br>· 단순 포진<br>· 대상 포진<br>· 코로나 바이러스 | · 종기<br>· 방광염 및 신우신염<br>· 기관지염, 폐렴<br>· 결핵<br>· 중이염<br>· 전립선염 | · 유방암<br>· 난소암<br>· 대장암<br>· 전립선암<br>· 방광암<br>· 식도암 | · 신장암<br>· 자궁암<br>· 담낭암<br>· 췌장암<br>· 림프종<br>· 위암 |

## 모든 통증 치료는 비타민D 투여로 시작합니다

비타민D는 지용성입니다. 지용성 비타민은 A·D·E·K이고 수용성 비타민은 B와 C입니다. 자외선B는 피부에서 콜레스테롤을 변환시켜 콜레칼시페롤(비타민D3)을 만듭니다. 보충제 대부분은 콜레칼시페롤입니다. 비타민D2는 식물이나 곰팡이가 만듭니다. 비타민D3는 사람과 동물이 만듭니다. D2 형태 보충제를 먹으면 몸 안에서 D3로 바뀝니다.

하지만 D3 형태가 효과 면에서 2~3배 높기 때문에 굳이 D2 형태를 먹을 필요는 없습니다. 콜레칼시페롤이 간으로 가서 수산화 과정을 겪으면 칼시디올이 됩니다. 그리고 몸에 저장되는 형태는 바로 칼시디올입니다. 피 검사도 칼시디올을 검사합니다. 칼시디올은 신장에서 수산화 과정을 한 번 더 거쳐 칼시트리올이 됩니다.

- 비타민D: 칼시페롤(calciferol)
- 비타민D2 : 에르고칼시페롤(ergocalciferol)
- 비타민D3 : 콜레칼시페롤(cholecalciferol)

인체에서 효과를 발휘하는 것은 칼시트리올입니다. 간경화나 말기 신부전 환자처럼 간과 신장이 안 좋은 경우 비타민D의 활성형 변화가 안 될 수 있습니다. 가령 하루 5,000IU를 꾸준히 먹는데 피 검사를 해보니 20ng/$ml$밖에 되지 않는다면 간에서 활성 변화가 안 되는 경우일 수 있습니다. 정말 그렇다면 통상 먹는 비타민D 형태는 도움이 안 됩니다. 이때는 활성형 비타민D(칼시트리올) 투여가 필요할 수 있습니다. 주치의 상담이 필요합니다. 비타민D는 지용성이므로 비만한 사람은 지방조직에 많이 흡수됩니다. 같은 용량을 먹더라도 혈중 수치가 낮게 나오고 몸에서 필요량은 부족할 수 있습니다. 따라서 비만한 사람에서는 좀 더 많은 양이 필요할 수 있습니다.

10여 년 전까지는 골다공증 예방 목적으로 섭취했던 비타민D가 그 외에도 건강상 여러 유익함이 있다는 것이 계속 밝혀지고 있

**칼시트리올 생성 과정**

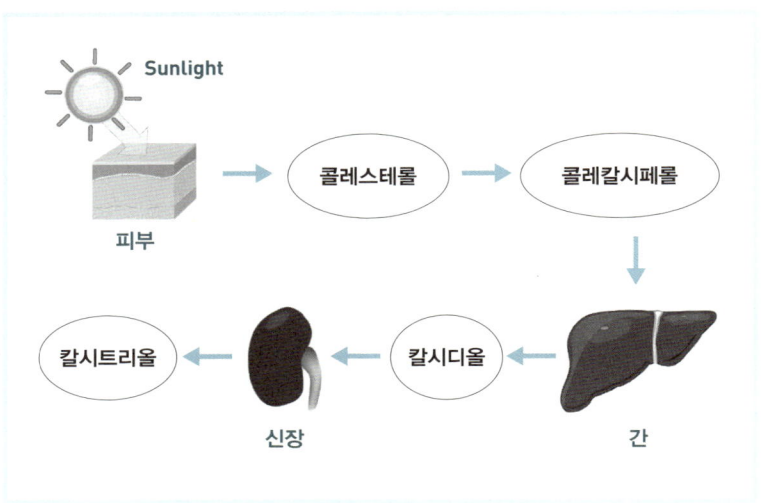

햇빛을 받으면 피부에서 콜레스테롤을 콜레칼시페롤로 변환시킨다. 콜레칼시페롤은 간에서 칼시디올이 되고, 칼시디올은 신장에서 칼시트리올로 변환된다. 최종적으로 생물학적인 기능은 칼시트리올이 수행한다.

습니다. 비타민D는 호르몬과 같은 기능을 합니다. 지용성이어서 쉽게 세포 안으로 들어가서 다양한 유전자를 발현시킵니다. 다시 말하면 잠자고 있던 유전자를 깨워서 건강에 유익한 단백질을 생성시킵니다. 대략 200개 이상의 유전자를 발현한다고 알려졌습니다. 그래서 구체적으로 어떤 이로움이 있는 걸까요?

### 근력 증가

비타민D는 근육세포 내로 들어가 수축기능을 증가시킵니다. 노인들은 근력이 감소하여 낙상이 흔합니다. 낙상은 골절로 이어집니다. 비타민D를 80대 노인들에게 투여한 연구에서 약 20%의 낙상 방지효과가 있었습니다. 단, 비타민D와 칼슘을 함께 투여하는 것이 효과적입니다. 환자분들이 자꾸 넘어진다고 할 때 꼭 비타민D를 보충하시기 바랍니다.

### 심혈관질환 예방효과

여러 연구에서 비타민D가 심혈관질환에 유익한 효과를 보고하고 있습니다. 혈중 농도가 낮은 사람은 고혈압과 심근경색 발병률이 2배 이상 높았습니다. 반대로 고혈압 환자가 비타민D를 보충한 후에 혈압이 내려갔으며 심근경색 발병률도 감소했습니다. 혈압, 협심증, 심근경색, 뇌졸증 등이 있다면 비타민D를 꼭 권합니다.

### 통증 완화

급성통증이든 만성통증이든 심한 통증 환자라면 저는 비타민D

를 충분히 투여합니다. 혈중 농도는 50ng/ml 이상 올립니다. 그 후에 통증 치료하면 훨씬 결과가 좋습니다. 비타민D가 통증 감소에도 유익하다는 것을 많은 의사들이 알고 있습니다. 비타민D는 지나친 면역 반응을 억제해서 염증을 감소시킵니다. 염증이 감소하면 통증도 감소합니다. 특히 퇴행성 관절염이나 척추 통증의 경우 잘 낫지 않는 특징이 있습니다. 통증 환자라면 꼭 비타민D를 충분히 보충하시기 바랍니다.

**당뇨 조절**

인슐린 분비를 증가시키고 말초 조직에서 인슐린 감수성을 증가시켜 나타내는 효과입니다.

**정신 건강**

비타민D는 우울증, 불면증에 효과가 있습니다. 신경성장인자 발현, 뇌 조직에서의 항산화·항염증기능을 통해 신경을 보호하며 정신기능을 강화시킵니다. 태아기와 영유아기에 충분한 비타민D 농도를 유지하면 학습·기억·운동 조절기능, 사회적 적응력 등의 발달이 촉진됩니다.

비타민D 부작용은 매우 드뭅니다. 비타민D는 비타민C처럼 매우 안전한 보충제입니다. 비타민D가 장에서 칼슘을 흡수하기 때문에 부작용 원인은 대부분 고칼슘혈증, 고칼슘뇨증이 원인입니다. 증상은 복통, 변비, 피로감, 가려움, 구토, 갈증, 신장결석, 혈압 증가 등입니다. 부작용 증상도 숙지해놓으면 좋을 것입니다. 혈중 농도 150ng/ml 이상에서 나타날 수는 있지만 드물다고 알려져 있습니다. 100ng/ml 이하 농도에서는 거의 나타나지 않습니다.

치료 목적으로 고용량 투여가 필요한 경우가 있습니다. 자가면역질환, 알레르기성 피부질환, 암 등 특별한 경우에 기능의학 병원에서 하루 1만~2만 IU를 일정 기간 권하기도 합니다. 목표 농도는 70~150ng/ml로 높아집니다. 고용량 투여 시 주치의는 피 검사를 자주 하고 환자의 상태를 체크하겠지요.

보통 성인 1일 용량인 5,000IU는 혈중 농도 40~50ng/ml 정도 유지되므로 부작용을 염려할 필요는 없습니다. 특별히 하루 1만 IU 이상 꾸준히 투여하는 경우에 피 검사를 해가면서 잘 관찰하면 될 것으로 생각합니다. 그래도 부작용이 불안하다면 성인 하루 2,000IU를 추천합니다. 이 용량은 기능의학을 하지 않는 보수적인 의사들도 허용하는 용량입니다. 이 용량만 먹더라도 건강상 유익이 매우 큽니다. 아무튼 먹지 않는 것보다 2,000IU를 먹는 것은 엄청난 차이가 있습니다.

## 몸에서 만드는 수명연장 항노화약 3가지

최근 들어 비타민K2 인기가 뜨겁습니다. 비타민K2가 골다공증 외에도 당뇨, 치매 등 여러 질병에 효과가 있음이 밝혀지고 있기 때문입니다. 그 기전은 무엇일까요?

비타민K2는 두 가지 단백질을 활성화시킵니다. 바로 '오스테오칼신Osteocalcin'과 'MGPmatrix gla protein'입니다. 오스테오칼신은 조골세포에서 생성하는 호르몬입니다. 뼈를 단단하게 하는 작용 외에 혈액에 돌아다니면서 몇 가지 너무너무 유익한 기능을 합니다.

첫 번째 기능은 혈당 조절입니다. 오스테오칼신은 췌장 베타세포를 자극하여 인슐린 분비를 증가시킵니다. 또한 말초세포에선 포도당 감수성을 증가시킵니다. 따라서 혈당 조절에 유익합니다. 두 번째 기능은 근력 증가입니다. 나이가 들수록 지속적으로 근육은 자연 소실되고 근력은 감소합니다. 오스테오칼신은 근육의 자연 감소를 억제합니다. 성장호르몬과 같은 역할을 합니다. 성장호르몬은 항노화작용을 하는데 역시 나이 들수록 감소합니다. 성장호르몬은 늘리기 어렵지만 오스테오칼신은 증가시킬 수 있고 이것이 노화를 억제합니다.

세 번째 기능은 뇌기능 개선입니다. 뇌에서 여러 호르몬 분비를 증가시키고 인지기능을 개선합니다. 치매와 불면증, 우울증 등에 유익합니다. 역시 나이 들면 뇌의 전체적인 호르몬 분비량이 감소하게 되는데 오스테오칼신은 이 호르몬 분비를 증가시켜 뇌기능 퇴행과 노화를 억제합니다. 네 번째 기능은 남성호르몬 분비 증가입니다. 남성호르몬은 성기능 개선효과도 있으며 근육 자연 소실도 감소시킵니다. 역시 노화를 지연시키는 효과입니다.

이와 같이 오스테오칼신은 4가지 작용을 통해 중·노년 연령에서 노화를 지연 또는 역전시키는 효과가 있습니다. 다시 말하면 오스테오칼신은 항노화호르몬입니다. 그런데 오스테오칼신을 증가시키는 물질이 비타민A·D·K2 3가지입니다. 건강한 뼈를 원하신다면 비타민A·D·K2와 함께 칼슘, 마그네슘 등 미네랄 복용을 고려하시기 바랍니다. 나이가 50대 이상이거나 폐경이 되었다면 골밀도 검사를 꼭 권합니다. 골다공증은 골절되었을 때 문제가 되는 것이므로 골다공증이 발견됐다면 꾸준히 치료받고 진행을 막는다면 골절 가능성을 현저하게 줄일 수 있습니다.

나이가 들수록 골밀도는 자연 감소합니다. 자연스러운 노화현상이므로 막을 수는 없습니다. 다만 여러 노력을 통해 지연시키는 것이 목표입니다. 비타민A·D·K2 와 몇 가지 미네랄을 꾸준히 드십시오. 그리고 무게를 실은 부하 운동을 해야 합니다. 단순 걷기는 골밀도 증가에 도움이 적습니다. 달리기나 줄넘기처럼 뛰는 운동은 착지할 때 받는 부하가 크기 때문에 골다공증 예방이나 호전에 유익합니다. 신체적 형편으로 그러지 못한다면 좀 빨리 걷기도 유익합니다.

# 비타민C에 버금가는 훌륭한 약물, 요오드 100% 활용하기

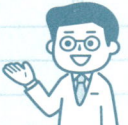

정다혜 씨는 51세 여성입니다. 정신의학과에서 3년째 공황장애, 우울증, 불안증으로 투약 중입니다. 직장생활을 간신히 하고는 있지만 스트레스를 많이 받는 편입니다. 어지럼이 심하고 이명도 있습니다. 6개월 전부터 어지럼증으로 입원을 세 번 했습니다. 우울감으로 외출도 싫어합니다. 중금속 검사상 카드뮴, 납, 알루미늄이 높게 나왔습니다. 소변 요오드 농도는 143㎍/ℓ입니다. 갑상선 학회에서 권장 농도는 100~200㎍/ℓ이지만 비타민C나 비타민D처럼 요오드 권장 농도 역시 너무 낮습니다.

현대인은 중금속과 환경 독소 노출량이 매우 많습니다. 중금속과 환경 독소는 요오드와 경쟁하며 요오드의 기능을 방해하므로 이것도 감안해야 합니다. 다혜 씨의 검사 결과는 '자율신경 부조화와 에너지 저하' 소견입니다. 갑상선에는 결절이 3개 보입니다. 산부인과 소견은 자궁 근종이 5cm로 큰 것이 있고 유방 석회화 병변이 있어서 추적 중입니다. 다혜씨가 종합병원으로 간다면 여러 과에서 진료를 볼 것이고 각 과마다 해당 질병에 대해 약을 처방할 것입니다. 그런데 다혜씨는 저에게 오셨습니다. 해결할 건강 문제가 많습니다.

## 요오드 농도는 충분한데 결핍이 나타나는 이유는?

저는 핵심 문제로 요오드 결핍에 주목했습니다. 우울증, 공황장애, 어지럼증, 이명 등은 뇌 증상입니다. 손발이 차고 건조하고 거칠고, 체중 증가, 추위를 싫어하는 것, 피로하고 쉽게 지치는 증상 등은 갑상선 저하증과 관련된 것으로 생각됩니다. 그런데 다혜 씨의 갑상선호르몬 수치는 정상 범위입니다. 환경오염이 심하고 영양소가 부족한 현대인들의 특성을 감안하여도 다혜 씨의 소변 요오드 수치인 143$\mu g/\ell$는 너무 낮습니다.

다혜 씨는 정신과 약을 그대로 복용하면서 기능의학적 치료를 병행했습니다. 우선 중금속을 배설시키는 킬레이션 주사를 주 1회 주사했습니다. 몸 안의 염증 치료를 하고 필수 영양소 보충을 위해 항산화제와 미네랄을 함께 투여했습니다. 위와 장의 염증도 치료해야 합니다. 식사는 모든 건강의 기본입니다. 식사 요령과 건강한 음식에 관해서 그리고 운동과 수면습관에 관해서 교육했습니다. 다혜 씨에게 권한 영양소는 비타민C, 비타민D, 멜라토닌, 테아

**양성 갑상선종의 모습**

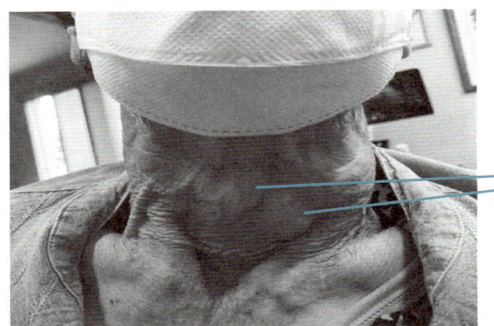

갑상선종

요오드 섭취 부족이 원인이다.

닌, 부신 보조제, 요오드 등입니다. 치료한 지 2개월이 지나자 대부분 증상들이 절반 이상 호전되었습니다. 4개월이 지나자 다혜 씨의 낙천적이고 여유로운 본래의 성격이 얼굴에 나타났습니다. 보기가 좋았습니다.

요오드는 필수 미네랄이고 부족하면 여러 건강 문제를 야기합니다. 제가 생각하는 요오드의 위상은 이렇습니다. 세상에 존재하는 수만 개의 약물 중에서 가장 유익하고 효과 좋은 약물 딱 한 개만 꼽으라면 저는 비타민C를 고르겠습니다. 그리고 요오드는 비타민C 다음으로 유익한 약이라고 생각합니다. 비타민C를 모르는 사람은 드물지만 요오드를 아는 사람은 많지 않은 것 같습니다.

요오드는 해산물에 많습니다. 김, 미역, 다시마 같은 해조류에 가장 많습니다. 요오드가 발견된 것은 1800년대 초입니다. 요오드의 효능을 알게 된 후에 요오드는 다양한 병의 치료제로 사용되었습니다. 지금까지 200년 넘게 활발하게 사용되고 있습니다. 요오드는 순간 살균력이 어떤 살균제보다 탁월합니다. 20초 내에 다양한 유해 미생물을 99% 살균하는 효과가 있습니다.

1861년 발발한 미국 남북 전쟁 기간에 군인들은 요오드를 필수 의약품으로 보급받았습니다. 상처가 났을 때도 사용하고, 더러운 물을 먹을 수밖에 없는 상황에서 물에 요오드를 넣어 유해 미생물을 사멸한 후에 마셨습니다. 2차 대전 시기에도, 우리나라 6·25 전쟁 때도 사용했으며 심지어 1970년대 베트남 전정 때도 요오드 알약이 일반 병사들에게 보급되었습니다. 베트남 전쟁은 겨우 50년 전 사건입니다. 즉, 아주 최근까지도 필수 의약품으로 쓰인 것입니다.

지금도 요오드는 거의 모든 병의원에서 사용 중입니다. 베타딘이란 약물은 붉은색 소독약입니다. 수술실에서 수술 부위를 소독할 때 반드시 베타딘을 피부에 바릅니다. 베타딘 성분이 요오드입니다. 목이 아플 때 목 안에 뿌리는 형태의 요오드 제품도 있습니다. 여성의 질 감염증에 좌약이나 세정액 형태의 요오드 제품도 있습니다.

살균제로서 요오드는 몇 가지 엄청난 장점이 있습니다. 첫째로, 거의 모든 종류의 유해 미생물을 모두 사멸시킵니다. 항생제는 세균만 죽이고, 항바이러스제는 바이러스만, 말라리아약은 말라리아만 죽입니다. 하지만 요오드는 거의 모든 종류의 유해 미생물을 모두 죽입니다. 둘째로, 효과가 강력합니다. 10초 정도면 90% 이상의 미생물을 살균할 수 있습니다. 셋째로, 부작용이 거의 없고, 반복 사용해도 내성이 생기지 않습니다.

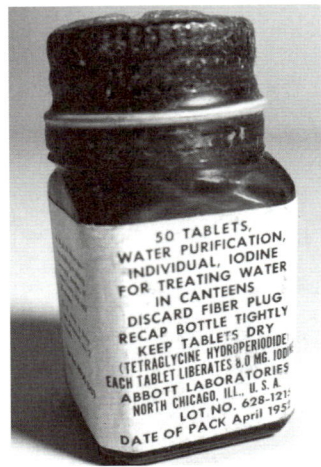
한국전쟁 때 사용된 요오드 약병

요오드의 살균 특징은 소금물과 비슷합니다. 삼투압 원리로 모든 미생물을 사멸시키는 소금물 역시 이 장점들이 모두 있습니다. 살균제로서 소금물과 요오드는 자연이 준 선물과도 같은 고마운 존재입니다. 여러분 가정에 빨간 소독약을 상비약으로 구비하고 있으시죠. 없다면 꼭 구비하기 바랍니다.

## 반복된 다이어트 실패를 요오드로 해결하다

대부분의 치약에 불소가 포함됩니다. 염소는 수돗물과 수영장물 소독용으로 반드시 들어 있습니다. 표백제인 락스의 성분이기도 합니다. 브롬은 불소, 염소보다 훨씬 많은 양이 인체에 유입된다고 평가됩니다. 브롬의 대표적 사용처는 난연제입니다. 화재 발생 시 불에 잘 타지 않도록 브롬을 첨가하는 것이죠. 냉장고, 세탁기, 텔레비전 등 가전제품 표면에 브롬을 첨가합니다. 또한 카펫, 매트리스, 벽지, 자동차 시트 등에도 첨가합니다.

37세 여성 김미현 씨는 최근 갑상선 유두암 진단을 받았고 1㎝ 이상으로 커서 수술을 받았습니다. 그런데 소변에서 브롬이 고농도로 검출되었습니다. 김미현 씨는 빵집을 그냥 지나치지 못할 정도로 '빵순이'였습니다.

"빵과 과자를 너무 좋아했어요. 달달한 라테도 좋아하고요. 스펀지케이크와 페스추리를 가장 좋아합니다."

1980년대부터 밀가루 반죽에 브롬을 첨가하기 시작했습니다. 빵의 쫀득한 식감을 내기 위해서입니다. 1980년대 이전엔 요오드를 첨가했었는데 요오드 적정량에 대한 논란이 생기자 요오드 대신에 성질이 비슷한 브롬을 첨가한 것입니다. 브롬은 갑상선 조직에 들어가서 요오드와 경쟁하여 요오드의 기능을 방해합니다. 브롬이 뇌에 축적되면 요오드의 뇌호르몬 분비작용을 방해합니다. 그 결과 우울증과 정신분열증 등을 유발했다는 연구도 있습니다.

브롬의 유해성 때문에 영국은 1990년에 캐나다는 1994년에 브롬의 밀가루 첨가를 금지했습니다. 미국은 지금도 금지하지 않습니다. 그 이유는 미국 식약처에서 볼 때 브롬이 인체에 해롭다는 근거가 불확실하다고 판단했기 때문입니다. 우리나라는 밀을 수입하여 국내에서 밀가루를 제조합니다. 그런데 밀가루 반죽을 수입하여 국내에서 구워서 만든 빵이 있습니다. 수입산 밀가루 반죽 속에 브롬이 들어있을 가능성이 있습니다.

하지만 밀가루 반죽보다 노출량이 훨씬 많은 것은 난연제입니다. 화재 시 불에 잘 타지 않는 성분이 난연제인데 브롬을 난연제로 많이 사용합니다. 텔레비전, 오디오, 냉장고 등 전자제품, 침대, 카펫, 매트리스, 소파, 자동차 시트, 염색약, 아이들 장난감 등등 거의 모든 생활용품에 브롬이 첨가되어 있습니다. 화재로 인명이 희생되는 것을 막기 위해서입니다.

또한 브롬은 살충 목적으로도 사용합니다. 특히 우리나라에서는 수입 목재의 살충제 용도로 많이 사용합니다. 외국에서는 골프장 잔디 살충제 용도로 사용하기도 합니다. 최근 신문에 골프를 많이 치는 사람에서 루게릭병 발병률이 평균 인구보다 3배 높다는 기사를 보았습니다. 추정 원인은 살충제 노출입니다. 과거 어린이 장난감에 납이 포함된 페인트를 칠해서 납중독을 일으킨 사례가 아주 많았고 그래서 어린이 용품에 납 페인트 사용이 금지되었습니다. 그런데 지금은 브롬 노출이 문제가 되고 있습니다. 어린이는 뭐든지 입으로 가져가니까요. 그러므로 불소, 염소, 브롬의 인체 유입이 증가된 현대인에게 요오드는 적정량보다 훨씬 많은 공급이 필요합니다.

또 다른 사례를 들어보지요. 정소정 씨는 43세 여성입니다. 중고등학생 시절 매일 한 봉지 이상 과자를 먹었다고 합니다. 키는 160㎝, 현재 체중은 68㎏입니다. 다이어트를 여러 번 시도했지만 모두 실패했고 오히려 체중은 늘었습니다. 손발도 차고 추위를 많이 탑니다. 빨리 걸으면 숨도 가쁩니다. 조금만 놀래도 가슴이 두근거립니다. 자주 피곤하고 얼굴과 손은 건조하고 거칩니다.

요오드가 충분하면 갑상선호르몬도 충분히 만들어집니다. 갑상선호르몬은 세포 내로 들어가서 미토콘드리아의 수와 크기를 증가시킵니다. 미토콘드리아는 에너지를 만들고 열을 발생시킵니다. 즉, 기초대사율이 올라갑니다. 그 결과 에너지는 넘치고 피로는 감소합니다. 체온도 올라갑니다. 반대로 요오드가 부족하면 갑상선호르몬 생성이 감소합니다. 그 결과 기초대사율이 내려갑니다. 힘도 없고 피로감이 심해집니다. 잘 붓고 체온도 내려갑니다. 손발이 차갑습니다. 음식이 에너지로 전환되지 않고 저장되므로 체중도 증가합니다. 피지 분비가 감소하므로 피부는 건조하고 거칠어집니다.

가공식품을 오래 먹은 소정 씨 몸에 중금속과 환경 독소가 많이 쌓여 있을 것이고 당연히 브롬도 많이 있을 것입니다. 이런 분들은 요오드를 포함한 영양소 소모가 많습니다. 따라서 요오드를 충분히 먹어도 부족할 수 있습니다. 다이어트를 번번이 실패한 이유는 기초대사율이 낮기 때문입니다. 소정 씨는 기능의학적 치료를 하면서 요오드를 수개월 복용한 후에 체온도 오르고 체중도 몰라보게 빠졌습니다. 또한 손발도 따뜻해지고 피로감이 사라졌습니다.

후쿠시마 원자력 발전소 사고 직후 일본 정부는 미국으로부터 대량의 요오드화칼륨 알약을 수입한다는 기사를 읽은 기억이 납니다. 방사성 요오드에 의한 갑상선 손상을 예방하기 위해서입니다. 미리 복용한 요오드가 갑상선에 가득 차면 방사성 요오드가 몸 안에 들어와도 갑상선 내로 들어오지 못하고 소변으로 배출되는 원리입니다.

그런데 방사성 요오드를 일부러 먹을 때가 있습니다. 갑상선 항진증이 심할 때 방사성 요오드 용액을 마십니다. 방사성 요오드가 갑상선을 파괴하여 호르몬을 만들지 못하게 하기 위함입니다. 그리고 평생 갑상선호르몬을 투여합니다. 갑상선 항진증은 증상도 심하고 약물로 제어하기도 어렵기 때문에 차라리 저하증을 만들고 갑상선호르몬을 먹는 선택을 하는 것입니다.

치료용 방사선 요오드가 갑상선만 파괴할까요? 차이가 있을 뿐 모든 세포에 손상을 줍니다. 대표적인 손상 부위는 침샘입니다. 즉, 침 분비가 감소되어 입 마름과 소화장애가 나타날 수 있습니다. 또한 몸이 붓거나 만성피로를 느낄 수 있습니다. 요오드, 불소, 염소, 브롬은 같은 할로겐족으로 성질이 비슷합니다. 불소, 염소, 브롬은 세포 내에서 요오드와 경쟁하여 요오드의 기능을 방해합니다. 요오드를 충분히 섭취해도 실제로는 부족한 결과가 발생합니다.

주기율표를 보면 요오드와 비슷한 성질을 가진 원소가 몇 개 있는데 불소, 염소, 브롬입니다. 요오드와 이 원소들은 모두 할로겐

**할로겐족 원소들**

| | | | | 할로겐족 | He |
|---|---|---|---|---|---|
| B | C | N | O | F<br>불소 | Ne |
| Al | Si | P | S | Cl<br>염소 | Ar |
| Ga | Ge | As | Se | Br<br>브롬 | Kr |
| In | Sn | Sb | Te | I<br>요오드 | Xe |
| Tl | Pb | Bi | Po | At | Rn |

족입니다. 요오드는 세포 내에서 촉매 역할을 합니다. 불소, 염소, 브롬은 인체 내에서 요오드와 경쟁하면서 요오드의 기능을 방해합니다. 요오드를 충분히 먹더라도 불소, 염소, 브롬이 몸 안에 많이 존재한다면 요오드의 기능이 감소합니다. 즉, 요오드 농도는 충분하더라도 결핍 증상이 나타날 수 있습니다. 따라서 요오드 농도만 보고 요오드 결핍 여부를 판단해서는 안 됩니다.

### 요오드에 대한 진실과 거짓, 궁금증 총 정리!

외국에는 건강식품으로 판매되는 요오드 제품이 다양합니다. 한국도 있긴 하지만 다양하진 않습니다. 용량은 3~15㎎ 사이입니다. 요오드를 매일 한 알씩 먹으면 2주 내에 갑상선을 포화시킨 후 혈류로 가서 전신의 세포 부족분을 채웁니다. 세포의 부족이 해결된 후에 남는 요오드는 소변으로 배설됩니다. 그러므로 이 정도 용량을 염려할 필요는 없다고 생각합니다. 비타민C를 하루 10g 이상 복용하더라도 작용 후 소변으로 배설되는 것처럼 요오드도 배설됩니다.

#### 요오드를 고용량 먹으면 문제가 되지 않나요?

1800년대 초~1900년대 중반까지 요오드는 다양한 질환의 치료제로 사용됐습니다. 당시 복용량이 하루 50㎎은 소량이고 1,000㎎ 이상도 사용되었습니다. 지금 생각하기에 대용량이지만 이 용량으로 무려 150년 동안이나 사용됐고, 부작용에 대한 기술은 거의 볼 수 없습니다. 심각한 부작용이 있었다면 150년이나 되는 기간에 얼마든지 나타났을 것이고 사용이 중지되었을 것이지만 그런 일은 없었습니다. 150년이란 긴 세월 동안 부작용 문제는 충분히 검증된 것입니다.

그런데 울프-차이코프 논문 발표 이후로 요오드 사용은 지금까지 위축된 상황입니다. 권장량도 너무 적게 책정되었습니다. 마치 비타민C와 비타민D 권장량이 아직도 터무니없이 적게 정해진 것과 똑같습니다. 비타민C와 비타민D는 권장량보다 훨씬 많이 섭취하는 것에 대해 거부감이 많이 사라졌습니다. 하지만 요오드 섭취에 관해서는 그렇지 않은 것 같습니다.

부작용은 갑상선 부작용과 전신 부작용으로 구분할 수 있습니다. 우선 전신 부작용은 실제로 경험하는 경우는 드물고 있더라도 심하지 않습니다. 증상으로는 눈꺼풀 떨림, 발진, 두통, 기분 변화, 약간의 피로감, 일시적 불면 등이 올 수 있습니다. 두통은 타이레놀이 도움이 됩니다. 요오드는 불소, 브롬 등 할로겐족 원소나 수은, 납, 카드뮴 등 중금속을 배출하는 유익한 효과가 있습니다. 이런 독소들이 혈류를 이동하면서 신체에 일부 영향을 주기 때문에 나타난다고 생각됩니다.

따라서 요오드 복용 중에 이런 증상이 나타날 경우 해독 치료를 병용하면 훨씬 건강해지는 결과를 얻을 수 있습니다. 전신 증상에는 천일염이나 죽염을 하루 3g 정도를 먹고 물은 하루 2ℓ 정도를 마시면 효과가 있습니다. 그리고 비타민C와 마그네슘과 셀레늄 보충제를 함께 복용하면 도움이 됩니다. 대부분 1~2주 이내에 증상은 사라집니다.

다음은 갑상선 부작용입니다. 역시 드물고, 있더라도 가벼운 정도입니다. 요오드를 복용한 지 1~2주 이내에 특별한 증상은 없으면서 갑상선자극호르몬(TSH) 수치만 약간 상승하는 경우는 흔합니다. 이때 갑상선호르몬 수치(freeT3, freeT4)는 정상입니다. 이는 '비임상적 갑상선 기능저하증'으로 해석됩니다. 생리적 반응으로 호르몬 생성이 잠시 억제되기 때문입니다. 이를 발견한 의사 이름을 붙여서 '울프-차이코프 효과Wolff-Chaikoff effect'라고 부릅니다. '울프-차이코프 효과'라고 불린 논문이 1948년 발표된 후부터 요오드 복용에 관한 논란이 많았고 결국 요오드 복용이 현저히 감소하게 되었습니다.

요오드 복용을 중단하면 수치는 정상으로 돌아옵니다. 사실 복용을 중단하지 않아도 10일 정도 후에는 수치가 대개 정상화됩니다. 요오드 복용 중에 피 검사를 우연히 했는데 이런 결과가 나왔을 때 저하증으로 오해하고 갑상선호르몬을 처방하기도 합니다. '비임상적 갑상선 기능저하증'은 진정한 저하증이 아니므로 호르몬 투여는 불필요합니다.

저는 갑상선자극호르몬 수치가 10μIU/$ml$ 이하이고 저하증 증상이 없다면 요오드 복용을 중지하지 않고 1달쯤 후에 재검하는데 대부분 정상 수치를 회복했습니다. 제가 경험해보진 못했지만 갑상선자극호르몬 수치가 10μIU/$ml$을 넘을 경우 그리고 갑상선자극호르몬 수치가 10μIU/$ml$ 이하이더라도 저하증 증상을 호소하는 경우는 요오드 투여를 중지하고 한 달쯤 후에 재검할 것을 추천합니다. 갑상선질환이 있고 요오드 섭취를 원한다면 기능의학 병의원을 방문하여 최소한 갑상선호르몬 수치와 요오드 수치를 검사하고 상담 후에 드실 것으로 추천합니다.

칼슘, 철, 마그네슘처럼 요오드는 미네랄입니다. 미네랄인 요오드를 저는 비타민C와 버금가는 약물이라고 표현했습니다. 과연 요오드가 인체에서 어떤 고마운 역할을 하는 것일까요? 과거 150년 동안 요오드로 치료된 질병들은 다음과 같습니다.

- 감기, 편도염, 기관지염, 폐렴, 결핵, 성홍열, 말라리아, 매독, 종기 등 각종 감염질환
- 갑상선 종양, 유방통, 전립선 비대증 등
- 수은, 납, 비소 등 중금속 중독
- 우울증, 정신질환 등

### 요오드는 항산화제인가요?

활성산소는 염증을 일으키고 거의 모든 병의 원인이 됩니다. 비타민C는 활성산소를 중화시키는 최고의 항산화제입니다. 요오드도 항산화제일까요? 네! 그렇습니다. 요오드 역시 강력한 항산화제입니다. 항산화기능을 가진 미네랄은 별로 없는데 셀레늄과 요오드가 대표적인 항산화제 미네랄입니다. 요오드는 전자를 주기도 쉽고 받기도 쉽습니다. 따라서 활성산소에 전자를 주어 안정화시킵니

다. 이런 특징 때문에 세포 내에서 촉매 역할도 하는 것입니다.

또한 요오드는 노폐물 배설을 촉진하고 체내 염증을 줄이는 효과가 있습니다. 세포는 노폐물을 간질조직으로 배출합니다. 노폐물은 산소와 결합해야 체외로 배출됩니다. 즉, 간질액의 산소 농도가 충분해야 배설이 잘됩니다. 간질액의 산소 농도는 산도(pH)가 결정합니다. 간질액의 산도가 약알칼리성이면 약산성일 때에 비해 20배나 산소 농도가 높습니다. 그런데 요오드는 간질액 산도를 약산성에서 약알칼리성으로 바꿔줍니다. 결국 요오드가 충분하면 간질액에 산소가 풍부해지고 노폐물 배설이 잘되게 됩니다. 따라서 염증과 피로가 감소하고 부종도 감소하고 모든 건강상태가 호전되는 효과가 있습니다. 암은 염증을 먹고 자랍니다. 당연히 암 발생이나 전이도 억제되는 효과가 있습니다.

### 요오드는 항암효과가 있을까요?

비타민C 고용량 주사는 항암제로 작용합니다. 고용량 비타민C는 암세포 내에서 산화제로 작용합니다. 활성산소를 증가시켜 암세포 사멸을 유도합니다. 요오드도 항암효과가 있을까요? 네! 있습니다. 요오드 고용량을 경구로 복용하면 '델타 요오드락톤'이란 물질이 만들어지는데 이것이 항암효과가 있습니다. 이를 증명하는 논문도 있습니다. 항암효과를 내기 위한 요오드 섭취량은 최소 하루 25㎎ 이상이면 됩니다. 요오드가 유익한 점은 먹는 요오드로 항암효과를 낼 수 있다는 점입니다. 비타민C는 주사제만 항암효과가 있고 고용량을 써야 합니다. 요오드는 1정이 12.5㎎ 제품이 많은데

2알만 먹어도 항암 용량이 되므로 많은 양을 먹지 않아도 됩니다.

2012년 통계입니다. 인구 10만 명당 갑상선암 발병률은 미국 13명, 캐나다 13명, 일본 2.4명, 그리스 1.6명입니다. 요오드를 세계에서 가장 많이 먹는 일본인과 역시 해산물을 많이 먹는 그리스인의 발병률이 세계 최저입니다. 요오드 권장량의 100배를 먹는 일본인의 갑상선암 발병률이 세계에서 가장 낮음을 볼 때 요오드는 갑상선암 발병 위험을 확실히 낮추는 영양소이며 현재의 권장량은 터무니없이 낮게 책정되었음을 알 수 있습니다. 참고로 한국은 요오드를 일본 다음으로 많이 먹는데 갑상선암 발병률이 10만 명당 53명으로 세계 1위입니다. 이것은 요오드 영향이 아니고 다른 나라에 비해 검진을 많이 한 것 때문으로 여러 논문에서 밝히고 있습니다.

57세 김지영 씨는 갑상선 유두암으로 갑상선 전 절제술을 받았습니다. 수술 후부터 갑상선호르몬(신지로이드)을 복용 중입니다. 언제부턴가 유방의 통증을 느끼기 시작했습니다. 찌르기도 하고 아리기도 한 불쾌한 통증이 조금씩 심해졌습니다. 그런데 요오드를 2개월 정도 먹은 후부터 통증이 사라졌습니다. 갑상선호르몬을 투여 중인 사람은 투여하지 않는 사람과 비교할 때 유방암 발병 위험이 50%나 더 높다는 연구가 있습니다. 50%는 엄청난 차이입니다.

갑상선호르몬이 모든 세포에서 요오드 소비를 증가시켜 요오드 부족을 일으키기 때문이라고 추정됩니다. 유방과 난소, 자궁은 요오드가 특별히 많이 필요한 기관입니다. 요오드가 부족하면 낭종이나 결절이 증가합니다. 갑상선 전 절제술을 받은 사람에게 요오드가 필요 없다고 생각하는 것은 오해입니다. 요오드는 모든 세포가 필요로 하는 필수 미네랄입니다. 그러므로 이런 분들은 요오드를 따로 복용할 필요가 있습니다. 요오드는 간질액 내 노폐물 청소를 도와줍니다. 따라서 암세포가 발붙일 환경을 제거하기 때문에 암 예방효과도 있는 것입니다.

요오드를 미역이나 다시마 같은 식품으로 섭취하는 것도 나쁘지는 않습니다. 하지만 요오드 용량이 충분한지 부족한지 여부를 알기 어렵고 양도 일정하지 않습니다. 오래 먹었을 때 중금속이 유입될 염려도 있습니다. 그러므로 해조류도 적당히 드시고 요오드 보충제를 병용하는 것도 좋은 방법입니다.

**요오드는 중금속도 배출시키나요?**

유해 중금속을 소변으로 배설시키는 물질을 '킬레이터'라고 하고 킬레이터를 투여하는 치료를 킬레이션이라고 한다고 앞서 소개했지요. 비타민C는 약한 킬레이터입니다. 그런데 요오드는 어떨까요? 네. 요오드 역시 킬레이터입니다. 요오드는 수은, 납, 카드뮴 등 중금속과 불소, 염소, 브롬 등 할로겐족 독소를 배출시킵니다. 수은은 독성이 가장 강한 중금속인데 여러 킬레이터를 쓰더라도 배설 효과는 가장 적습니다.

저는 경험상 수은 배설은 요오드가 비타민C보다 효과적인 것으로 판단합니다. 글루타치온과 EDTA는 분자량이 큰 킬레이터이고 이들은 세포 내로 잘 들어가지 못합니다. 또 뇌혈액관문을 잘 통과하지도 못합니다. 하지만 요오드는 뇌혈액관문도 잘 통과하므로 뇌 조직에 있는 중금속을 빼낼 수 있습니다. 또 요오드는 세포 내로 잘 들어갑니다. 따라서 세포 내에 있는 중금속이나 할로겐 독소를 배출하는 효과도 있습니다.

요오드는 할로겐족 미네랄입니다. 불소, 염소, 브롬, 요오드는 같은 할로겐족입니다. 신비로운 점은 불소, 염소, 브롬이 인체에 증가했을 때 유해하고 요오드는 유익합니다. 현대인은 일상생활 속에서 불소, 염소, 브롬 유입이 점점 증가추세입니다. 수은, 납, 카드뮴 등 중금속 유입도 증가합니다. 요오드는 할로겐족 원소와 중금속을 소변으로 배설시키는 효과가 있습니다.

### 요오드도 소화효과가 있나요?

비타민C는 강력한 소화제이죠. 요오드도 비타민C처럼 소화효과가 있을까요? 네! 있습니다. 요오드 또한 소화력을 증가시키고, 위염을 개선시킵니다. 요오드는 여러 분비샘에 주로 작용합니다. 촉매 역할을 하여 분비샘의 분비를 촉진합니다. 비타민C, 식초, 베타인 등은 위산을 보충하여 소화를 촉진하지만 요오드는 소화액과 위산 분비를 촉진하여 소화력이 증가하는 것입니다. 그러므로 소화력이 약하다면 비타민C와 요오드를 병용하면 유익하겠습니다. 추가적으로 헬리코박터균을 사멸하는 효과도 있습니다. 헬리코박터균은 위암을 일으키는 1급 발암물질로 강력한 항생제로 치료하지 않는다면 저절로 없어지는 경우는 드뭅니다. 그런데 요오드 복용 후에 자가 치료되는 경우가 종종 있습니다.

## 요오드가 갑상선 외에 신체의 다른 곳에서도 필요하나요?

요오드는 갑상선호르몬의 원료입니다. 갑상선호르몬은 T3와 T4 두 가지가 있는데 T3는 요오드가 3개, T4는 요오드가 4개 포함되어 있습니다. 요오드는 또한 몸의 모든 세포에서 필요합니다. 요오드는 쉽게 산화되기도 하고 환원되기도 합니다. 다시 말하면 다른 분자에 전자를 주기도 쉽고 받기도 쉽습니다. 이런 특성 때문에 다양한 생화학 반응에서 촉매 역할을 하는 것입니다.

촉매의 의미를 간단히 설명하겠습니다. 침샘에서 침이 만들어지는 것도 화학반응입니다. 이때 요오드의 촉매 역할이 필요합니다. 요오드가 없다면 1초에 0.001cc의 침이 만들어진다고 가정합니다. 요오드가 충분하다면 1초에 10cc의 침이 만들어집니다. 이때 반응 속도 차이는 1만 배입니다. 촉매가 존재하면 화학반응 속도를 1만~100만 배까지 빠르게 할 수 있습니다.

촉매는 언제 필요할까요? 짧은 시간에 다량의 결과물을 만들 때 필요합니다. 즉, 분비물을 만드는 곳에서 요오드가 필요합니다. 갑상선, 전립선, 침샘, 땀샘, 눈물샘, 위선(위에서 소화액과 위산을 만드는 세포 집단) 등입니다. 갑상선, 전립선의 '선'과 침샘, 땀샘의 '샘'은 같은 의미입니다. 물이 콸콸 솟구치는 옹달샘의 '샘'입니다. 또한 난소, 자궁, 유방, 부신, 뇌하수체 등에서 호르몬이나 모유를 만들 때 요오드가 필요합니다. 요오드가 부족하면 어떻게 될까요? 다음과 같은 다양한 문제가 발생할 수 있습니다.

- 갑상선: 갑상선호르몬 분비 저하
- 침샘: 침 분비 감소. 입 마름으로 밥이 모래 같이 느껴짐
- 눈의 눈물샘과 기름샘: 안구 건조, 눈 통증
- 위: 위산, 소화액 분비 감소로 소화장애
- 췌장, 소장: 소화액 분비 감소로 소화장애, 변비, 설사,
- 피부의 땀샘, 피지선: 손발이 건조하고 윤기 사라짐, 거친 피부
- 유방: 작은 유관들이 막히면 염증이 일어나고 낭종이나 혹이 생김 오래되면 석회화와 섬유화로 단단해지고 아픔
- 난소와 자궁: 크고 작은 혹이나 낭종 생김
- 전립선: 분비물이 감소하면 단단해지고 커짐, 정액 양 감소.
- 뇌: 다양한 호르몬 감소로 인한 불면증, 우울증, 치매, 불안증 등
- 호흡기 상피: 분비 감소로 점막층 방어벽이 약해져 호흡기질환 증가

이처럼 요오드가 부족하면 건강에 해로운 결과가 셀 수 없이 많이 생길 수 있습니다. 단지 갑상선이나 유방, 전립선처럼 분비하는 기관에서 요오드가 좀 더 필요한 것일 뿐 우리 몸의 모든 세포는 요오드가 필요합니다. 그리고 최근까지 밝혀진 요오드의 효능은 다음과 같습니다.

- 갑상선, 유방, 난소, 전립선 등의 암과 백혈병 등 각종 암 예방효과
- 기초대사율 증가로 활력 증가, 비만, 부종, 피로 개선, 체온 상승

- 집중력과 기억력 개선, 성적 향상
- 뇌호르몬 증가로 우울증 개선, 치매 예방
- 심혈관질환, 고지혈, 당뇨, 부정맥 등 개선
- 알레르기질환 개선
- 정액 양 증가, 질 분비 증가로 성생활 개선
- 아토피, 피부 및 안구 건조증 개선, 여드름 등 피부질환 개선
- 위염 개선, 소화력 증가, 헬리코박터균 제균효과
- 갑상선질환, 류머티즘, 루푸스, 건선 등 자가면역질환 개선
- 중금속과 환경호르몬 배설, 체온 상승, 에스트로겐 분비 감소 등의 효과로 인한 불임 개선

지금까지 살펴본 것처럼 요오드는 인체에서 너무 많은 유익한 효과가 있습니다. 요오드가 너무 필요한 시대입니다.

## 돈 들지 않는 요오드 부족 자가 테스트

바닷물에 요오드가 많으므로 해산물에도 많을 것이 당연합니다. 특히 미역과 다시마 등 해조류에 많습니다. 우리나라 국민은 세계에서 두 번째로 많은 요오드를 섭취합니다. 하루 평균 4mg을 섭취한다는 연구도 있습니다(4mg=4,000㎍). 요오드 1일 권장량은 150㎍이므로 26배 많은 양입니다. 일본은 세계에서 가장 많은 요오드를 섭취합니다. 섭취량이 많은 지역은 하루 평균 14mg입니다. 권장

**식품별 요오드 함량**

| 분류 | 식품명 | 100 g당 요오드 함량(μg) | 1회 섭취량(g) | 1회 섭취 시 요오드 함량(μg) |
|---|---|---|---|---|
| 해조류 | 마른 다시마 | 179,060 | 30 | 8,593 |
| | 생다시마 | 136,500 | 5 | 40,950 |
| | 마른 미역 | 11,600 | 10 | 1,160 |
| | 마른 김 | 3,800 | 4 | 243.9 |
| | 파래 | 2,555 | 20 | 511 |
| 어패류 | 멸치 | 284.0 | 15 | 42.6 |
| | 청어 | 197.4 | 50 | 98.7 |
| | 고등어 | 86.9 | 50 | 43.5 |
| | 갈치 | 63.2 | 50 | 31.6 |
| 우유류 | 우유 | 80.4 | 200 | 160.8 |
| | 요구르트 | 30.4 | 65 | 19.8 |
| 난류 | 달걀 | 31.4 | 50 | 15.8 |

해조류가 가장 많고 그 중 다시마가 최고 높다.

출처: 대한 갑상선 학회

량의 93배입니다.

우선 요오드 상태를 알 수 있는 몇 가지 검사가 있습니다. 갑상선호르몬 검사, 소변 요오드 농도 검사, 소변 불소·브롬 농도 검사, 요오드 부하 검사, 갑상선 초음파 검사 등입니다.

갑상선호르몬 검사는 freeT3, freeT4, TSH, rT3 등이 있습니다. rT3는 비급여 검사이고 조금 비싼 검사이며 나머지는 저렴한 보험 검사입니다. 소변 요오드 검사는 24시간 소변을 받아서 배설되는 요오드 총량을 검사합니다. 요오드 부족을 가장 정확하게 알 수 있습니다. 하지만 대개 아침 소변으로 검사하는 경우가 많습니다. 소변 불소·브롬 농도 검사도 아침 소변으로 보통 검사하는데 몸 안에 존재하는 불소나 브롬의 양을 추정할 수 있습니다. 요오드 부하 검사는 요오드 50㎎을 먹은 직후부터 하루 동안 소변을 모아서 요오드 배설량을 측정합니다. 배설된 요오드 양이 적을수록 요오드 부족이 심하다는 의미입니다. 하지만 어떤 검사를 하더라도 한계는 있기 때문에 환자가 느끼는 증상을 함께 고려해야 합니다. 5가지 검사 모두 의원급에서도 가능한 검사입니다. 하지만 기능의학 의원이 아닌 보통의 병의원에서는 요오드나 브롬, 불소 검사를 하지 않는 경우가 많습니다.

병원에서 검사하지 않고 요오드가 부족한지 알 수 있을까요? 또 부족 증상은 무엇일까요? 요오드 부족은 곧 갑상선 저하증 증상과 비슷합니다. 다음과 같습니다.

- 기운이 없고 쉽게 피로하다.
- 체온이 낮고 손발이 차다.
- 피부가 건조하고 거칠다.
- 눈이 건조하고 아프다. 입이 마르다.
- 살이 찐다.
- 우울하고 걱정이 많다.

- 유방, 난소, 자궁, 갑상선, 전립선 등에 병이 있다.
- 생리통, 편두통 등이 있다.

우선 기초대사율이 감소합니다. 그 결과 에너지 생성이 적으므로 힘이 없고 금방 피로를 느낍니다. 열 생성이 감소하니 체온이 낮습니다. 당연히 손발이 찹니다. 또한 음식이 에너지로 소비되지 않으니 적게 먹어도 살이 찝니다. 피부의 땀샘과 기름샘에서 분비량이 적으니 피부가 윤기가 없고 마르고 거칩니다. 요오드는 촉매역할을 하기 때문에 호르몬이나 분비물을 분비하는 세포에 많이 필요합니다. 갑상선, 유방, 난소, 전립선, 자궁, 침샘, 땀샘, 피지선 등에 특별히 많이 필요합니다.

여성의 유방을 예로 들어봅니다. 유방은 작은 유관들이 거미줄처럼 밀집해 있습니다. 수유 중이 아닌 대부분의 시기에 상피세포에서 분비를 지속해야 막히지 않습니다. 분비물이 적으면 작은 유관들이 막히고 염증이 생깁니다. 결국에는 딱딱해지거나 덩어리처럼 뭉칩니다. 굳어진 부위는 섬유화나 석회화가 일어날 수 있습니다. 한국 여성에 많은 치밀유방과 유방 석회화가 바로 그것입니다. 그러므로 유관 상피세포에서 분비가 잘되기 위해 요오드가 필요합니다.

이번엔 남성의 전립선을 보겠습니다. 성행위 때 나오는 정액의 대부분은 전립선 분비액입니다. 고환에서 분비된 정자의 활동을 돕습니다. 정액 양이 줄었다는 말은 전립선 분비액이 준 것입니다.

전립선 분비액 역시 짧은 시간에 다량을 만들기 위해 요오드가 필요합니다. 전립선 비대증은 중년 남성 대부분의 고민입니다. 커진 전립선이 요도를 좁히면 소변 줄기가 가늘어지고 배뇨 시간이 길어집니다. 방광까지 예민해지면 절박뇨가 일어나며 밤에 배뇨하기 위해 일어나는 경우가 흔합니다. 전립선 내부의 작은 통로가 막히지 않도록 요오드가 필요합니다. 막히면 염증이 생기고 시간이 흐르면 전립선 비대증이 오기 때문입니다.

사람에게 임상 실험을 하는 것은 건강에 미치는 악영향 때문에 매우 제한적입니다. 요오드 관련 쥐 실험이 있습니다. 쥐에게 요오드가 첨가되지 않은 사료를 주었더니 쥐의 유방에 사람처럼 낭종성 질환이 발생했습니다. 또한 섬유화나 석회화가 발생했으며 유방암 전 단계인 이형성증이 나타나기도 했습니다. 다시 요오드를 포함한 사료를 주었더니 병변이 사라졌습니다. 다시 요오드가 없는 사료를 주었더니 유방 병변이 재발했습니다. 요오드 부족이 유방 병변을 일으키는 원인임을 확실히 알 수 있는 실험입니다.

요오드는 토양에 존재하는데 두 형태가 보편적입니다. 두 개의 요오드 원자가 결합된 분자 형태(Iodine, I2)와 나트륨이나 칼륨과 결합한 형태(Iodide), 즉 요오드화나트륨(NaI)과 요오드화칼륨(KI)입니다. 토양에 요오드가 부족한 지역 주민들은 요오드 부족이 발생할 수 있고 대개는 요오드 첨가 소금을 보급받아서 이 문제를 해결하고 있습니다. 갑상선과 피부는 요오드화칼륨(KI)을 주로 흡수하고, 유방과 전립선은 분자 요오드(I2)를 주로 흡수합니다. 침샘, 간, 소장, 대장, 비장 등은 두 가지 형태를 모두 흡수할 수 있습니다. 그러므로 두 형태를 혼합한 제품이 좋습니다.

후쿠시마 원전 사태 때 일본이 미국에서 구입한 제품은 요오드화칼륨입니다. 이 제품은 유방과 전립선 보호효과가 약합니다. 과거 루골이란 의사가 두 형태를 혼합한 제품을 개발했는데 바로 루골액입니다. 지금 보편적으로 판매되는 제품이 루골 용액과 비슷하게 만든 것입니다. 요오드는 아연, 셀레늄과 함께 작용하면 효율이 높아집니다. 그러므로 요오드 제품 중에 아연과 셀레늄이 포함된 제품이 있습니다.

뇌호르몬은 알려진 것만 수십 가지가 넘습니다. 요오드가 부족하면 뇌호르몬 분비 역시 감소합니다. 그 결과 우울감과 불안감이 들고 심하면 불면증, 우울증, 공황장애로 발전합니다. 기억력 감소도 당연히 동반될 수 있습니다. 중년 여성의 유방과 난소, 자궁, 갑상선질환이 매우 증가했습니다. 가령 갑상선 결절은 중년 여성 10명 중 3명이 가지고 있다는 통계가 있습니다. 남성의 전립선질환도 마찬가지입니다.

2가지 원인을 생각해볼 수 있습니다. 환경 독소 유입 증가와 요오드 섭취 부족입니다. 가공식품의 각종 첨가물, 농약, 환경 호르몬, 중금속 등 환경 독소는 만성염증과 호르몬 교란을 일으킵니다. 요오드와 경쟁하는 불소, 염소, 브롬의 유입도 많아졌습니다. 그러므로 요오드를 충분히 섭취하더라도 부족한 결과로 이어집니다. 환경 독소가 많을수록 요오드도 더 많은 양이 필요합니다.

## 요오드 부족 시 태아 갑상선에서 벌어지는 일

요오드는 출생 직후부터 청소년기에 이르기까지 키 성장과 두뇌 성장을 촉진합니다. 요오드는 근육과 뼈 성장을 촉진하고 뇌에서 분비하는 수십 종의 호르몬 분비를 촉진하여 뇌 발육을 촉진합니다. 요오드는 특별히 어린 나이에 충분히 공급되어야 하는 필수 미네랄입니다.

이제부터 엄마 배 속에 있는 태아의 갑상선을 찾아가볼까요. 임신 기간 내내 태아의 신체와 뇌 발육을 위해서는 갑상선호르몬이 필요합니다. 임신 기간을 3등분하면 첫 1기에는 태반을 건너온 엄마의 갑상선호르몬에 의존합니다. 2기부터 태아의 갑상선에서 호르몬이 나옵니다. 그러므로 2기와 3기에는 태아의 갑상선과 엄마에게서 건너온 갑상선호르몬이 동시에 작용합니다. 임신부에게 요오드가 충분히 공급되어야 태아의 골격과 뇌 성장 발육이 잘되겠지요. 임신부에게 요오드 부족이 있으면 발육이 저하된 아이가 태어날 수 있고 심하면 유산이나 사산이 될 수도 있습니다.

세계보건기구에서 정한 요오드 1일 권장량은 150$\mu$g입니다. 이 양은 갑상선 저하증을 막을 수 있는 최소한의 양이며 신체의 모든 세포가 쓰기에는 너무 부족합니다. 임신부는 조금 높아서 250$\mu$g입니다. 터무니없이 적지만 그래도 임신부에게 요오드가 필요함을 인정하고 있습니다. 우리나라에선 전통적으로 산모에게 미역국을 먹였습니다. 미역을 먹으면 젖이 잘 나온다는 사실을 경험적으로 터득한 것입니다. 미역국 한 그릇 속에 약 1,500$\mu$g의 요오드가 들

**나라별 12세 이상 성인 기준 요오드 1일 섭취 허용량**

| | 한국 | 일본 | 유럽 | 미국 |
|---|---|---|---|---|
| 권장량(µg) | 150 | 150 | 150 | 150 |
| 상한 섭취량(µg) | 2,400 | 2,200 | | |
| 최저 독성량(µg) | 3,600 | 3,300 | | |

최저 독성량은 독성이 거의 나타나지 않을 최대 용량을 말한다.

어 있습니다. 한 그릇만 먹어도 권장량의 10배입니다. 미역국을 산모들은 하루에 5그릇도 먹습니다. 5그릇이면 권장량의 50배입니다.

 우리나라 산모들을 상대로 요오드 섭취량과 부작용에 관한 논문이 꽤 있습니다. 결과는 문제 될 만한 부작용이 없다는 것입니다. 미역국 먹고 부작용 생겼다는 말을 들은 적이 있나요? 1일 권장량이 얼마나 낮게 책정되었는지 알 수 있습니다. 권장량 말고 1일 최대 허용량이 있습니다. 요오드 1일 최대 허용량은 유럽 600㎍, 미국 1,100㎍, 일본 2,200㎍, 한국 2,400㎍입니다. 전 세계에서 한국의 최대 허용량이 가장 많습니다. 12세 이상 성인 기준이며 소아는 더 낮습니다. 우리나라 어린이들 지능지수가 세계 1~2위라고 합니다. 우리나라 국민의 요오드 섭취량은 일본과 함께 세계 최상 수준입니다. 우리나라 산모의 모유에 포함된 요오드 함량이 미국인보다 5배나 높다는 연구도 있습니다. 요오드의 영향을 무시할 수 없습니다.

 지수와 지선이는 5살과 7살 자매입니다. 둘 다 또래보다 키가 작고 통통했으며 늘 멍한 모습이었습니다. 아이큐도 평균보다 훨씬 낮았습니다. 또래 아이들에게 바보라고 놀림을 받곤 했습니다. 부모님과 친척들은 안타깝게 생각만 했지 병원에 데리고 갈 생각을 하지 않았습니다. 그런데 어느 날 검사를 해보니 두 자매 모두 갑상선 저하증이 나왔고 호르몬 치료하고 1년쯤 지나자 딴 사람이 되었습니다. 지능지수도 보통의 아이들과 별반 차이가 없게 되었습니다. 작고 뚱뚱한 몸매는 사라지고 늘씬하고 사랑스런 모습의 아이가 되었습니다. 친구들은 지수와 지선이를 신데렐라라고 불렀습니다.

1989년 미국인 의사 로버트 드롱은 중국 보건부와 합동으로 중국 서쪽 끝, 신장의 한 지역을 방문합니다. 깊은 내륙이어서 해산물이 귀합니다. 따라서 거주민 절대 다수가 요오드 결핍입니다. 이 지역은 유산율과 사산율이 타 지역보다 현저히 높았고 어린이 성장이 지나치게 느렸습니다. 5살 어린이가 달리기는커녕 서지도 못하고 심지어 앉지도 못하는 아이도 있었습니다. 특히 지능지수가 낮아서 이 지역을 '바보 마을'이라고 불렀습니다. 요오드 부족 증상입니다. 중국 정부는 요오드 첨가된 소금을 보급하여 이 문제를 해결했습니다.

주민들은 처음에는 요오드 첨가 소금을 거부했습니다. 소수 부족을 박대하던 중국 정부가 자신들을 해칠지도 모른다는 불신 때문일 수 있습니다. 로버트 드롱은 마을을 흐르는 하천에 수개월에 걸쳐 조금씩 요오드를 첨가했습니다. 그 물로 농사를 짓고 농작물을 사람들이 먹고 건초나 풀은 가축이 먹게 될 테니까요. 결과는 놀라웠습니다. 먼저 양의 사산율이 절반으로 줄었습니다. 유아 사망률 역시 절반으로 감소했습니다. 아이들이 5세가 되었을 때 과거보다 평균 키가 무려 10㎝나 더 자랐습니다. 어린이들의 지능지수는 평균 16점이 증가했습니다. 이제 더 이상 바보 마을이라고 불리지 않았습니다. 마을 사람들이 정부 정책을 신뢰하게 된 것은 물론입니다.

## 두 선교사 부인이 갑상선암 치료를 다르게 받은 이유

43세 여성 김정미 씨는 딸만 셋인 집에서 막내입니다. 오래 전 모친이 갑상선암 수술을 받았고 최근에 큰언니가 갑상선암 진단을 받았습니다. 걱정되어 초음파를 하러 오신 것입니다. 4㎜ 크기의 결절이 발견되었는데 암을 시사하는 소견을 보였습니다. 세침검사를 시행했고 유두암 소견이 나왔습니다. 대학병원으로 의뢰했고 정미 씨는 수술을 받고 완치되었습니다. 4㎜로 비교적 작은 크기의 암인데도 관찰하지 않고 본인 의지로 수술을 선택한 것입니다.

여성 암 환자 10명 중 3명은 갑상선암입니다. 여성암 중에서 1위입니다. 갑상선암은 크게 4가지 종류가 있는데 96%는 유두암입니다. 유두암은 진행 속도가 매우 느린 특징이 있습니다. 그러므로 갑상선암으로 진단되었더라도 크기가 비교적 작다면 즉시 수술하지 않고 지켜보는 것이 세계 의학계의 추세입니다.

림프절 전이가 있거나, 신경이나 기도를 침범한 경우, 세침 검

**갑상선암 종류에 따른 발생 빈도**

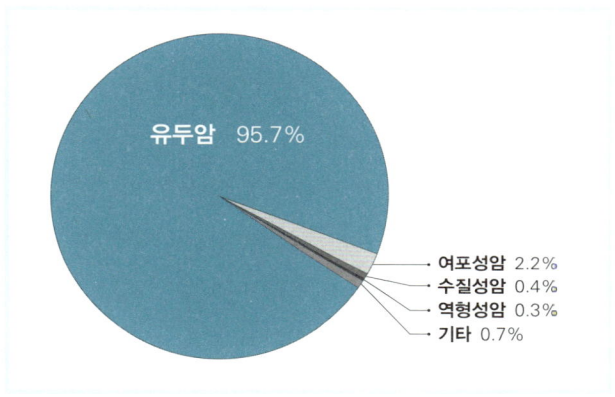

유두암이 약 96%로 압도적이다.

사 결과 세포 모양이 나쁠 경우 등은 크기가 작더라도 즉시 수술을 권고합니다. 다른 위험 인자가 없고 크기가 5㎜ 미만의 갑상선암일 경우는 즉시 수술하지 않고 추적 관찰 할 수 있습니다. 추적 관찰은 보통 6개월~1년 간격으로 초음파 검사합니다.

우리나라에서 행한 연구에서 4년 동안 추적 관찰을 했는데 크기가 커진 경우는 6%, 림프절 침범은 1% 정도라는 결과가 나왔습니다. 이땐 대개 수술을 하게 됩니다. 즉, 4년 동안 100명 중 7명이 수술을 받은 것이고 93명은 계속 관찰한 것입니다. 미국이나 일본 등 선진국에서는 즉시 수술하지 않고 추적 관찰하는 경향이 강합니다. 일본에서 행한 한 연구에서 암이 발견된 즉시 수술한 경우와 계속 추적 관찰하다가 수술한 경우를 비교했더니 예후에 차이가 없었다고 합니다. 외국에서는 수술비 부담이 매우 큰 것도 추적 관찰하는 이유 중 하나입니다.

최근 10년 사이에 갑상선암 유병률이 몇 배로 증가했습니다. 실제로 발병률이 증가한 것이 아니라 검진 검사를 많이 한 결과입니다. 마치 검진 내시경을 많이 한 결과 위암과 대장암 발견이 증가한 것과 같습니다. 암을 조기 발견해서 치료받는 것은 비용 면에서 적게 들어갈 뿐 아니라 국민 건강 차원에서도 매우 유익합니다.

여러분이 작은 크기의 갑상선암 진단을 받았다면 어떻게 하시겠습니까? 갑상선암의 진행 속도가 느리고 예후가 좋기는 하지만 암은 암입니다. 추적 검사받는 것과 즉시 수술받는 것 모두 장단점이 있습니다. 추적 검사받는 경우 수술 안 하고 평생 건강하게 살 확률이 더 많습니다. 대신 언제 크기가 커질지 모른다는 염려가 있고 커져서 수술받는 경우 예후가 나쁠 가능성이 있습니다.

갑상선암과 유방암은 완치되고 오랜 후에 재발을 잘하는 특징이 있습니다. 갑상선암은 치료하고 10년 후에 약 10%에서 재발하는 것으로 알려졌습니다. 높은 수치입니다. 암의 크기가 클수록 재발 확률도 높게 나타났습니다. 이런 특징으로 본다면 가급적 이른 시기에 수술받는 것이 유익할 수 있습니다. 각자의 상황을 의료진과 깊이 상의한 후에 자신의 형편을 따져서 결정하면 될 것입니다. 사실 절대적 기준이란 게 없으며 본인 선택이 제일 중요합니다.

제가 검사했던 두 분의 사례가 기억납니다. 두 분 모두 50대 여성이고 A씨는 케냐, B씨는 우간다 선교사입니다. A씨는 좌엽과 우엽에 각각 1개씩 갑상선암이 의심되는 결절이 발견됐습니다. 두 결절 크기가 비슷했고 3㎜로 작았습니다. 곧바로 대학병원으로 의뢰했습니다. 유두암으로 판정받고 A씨는 수술을 받았습니다. B씨는 한쪽에만 4mm 크기의 결절로 갑상선암이 의심되었습니다. 역시 대학병원으로 의뢰했습니다. B씨는 수술받지 않았고 1년마다 추적 관찰하기로 하였습니다.

A씨가 수술한 이유는 크게 3가지입니다. 첫 번째로 암이 좌우엽 양쪽에서 발견된 점입니다. 두 번째로 케냐 의료 상황에서 매년 초음파 검사를 받기 어려웠고, 마지막으로는 수술을 본인이 원했습니다. B씨가 수술하지 않은 이유는 크게 3가지입니다. 첫 번째로 림프절 전이가 없고 기도나 신경을 침범하지 않는 등 위험 요소가 없었고 크기가 4mm로 작았습니다. 매년 초음파를 받는 것이 가능했고, 또 마지막으로 본인이 수술을 원하지 않았습니다.

갑상선암의 위험 요인으로 밝혀진 몇 가지가 있습니다. 목이나 전신에 방사선 치료를 한 병력, 술과 담배, 비만, 유전 등입니다. 특히 갑상선암 환자 중 약 10%는 유전과 관련이 있다고 알려졌습니다. 갑상선에서 발생하는 자가면역질환 두 가지가 있습니다. 항진증을 보이는 그레이브스병과 저하증을 보이는 하시모토병입니다. 그레이브스병 환자들 중 11%에서 갑상선암이 발병하고, 결절까지 있다면 22%에서 암이 발병하는 것으로 보고됩니다. 매우 높은 수치입니다. 하시모토병 환자들 또한 대조군에 비해 약 2배까지 갑상선암 발병률이 높게 보고되었습니다. 따라서 두 질병이 있다면 연 1회 정도 갑상선 초음파 검사를 추천합니다.

다음은 갑상선 초음파 검사가 필요하다고 생각되는 경우입니다. 여기에 해당된다면 초음파 검사를 추천합니다.

- 목 앞부분이 커지거나 작은 멍울이 만져지는 경우
- 쉰 목소리가 나는 경우
- 가족 중 갑상선암을 새로 진단받은 경우
- 그레이브스병이나 하시모토병으로 진단 받은 경우
- 과거 암으로 방사선 치료를 받은 경우

주

## 1장

1. Astrup, A. et al.(2020), "Saturated fats and health: A reassessment and proposal for food-based recommendations", *Journal of the American College of Cardiology*, Vol. 76, No. 7, pp. 844–857.

2. Scientific Advisory Committee on Nutrition(2019), Saturated fats and health, *Public Health England*. https://www.gov.uk/government/publications/saturated-fats-and-health-sacn-report

## 3장

1. 박찬순(Park, C. S.) 외(2024), "J-shaped association between LDL cholesterol and cardiovascular events: A longitudinal primary prevention cohort of over 2.4 million people nationwide", *Journal of Advanced Research*, Vol. 58, pp. 139–147. https://doi.org/10.1016/j.jare.2023.05.003

2. 이승원(Yi, S. W.) 외(2019), "Total cholesterol and all-cause mortality by sex and age: A prospective cohort study among 12.8 million adults", *Scientific Reports*, Vol. 9, Article No. 1596. https://doi.org/10.1038/s41598-018-38461-y

3. Nguyen, X.-M. T. 외(2023), "Serum cholesterol and impact of age on coronary heart disease death in more than 4 million veterans", *Journal of the American Heart Association*, Vol. 12, No. 21. https://doi.org/10.1161/JAHA.123.030496

## 4장

1. 이수정(Lee, S. J.) 외(2019), "Effect of high-dose vitamin C combined with anti-cancer treatment on breast cancer cells", *Anticancer Research*, Vol. 39, No. 2, pp. 751–758. https://doi.org/10.21873/anticanres.13172

2. 김예진(Kim, Y.) 외(2013), "Vitamin C is an essential factor on the anti-viral immune responses through the production of interferon-$\alpha/\beta$ at the initial stage of influenza A virus (H3N2) infection", *Immune Network*, Vol. 13, No. 2, pp. 70–74. https://doi.org/10.4110/in.2013.13.2.70

## 그래서 환자들이
## 시골 병원으로 오십니다

초판 1쇄  2025년 8월 29일

| | |
|---|---|
| **지은이** | 오기창 |
| **펴낸이** | 허연 |
| **편집장** | 유승현 |

| | |
|---|---|
| **책임편집** | 이예슬 |
| **편집부** | 정혜재 김민보 고병찬 장현송 |
| **마케팅** | 한동우 박소라 임성아 |
| **경영지원** | 김정희 오나리 |
| **디자인** | 김보현 |

**펴낸곳**  매경출판㈜
**등록**  2003년 4월 24일(No. 2-3759)
**주소**  (04557) 서울시 중구 충무로 2 (필동1가) 매일경제 별관 2층 매경출판㈜
**홈페이지**  mkbook.mk.co.kr   **스마트스토어**  smartstore.naver.com/mkpublish
**페이스북**  @maekyungpublishing   **인스타그램**  @mkpublishing
**전화**  02)2000-2612(기획편집) 02)2000-2646(마케팅) 02)2000-2606(구입 문의)
**팩스**  02)2000-2609   **이메일**  publish@mkpublish.co.kr
**인쇄·제본**  ㈜M-print  031)8071-0961
**ISBN**  979-11-6484-799-0(03510)

ⓒ 오기창 2025

책값은 뒤표지에 있습니다.
파본은 구입하신 서점에서 교환해 드립니다.